第 5 版
5TH EDITION

超声诊断学
DIAGNOSTIC ULTRASOUND

超声物理及新技术分册

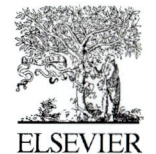

主　编 ◎ [美] 卡罗尔·M. 鲁马克（Carol M. Rumack）
　　　　[美] 黛博拉·莱文（Deborah Levine）
总主译 ◎ 梁　萍　张　运　姜玉新　李建初
主　译 ◎ 蒋天安　尹立雪　经　翔　于晓玲　李安华

科学技术文献出版社
SCIENTIFIC AND TECHNICAL DOCUMENTATION PRESS
·北京·

图书在版编目（CIP）数据

超声诊断学：第5版. 超声物理及新技术分册/（美）卡罗尔·M. 鲁马克（Carol M. Rumack），（美）黛博拉·莱文（Deborah Levine）主编；蒋天安等主译. —北京：科学技术文献出版社，2023.4
书名原文：DIAGNOSTIC ULTRASOUND（5TH EDITION）
ISBN 978-7-5235-0157-3

Ⅰ.①超… Ⅱ.①卡… ②黛… ③蒋… Ⅲ.①超声波诊断 Ⅳ.① R445.1

中国国家版本馆 CIP 数据核字（2023）第 061367 号

著作权合同登记号 图字：01-2023-1683

中文简体字版权专有权归科学技术文献出版社所有

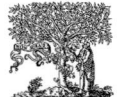

Elsevier (Singapore) Pte Ltd.
3 Killiney Road,
#08-01 Winsland House I,
Singapore 239519
Tel: (65) 6349-0200; Fax: (65) 6733-1817

DIAGNOSTIC ULTRASOUND (5TH EDITION)
Copyright © 2018 by Elsevier, Inc. All rights reserved.
Chapter 32: Mary C. Frates retains copyright for the original figures appearing in the chapter.
Chapter 42: Carol B. Benson and Peter M. Doubilet retain copyright for their original figures appearing in the chapter.
Previous editions copyrighted 2011, 2005, 1998, and 1993.
ISBN-13: 9780323401715

This translation of DIAGNOSTIC ULTRASOUND (5TH EDITION) by Carol M. Rumack and Deborah Levine was undertaken by Scientific and Technical Documentation Press Co., Ltd. and is published by arrangement with Elsevier (Singapore) Pte Ltd.

DIAGNOSTIC ULTRASOUND (5TH EDITION) by Carol M. Rumack and Deborah Levine 由科学技术文献出版社进行翻译，并根据科学技术文献出版社与爱思唯尔（新加坡）私人有限公司的协议约定出版。

《超声诊断学（第 5 版）：超声物理及新技术分册》（蒋天安等主译）
ISBN: 9787523501573

Copyright © 2023 by Elsevier (Singapore) Pte Ltd. and Scientific and Technical Documentation Press Co., Ltd.

All rights reserved. No part of this publication may be reproduced or transmitted in any form or by any means, electronic or mechanical, including photocopying, recording, or any information storage and retrieval system, without permission in writing from Elsevier (Singapore) Pte Ltd and Scientific and Technical Documentation Press Co., Ltd.

声 明

本译本由 Elsevier (Singapore) Pte Ltd. 和科学技术文献出版社完成。相关从业及研究人员必须凭借其自身经验和知识对文中描述的信息数据、方法策略、搭配组合、实验操作进行评估和使用。由于医学科学发展迅速，临床诊断和给药剂量尤其需要经过独立验证。在法律允许的最大范围内，爱思唯尔、译文的原文作者、原文编辑及原文内容提供者均不对译文或因产品责任、疏忽或其他操作造成的人身及/或财产伤害及/或损失承担责任，亦不对由于使用文中提到的方法、产品、说明或思想而导致的人身及/或财产伤害及/或损失承担责任。

Printed in China by Scientific and Technical Documentation Press Co., Ltd. under special arrangement with Elsevier (Singapore) Pte Ltd. This edition is authorized for sale in the People's Republic of China only, excluding Hong Kong SAR, Macau SAR and Taiwan. Unauthorized export of this edition is a violation of the contract.

超声诊断学（第5版）：超声物理及新技术分册

策划编辑：张 蓉	责任编辑：张 蓉 危文慧	责任校对：王瑞瑞　　责任出版：张志平

出 版 者　科学技术文献出版社
地 　 址　北京市复兴路15号　邮编　100038
编 务 部　（010）58882938，58882087（传真）
发 行 部　（010）58882868，58882870（传真）
邮 购 部　（010）58882873
官 方 网 址　www.stdp.com.cn
发 行 者　科学技术文献出版社发行　全国各地新华书店经销
印 刷 者　北京地大彩印有限公司
版 　 次　2023 年 4 月第 1 版　2023 年 4 月第 1 次印刷
开 　 本　889×1194　1/16
字 　 数　301千
印 　 张　12.25
书 　 号　ISBN 978-7-5235-0157-3
定 　 价　106.00元

版权所有　违法必究

购买本社图书，凡字迹不清、缺页、倒页、脱页者，本社发行部负责调换

原书主编简介

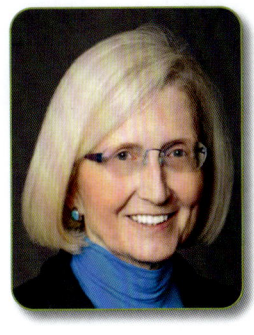

Carol M. Rumack
（MD，FACR）

Carol M. Rumack，医学博士，American College of Radiology 委员，科罗拉多州丹佛市科罗拉多大学医学院放射学和儿科学教授，在科罗拉多大学医院从事临床工作。主要研究领域为高危新生儿超声检查，尤其是在新生儿颅脑方面，发表大量论文并进行广泛宣讲。曾任 Ultrasound Commission、American College of Radiology 及 American Association for Women Radiologists 主席；现任 American Institute of Ultrasound in Medicine 和 Society of Radiologists in Ultrasound 委员。和丈夫 Barry 有两个孩子，分别是 Becky 和 Marc，还有五个孙辈。

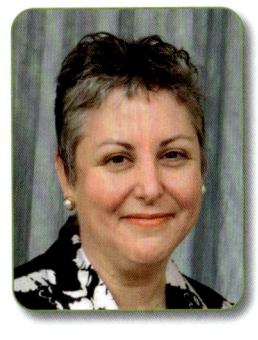

Deborah Levine
（MD，FACR）

Deborah Levine，医学博士，American College of Radiology 委员，波士顿贝斯以色列女执事医疗中心及哈佛医学院影像学教授。主要临床工作内容及研究领域为产科和妇科影像学。曾任 American College of Radiology 副主席；现任 Society of Radiologists in Ultrasound 委员（2016—2017年任主席），波士顿贝斯以色列女执事医疗中心放射科学术事务副主席，超声联合主任和妇产超声主任。和丈夫 Alex 有两个孩子，分别是 Becky 和 Julie。

译者简介

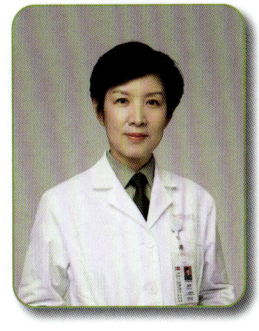

梁 萍

教授，主任医师，博士研究生导师，中国人民解放军总医院第五医学中心超声及介入超声科主任，国家自然科学基金杰出青年科学基金获得者。

【社会任职】

现任中华医学会超声医学分会主任委员，中国研究型医院学会肿瘤介入委员会主任委员，亚洲超声医学及生物学联合会理事。

【专业特长】

擅长腹部、浅表脏器疑难疾病的超声诊断，尤其是多脏器实体肿瘤的微创介入诊疗和热消融治疗；开创了微波消融治疗多脏器实体肿瘤和多模影像导航机器人穿刺等新方法。

【工作经历】

1986年毕业于第二军医大学，至今一直在中国人民解放军总医院从事超声及介入超声诊疗工作。

【学术成果】

作为主编编写中英文专著6部；以第一/通讯作者发表SCI收录论文204篇；制定国内外指南18部；承担"十四五"国家重点研发计划、"十三五"国家重点研发计划、"十二五"国家科技支撑计划，国家自然科学基金重大研究计划、重点项目、重大仪器项目等国家级课题20余项；获国内外发明专利11项；获国家技术发明奖二等奖、国家科学技术进步奖二等奖等国家和省部级二等奖以上奖励8项；培养硕士研究生、博士研究生共80余名。

译者简介

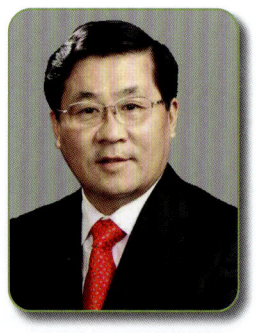

张 运

中国工程院院士，中国医学科学院学部委员，山东大学终身教授，现任山东大学校务委员会副主任、山东大学学位评定委员会副主任、山东大学络病理论创新转化全国重点实验室副主任、教育部和国家卫生健康委心血管重构与功能研究重点实验室主任、山东省心血管病临床医学中心主任。

【社会任职】

现任亚太超声心动图协会副主席，中国超声心动图学会主席，国家心血管病专家委员会副主任委员，中国心脏学会名誉会长等；担任 Frontiers in Pharmacology 副总编辑，Nature Reviews Cardiology、Journal of the American College of Cardiology 等 SCI 收录杂志国际编委；担任《中华心血管病杂志》《中国循环杂志》等国内 10 余个杂志的副总编辑或编委。

【专业特长】

超声多普勒和心血管疾病的基础和临床研究。

【工作经历】

1976 年本科毕业于山东医学院（现山东大学齐鲁医学院），1981 年硕士毕业于山东医学院，1985 年博士毕业于挪威奥斯陆大学（University of Oslo）。1981 年至今，在山东大学齐鲁医院心内科工作。

【学术成果】

作为主编编写专著 13 部，参编专著 33 部。迄今发表 SCI 收录论文 500 余篇，被引用 12 200 余次，H 指数 61，8 次入选"中国高被引学者"。承担国家高技术研究发展计划（863 计划）重大项目课题、国家重点基础研究发展计划（973 计划）项目课题、"十一五"国家科技支撑计划、"十二五"国家科技支撑计划等 40 余项国家和省部级科研课题。获国家自然科学奖二等奖 1 项，国家科学技术进步奖二等奖 1 项、三等奖 3 项，何梁何利基金科学与技术进步奖 1 项，山东省科学技术最高奖 1 项，省部级自然科学奖和科学技术进步奖一等奖 7 项、二等奖和三等奖 40 项。获国家级有突出贡献的中青年专家，"国家百千万人才工程"首批第一、第二层次入选者，全国有突出贡献的回国留学人员、全国卫生系统先进工作者、中华医学会"终身成就奖"、首届中国医师奖、全国首届中青年医学科技之星等荣誉奖励 20 余项。

译者简介

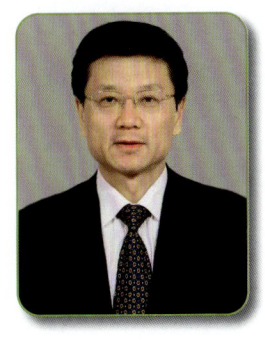

姜玉新

教授，主任医师，博士研究生导师，北京协和医院超声医学科。

【社会任职】

第十二、第十三届全国政协委员，全国政协教科卫体委员会委员，中国医师协会副会长，北京医学会副会长，中华医学会超声医学分会第五、第六、第九届主任委员，国际妇产超声学会中国分会主任委员，《中华医学超声杂志（电子版）》总编辑。

【专业特长】

擅长乳腺超声、甲状腺超声、血管与妇产科超声、超声造影等。

【工作经历】

1983—1991年，任职于北京协和医院；1991—1993年，任职于美国杰斐逊医院；1994年至今，任职于北京协和医院。

【学术成果】

主编多部超声医学专著及教材。承担国家"九五"计划、国家高技术研究发展计划（863计划）、"十一五"国家科技支撑计划、"十二五"国家科技支撑计划、国家自然科学基金、高等学校博士学科点专项科研基金等多项课题。获中华医学科技奖4项、教育部科学技术进步奖3项、华夏医学科技奖2项；获卫生部有突出贡献中青年专家、北京市优秀教师、全国医德标兵、中国医师奖等荣誉。

译者简介

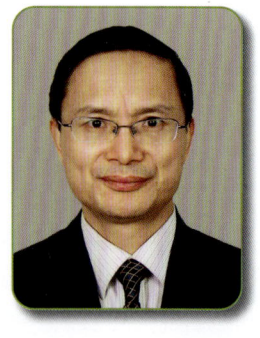

李建初

教授，北京协和医院超声医学科主任。

【社会任职】

现任中华医学会超声医学分会候任主任委员，中国医师协会超声医师分会常务委员，北京医学会超声医学分会候任主任委员，北京医师协会超声医学科医师分会会长，北京市超声医学质量控制和改进中心主任等。

【专业特长】

从事腹部、血管、浅表器官和妇产科超声工作近30年，尤其擅长腹部血管、颈部血管和周围血管领域的疑难杂症超声诊断工作；长期致力于肾动脉狭窄的超声研究，始终工作在临床第一线。

【工作经历】

自1993年开始，历任北京协和医院超声医学科住院医师、主治医师、副主任医师和主任医师。

【学术成果】

主持国家级和北京市基金课题7项；获省部级科学技术进步奖5项；发表专业学术论文百余篇；主编专著6部，作为副主编出版专著8部；牵头5项多中心临床研究。

译者简介

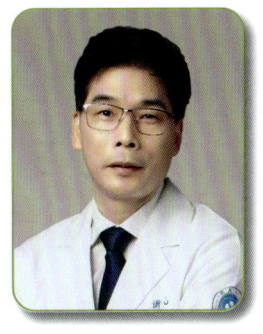

蒋天安

教授，主任医师，博士研究生导师，浙江大学求是特聘医师，浙江大学医学院附属第一医院超声医学科主任。

【社会任职】

现任中华医学会超声医学分会副主任委员，浙江省医师协会超声医师分会会长，浙江省脉冲电场技术医学转化重点实验室主任，《中国超声影像学杂志》副总编辑。

【专业特长及工作经历】

从事超声诊断与介入治疗30余年，擅长各种介入性超声诊治，在国内较早开展肝脏超声造影、肝癌消融治疗、影像融合虚拟导航技术、不可逆电穿孔消融技术和超声内镜下诊治技术等，对肝癌困难病例的消融治疗积累了丰富的临床经验。

【学术成果】

作为主编编写 Image-guided Laser Ablation 等专著8部，作为编写组长主编指南共识7部；发表学术论文240余篇，其中以第一作者或通讯作者发表SCI收录论文80篇；主持国家自然科学基金国家重大科研仪器研制项目等课题10余项；获国家及省部级奖励6项；培养研究生80余名。

译者简介

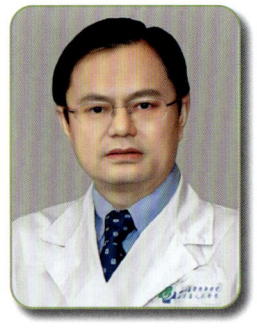

尹立雪

教授，研究员，一级主任医师，博士研究生和博士后导师，四川省人民医院心血管超声及心功能科主任兼超声医学研究所所长。

【社会任职】

现任中华医学会理事，中华医学会超声医学分会顾问，中国医药教育协会超声医学专业委员会主任委员，四川省医师协会常务理事兼超声医师分会会长，四川省医学会常务理事兼超声医学分会候任主任委员。

【工作经历】

1988年7月至1997年11月：四川省人民医院住院医师、主治医师、副主任医师；1997年11月至1998年12月：美国Mayo医学中心研究员；1999年1月至2017年12月：四川省人民医院心血管超声及心功能科主任兼超声医学研究所所长、心脏中心执行主任，四川省心血管病临床医学研究中心（国家心血管病临床医学研究中心分中心）主任。

【学术成果】

作为主编编写学术型专著《超声心脏电生理学（第2版）》和《超声心脏力学——基础与临床》2部、实用型专著10余部；发表国内外学术论文300余篇，其中50余篇在Journal of the American College of Cardiology、Journal of the American Society of Echocardiography、European Heart Journal-Cardiovascular Imaging、Pacing and Clinical Electrophysiology等SCI和EI收录杂志发表。

译者简介

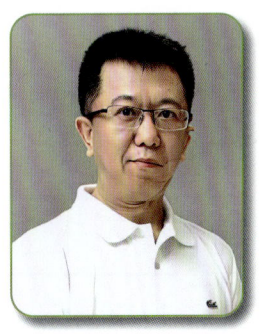

经 翔

二级主任医师，天津市第三中心医院超声科主任、硕士研究生导师，国务院特殊津贴专家，国家白求恩奖章获得者。

【社会任职】

现任中华医学会超声医学分会常务委员兼腹部学组副组长，中国医师协会超声医师分会常务委员兼介入专业委员会主任委员，中国超声医学工程学会介入超声专业委员会副主任委员，天津市医学会超声医学分会主任委员。

【专业特长】

在肝胆胰腺肿瘤超声早期诊断及介入治疗领域有着深入研究，累计完成超声引导下穿刺诊断与治疗数万例，在国内较早开展肝脏肿瘤热消融、术中及腹腔镜超声、超声造影及多模态影像融合导航技术。

【工作经历】

1989年开始从事肝胆外科临床工作，1999年开始从事超声诊断与介入治疗工作，2007年在美国Thomas Jefferson大学超声教育研究所做访问学者。

【学术成果】

作为主编、副主编及参编者编写专著或教材10部；发表论文100余篇；承担国家及省部级课题多项；获天津市科学技术进步奖二等奖1项、三等奖2项。

译者简介

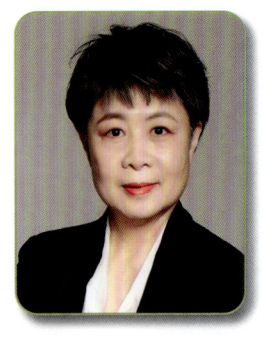

于晓玲

教授，医学博士，主任医师，博士研究生导师，中国人民解放军总医院介入超声科首任行政副主任。

【社会任职】

现任中国研究型医院学会肿瘤介入学专业委员会副主任委员，中国超声医学工程学会介入超声专业委员会秘书长兼副主任委员等。

【专业特长】

擅长超声引导经皮介入诊疗及腹部等多脏器肿瘤微创治疗。

【工作经历】

1992年起研究经皮激光、微波消融肝癌等，1995年解放军总医院超声科介入组医师，2009年介入超声科首任副主任、病房主诊医师。1997年丹麦哥本哈根大学世界介入超声中心访问学者。

【学术成果】

作为主编编写专著《介入超声学科建设与规范》和 Microwave Ablation Treatment of Solid Tumors；以第一作者或通讯作者发表SCI收录论文近40篇；主持国家级课题6项、参与20余项；获国家技术发明奖二等奖（第二完成人）、国家科学技术进步奖二等奖（第三完成人）等奖项；培养学生获"全军优秀博士生"称号。

译者简介

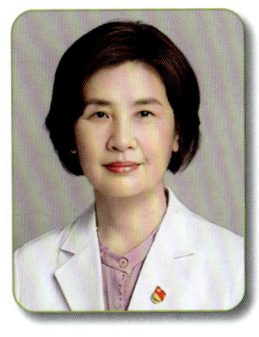

李安华

教授，英国医学影像学硕士，主任医师，中山大学肿瘤防治中心超声心电科原主任。

【社会任职】

现任中国超声医学工程学会副会长，广东省超声医学工程学会会长，中国医药教育协会超声医学专业委员会副主任委员，中国抗癌协会肿瘤影像专业委员会副主任委员，《中国超声医学杂志》副主编，国家肿瘤质控中心乳腺癌、甲状腺癌专家委员会委员。

【专业特长】

肿瘤超声诊断和介入治疗。

【工作经历】

1987年开始从事超声医学工作，2003年开始从事肿瘤超声专业工作，1999—2001年在英国Portsmouth大学留学。

【学术成果】

作为主编编写专著2部，作为副主编编写专著4部，参编专著8部，参编指南、专家共识4部；发表SCI收录论文60余篇，中文专业论文80余篇；参与完成国家重点研发计划"数字诊疗装备研发"重点专项1项，已结题国家自然科学基金、广东省自然科学基金项目各1项；牵头国家级多中心研究3项。

原书编者名单

Jacques S. Abramowicz, MD, FACOG, FAIUM
Professor and Director
Ultrasound Services Department of Obstetrics and
Gynecology University of Chicago
Chicago, Illinois
United States

Ronald S. Adler, MD, PhD
Professor of Radiology
New York University School of Medicine
Department of Radiology
NYU Langone Medical Center
New York, New York
United States

Allison Aguado, MD
Assistant Professor
Department of Radiology
Cincinnati Children's Hospital Medical Center
Cincinnati, Ohio
United States

Rochelle Filker Andreotti, MD
Professor of Clinical Radiology
Associate Professor of Clinical Obstetrics and Gynecology
Department of Radiology and Radiological Sciences
Vanderbilt University
Nashville, Tennessee
United States

Elizabeth Asch, MD
Instructor in Radiology
Harvard Medical School
Brigham and Women's Hospital
Boston, Massachusetts
United States

Thomas D. Atwell, MD
Professor of Radiology
Department of Radiology
Mayo Clinic
Rochester, Minnesota
United States

Amanda K. Auckland, BS, RT(R), RDMS, RVT, RDCS
Diagnostic Medical Sonographer
Division of Ultrasound/Prenatal Diagnosis and Genetics
University of Colorado Hospital
Aurora, Colorado
United States

Diane S. Babcock, MD
Professor Emerita of Radiology and Pediatrics
University of Cincinnati College of Medicine
Cincinnati Children's Hospital Medical Center
Cincinnati, Ohio
United States

Beryl Benacerraf, MD
Clinical Professor of Obstetrics and Gynecology and
Radiology
Brigham and Women's Hospital
Clinical Professor of Obstetrics and Gynecology
Massachusetts General Hospital
Harvard Medical School
Boston, Massachusetts
United States

Carol B. Benson, MD
Professor of Radiology
Harvard Medical School
Director of Ultrasound and Co-Director of High Risk
Obstetrical Ultrasound
Department of Radiology
Brigham and Women's Hospital
Boston, Massachusetts
United States

Raymond E. Bertino, MD, FACR, FSRU
Medical Director of Vascular and General Ultrasound
OSF Saint Francis Medical Center
Clinical Professor of Radiology and Surgery
University of Illinois College of Medicine
Peoria, Illinois
United States

Edward I. Bluth, MD, FACR, FSRU
Chairman Emeritus
Ochsner Clinic Foundation
Professor
Ochsner Clinical School
University of Queensland, School of Medicine
New Orleans, Louisiana
United States

Bryann Bromley, MD
Professor of Obstetrics, Gynecology and Reproductive
Biology, part time
Harvard Medical School
Department of Obstetrics and Gynecology
Massachusetts General Hospital
Brigham and Women's Hospital
Boston, Massachusetts
United States

Olga R. Brook, MD
Assistant Professor
Harvard Medical School
Associate Director of CT
Department of Radiology
Beth Israel Deaconess Medical Center
Boston, Massachusetts
United States

Douglas Brown, MD
Professor of Radiology
Department of Radiology
Mayo Clinic College of Medicine and Science
Rochester, Minnesota
United States

Dorothy Bulas, MD
Professor of Pediatrics and Radiology
George Washington University Medical Center
Pediatric Radiologist
Children's National Health Systems
Washington DC
United States

Peter N. Burns, PhD
Professor and Chairman
Department of Medical Biophysics
University of Toronto
Senior Scientist, Imaging Research
Sunnybrook Research Institute
Toronto, Ontario
Canada

Vito Cantisani, MD, PhD
Department of Radiologic, Oncologic and Pathologic Sciences
Policlinic Umberto I
Sapienza University
Rome
Italy

Ilse Castro-Aragon, MD
Assistant Professor of Radiology
Boston University School of Medicine
Section Head, Pediatric Radiology
Boston Medical Center
Boston, Massachusetts
United States

J. William Charboneau, MD
Emeritus Professor of Radiology
Department of Radiology
Mayo Clinic
Rochester, Minnesota
United States

Humaira Chaudhry, MD
Section Chief, Abdominal Imaging
Assistant Professor
Department of Radiology
Rutgers-New Jersey Medical School
Newark, NJ
United States

Tanya Punita Chawla, MBBS, FRCR, MRCP, FRCPC
Assistant Professor and Staff Radiologist
Joint Department of Medical Imaging
University of Toronto
Toronto, Ontario
Canada

Christina Marie Chingkoe, MD
Department of Radiology
Beth Israel Deaconess Medical Center
Boston, Massachusetts
United States

David Chitayat, MD
Professor
Department of Pediatrics, Obstetrics and Gynecology, Molecular Genetics and Laboratory Medicine and Pathobiology
Medical Director
The MSc program in Genetic Counselling, Department of Molecular Genetics
University of Toronto
Head
The Prenatal Diagnosis and Medical Genetics Program
Mount Sinai Hospital
Staff
Pediatrics, Division of Clinical and Metabolic Genetics
Hospital for Sickkids
Toronto, Ontario
Canada

Peter L. Cooperberg, OBC, MDCM, FRCP(C), FACR
Professor Emeritus
Department of Radiology
University of British Columbia
Vancouver, British Columbia
Canada

Lori A. Deitte, MD, FACR
Vice Chair of Education and Professor
Department of Radiology and Radiological Sciences
Vanderbilt University
Nashville, Tennessee
United States

Peter M. Doubilet, MD, PhD
Professor of Radiology
Harvard Medical School
Senior Vice Chair
Department of Radiology
Brigham and Women's Hospital
Boston, Massachusetts
United States

Julia A. Drose, RDMS, RDCS, RVT
Associate Professor
Department of Radiology
University of Colorado Hospital
Aurora, Colorado
United States

Alexia Egloff, MD
Diagnostic Imaging and Radiology
Children's National Health Systems
Washington DC
United States

Judy A. Estroff, MD
Instructor
Boston University School of Medicine
Department of Radiology
Boston Children's Hospital
Boston, Massachusetts
United States

Katherine W. Fong, MBBS, FRCPC
Associate Professor
Medical Imaging and Obstetrics and Gynecology
University of Toronto
Co-director, Centre of Excellence in Obstetric Ultrasound
Mount Sinai Hospital
Toronto, Ontario
Canada

J. Brian Fowlkes, PhD
Professor
Department of Radiology
University of Michigan
Ann Arbor, Michigan
United States

Mary C. Frates, MD
Associate Professor of Radiology
Department of Radiology
Harvard Medical School
Brigham and Women's Hospital
Boston, Massachusetts
United States

Hournaz Ghandehari, MD, FRCPC
Department of Medical Imaging
Abdominal Division
University of Toronto
Sunnybrook Health Sciences Centre
Toronto, Ontario
Canada

Phyllis Glanc, MDCM
Associate Professor
University of Toronto
Department Medical Imaging, Obstetric & Gynecology
Sunnybrook Health Sciences Centre
Toronto, Ontario
Canada

S. Bruce Greenberg, MD
Professor of Radiology and Pediatrics
Department of Radiology
University of Arkansas for Medical Sciences
Little Rock, Arkansas
United States

Leslie E. Grissom, MD
Clinical Professor of Radiology and Pediatrics
Department of Radiology
Sidney Kimmel Medical College at Thomas Jefferson University
Philadelphia, Pennsylvania
Attending Radiologist
Department of Medical Imaging
Nemours Alfred I. duPont Hospital for Children
Wilmington, Delaware
United States

Anthony E. Hanbidge, MB, BCh, FRCPC
Associate Professor
Department of Medical Imaging
University of Toronto
Site Director, Abdominal Imaging
Toronto Western Hospital
Joint Department of Medical Imaging
University Health Network, Mount Sinai Hospital and Women's College Hospital
Toronto, Ontario
Canada

H. Theodore Harcke, MD, FACR, FAIUM
Sidney Kimmel Medical College at Thomas Jefferson University
Chairman, Emeritus
Department of Medical Imaging
Nemours/A I duPont Hospital for Children
Wilmington, Delaware
United States

Christy K. Holland, PhD
Scientific Director of the Heart, Lung, and Vascular Institute
Professor
Department of Internal Medicine
Division of Cardiovascular Health and Disease
University of Cincinnati
Cincinnati, Ohio
United States

Thierry A.G.M. Huisman, MD
Professor of Radiology, Pediatrics, Neurology, and Neurosurgery
Director Pediatric Radiology and Pediatric Neuroradiology
Russell H. Morgan Department of Radiology and Radiological Science
The Johns Hopkins University School of Medicine
Baltimore, Maryland
United States

Bonnie J. Huppert, MD
Assistant Professor of Radiology
Consultant in Radiology
Department of Radiology
Mayo Clinic
Rochester, Minnesota
United States

Alexander Jesurum, PhD
Weston, Massachusetts
United States

Susan D. John, MD
Professor and Chair
Department of Diagnostic and Interventional Imaging
University of Texas Medical School Houston
Houston, Texas
United States

Neil Johnson, MBBS, FRANZCR, MMed
Professor
Department of Radiology and Pediatrics
Cincinnati Children's Hospital Medical Center
Cincinnati, Ohio
United States

Stephen I. Johnson, MD
Staff Radiologist
Department of Radiology
Ochsner Clinic Foundation
New Orleans, Louisiana
United States

Anne Kennedy, MB, BCh
Vice Chair Clinical Operations
Department of Radiology
University of Utah
Salt Lake City, Utah
United States

Julia Eva Kfouri, BSc, MD, FRCSC-MFM
Clinical Associate
Division of Maternal Fetal Medicine
Department of Obstetrics and Gynecology
Mount Sinai Hospital
Toronto, Ontario
Canada

Korosh Khalili, MD, FRCPC
Associate Professor
Department of Medical Imaging
University of Toronto
University Health Network
Princess Margaret Hospital
Toronto, Ontario
Canada

Beth M. Kline-Fath, MD
Professor of Radiology
Department of Radiology
Cincinnati Children's Hospital Medical Center
Cincinnati, Ohio
United States

Elizabeth Lazarus, MD
Associate Professor
Department of Diagnostic Imaging
Warren Alpert Medical School of Brown University
Providence, Rhode Island
United States

Deborah Levine, MD, FACR
Co-Chief of Ultrasound
Director of OB/Gyn Ultrasound
Vice Chair of Academic Affairs
Department of Radiology
Beth Israel Deaconess Medical Center
Professor of Radiology
Harvard Medical School
Boston, Massachusetts
United States

Mark E. Lockhart, MD, MPH
Professor of Radiology and Chief, Body Imaging
Department of Radiology
University of Alabama at Birmingham
Birmingham, Alabama
United States

Ana P. Lourenco, MD
Associate Professor of Diagnostic Imaging
Diagnostic Imaging
Alpert Medical School of Brown University
Providence, Rhode Island
United States

Martha Mappus Munden, MD
Associate Professor of Radiology
Department of Pediatric Radiology
Texas Children's Hospital
Houston, Texas
United States

John R. Mathieson, MD
Clinical Associate Professor
University of British Columbia
Vancouver, British Columbia
Medical Director and Department Head
Vancouver Island Health Authority
Victoria, British Columbia
Canada

Giovanni Mauri, MD
Division of Interventional Radiology
European Institute of Oncology
Milan
Italy

Colm McMahon, MB, BAO, BCh, MRCPI, FFR(RCSI)
Assistant Professor
Department of Radiology
Harvard Medical School
Beth Israel Deaconess Medical Center
Brookline, Massachusetts
United States

Rashmi J. Mehta, MD, MBA
Clinical Radiology Fellow
Department of Radiology
Beth Israel Deaconess Medical Center
Boston, Massachusetts
United States

Nir Melamed, MD, MSc
Associate Professor
Department of Obstetrics and Gynecology
University of Toronto
Sunnybrook Health Sciences Center
Toronto, Ontario
Canada

Christopher R.B. Merritt, MD
New Orleans, Louisiana
United States

Derek Muradali, MD, FRCPC
Associate Professor and Staff Radiologist
Department of Medical Imaging
St Michaels Hospital
University of Toronto
Toronto, Ontario
Canada

Elton Mustafaraj, DO
Resident, Department of Radiology
University of Illinois College of Medicine
Peoria, Illinois
United States

Lisa Napolitano, RDMS
Department of Radiology
Beth Israel Deaconess Medical Center
Boston, Massachusetts
United States

Sara M. O'Hara, MD
Professor of Radiology & Pediatrics
Department of Radiology
Cincinnati Children's Hospital
Cincinnati, Ohio
United States

Harriet J. Paltiel, MDCM
Associate Professor of Radiology
Harvard Medical School
Department of Radiology
Boston Children's Hospital
Boston, Massachusetts
United States

Jordana Phillips, MD
Department of Radiology
Beth Israel Deaconess Medical Center
Boston, Massachusetts
United States

Andrea Poretti, MD
Assistant Professor of Radiology
Section of Pediatric Neuroradiology
Division of Pediatric Radiology
Russell H. Morgan Department of Radiology and Radiological Science
The Johns Hopkins University School of Medicine
Baltimore, Maryland
United States

Theodora A. Potretzke, MD
Assistant Professor
Department of Radiology
Mayo Clinic
Rochester, Minnesota
United States

Rupa Radhakrishnan, MBBS
Assistant Professor
Department of Radiology
Cincinnati Children's Hospital Medical Center
Cincinnati, Ohio
United States

Carl Reading, MD
Professor of Radiology
Department of Radiology
Mayo Clinic
Rochester, Minnesota
United States

Michelle L. Robbin, MD, MS
Professor of Radiology and Biomedical Engineering
Department of Radiology
University of Alabama at Birmingham
Birmingham, Alabama
United States

Henrietta Kotlus Rosenberg, MD
Radiologist-in-Chief
Kravis Children's Hospital at Mount Sinai
Director of Pediatric Radiology
Department of Radiology
Mount Sinai Hospital
Professor of Radiology and Pediatrics
Icahn School of Medicine at Mount Sinai
New York, New York
United States

Carol M. Rumack, MD, FACR
Vice Chair of Education and Professional Development
Professor of Radiology and Pediatrics
Associate Dean for GME
University of Colorado School of Medicine
Denver, Colorado
United States

Eric Sauerbrei, BSc, MSc, MD, FRCPC
Professor of Radiology
Diagnostic Imaging
Queens University
Kingston, Ontario
Canada

Chetan Chandulal Shah, MD, MBA
Faculty, Department of Radiology
Mayo Clinic
Pediatric Radiologist
Department of Pediatric Radiology
Nemours
Wolfson Children's Hospital
Jacksonville, Florida
United States

Thomas D. Shipp, MD
Associate Professor of Obstetrics, Gynecology & Reproductive Biology
Harvard Medical School
Department of Obstetrics & Gynecology
Brigham & Women's Hospital
Boston, Massachusetts
United States

William L. Simpson, Jr., MD
Associate Professor
Department of Radiology
Icahn School of Medicine at Mount Sinai
New York, New York
United States

Luigi Solbiati, MD
Professor of Radiology
Department of Radiology
Humanitas University and Research Hospital
Rozzano (Milan)
Italy

Daniel Sommers, MD
Associate Professor
Department of Radiology
University of Utah
Salt Lake City, Utah
United States

Elizabeth R. Stamm, MD
Associate Professor
Department of Radiology
University of Colorado Hospital
Aurora, Colorado
United States

A. Thomas Stavros, MD, FACR
Medical Director
Ultrasound Invision
Sally Jobe Breast Center
Englewood, Colorado
United States

Maryellen R.M. Sun, MD
Department of Radiology
Lowell General Hospital
Lowell, Massachusetts
United States

Wendy Thurston, MD
Assistant Professor
Department of Medical Imaging
University of Toronto
Chief, Diagnostic Imaging
Department of Diagnostic Imaging
St. Joseph's Health Centre
Courtesy Staff
Department of Medical Imaging
University Health Network
Toronto, Ontario
Canada

Ants Toi, MD, FRCPC, FAIUM
Professor of Radiology and of Obstetrics and Gynecology
University of Toronto
Radiologist
Medical Imaging
Mt. Sinai Hospital
Toronto, Ontario
Canada

Laurie Troxclair, BS, RDMS, RVT
Ochsner Clinic Foundation
New Orleans, Louisiana
United States

Mitchell Tublin, MD
Professor and Vice Chair
Department of Radiology
University of Pittsburgh School of Medicine
Pittsburgh, Pennsylvania
United States

Heidi R. Umphrey, MD, MS
Associate Professor of Radiology
Department of Radiology
University of Alabama at Birmingham
Birmingham, Alabama
United States

Sheila Unger, MD
University of Lausanne
Lausanne
Switzerland

Patrick M. Vos, MD
Clinical Assistant Professor
Department of Radiology
University of British Columbia
Vancouver, British Columbia
Canada

Therese M. Weber, MD, MS
Professor of Radiology
Department of Radiology
University of Alabama at Birmingham
Birmingham, Alabama
United States

Kirsten L. Weind Matthews, PhD, MBBS, FRCPC
Lecturer, Medical Imaging
University of Toronto
Department of Medical Imaging
Mount Sinai Hospital
Toronto, Ontario
Canada

Stephanie R. Wilson, MD
Clinical Professor
Department of Radiology
Department of Medicine, Division of Gastroenterology
University of Calgary
Calgary, Alberta
Canada

Thomas Winter, MD
Professor and Chief of Abdominal Imaging
Department of Radiology
University of Utah
Salt Lake City, Utah
United States

Cynthia E. Withers, MD
Radiologist (retired)
Sansum Clinic and Santa Barbara Cottage Hospital
Santa Barbara, California
United States

Corrie Yablon, MD
Assistant Professor
Department of Radiology
University of Michigan
Ann Arbor, Michigan
United States

Hojun Yu, MD
Radiologist
Department of Diagnostic Imaging
Queen Elizabeth II Hospital
Grande Prairie, Alberta
Canada

译者名单

总主译
梁　萍　张　运　姜玉新　李建初

主　译
蒋天安　尹立雪　经　翔　于晓玲　李安华

副主译
钱林学　卢　漫　杨高怡　赵齐羽　石文媛　刘　琳

编写秘书
许　敏　陈　敏　殷珊娱

译　者
（按姓氏笔画排序）

丁　茜	丁戈琦	丁建民	丁娇娇	卜　锐	于晓玲
王　胰	王　璐	井好雨	尹立雪	石文媛	卢　漫
叶争渡	令狐润泽	成　超	成雪晴	任建丽	刘　佳
刘　琳	许　敏	许丹霞	孙德胜	李　凯	李文华
李安华	李昀霖	杨高怡	杨璐璐	吴　哲	何光彬
宋欣昕	张　艳	张红梅	张国英	张清凤	陈　敏
陈启阳	奉　颖	林　僖	尚遒静	周　燕	周路遥
经　翔	赵　琳	赵齐羽	胡向东	姚俊东	钱林学
徐　彬	徐金顺	殷珊娱	高元瑾	唐　缨	崔可飞
崔存英	梁宇光	董晓聪	蒋天安	韩　峰	滑少华
廖　梅	阚艳敏	谭水莲	戴　全		

原书前言

Diagnostic Ultrasound 作为教科书供全世界医学影像学和相关专业使用，并在应用过程中得到了广泛认可与好评。*Diagnostic Ultrasound*（5TH EDITION）在第4版的基础上进行了重大修订，内容及参考文献均已更新。本书包含5800幅图片（2500幅为新增/修订图片）和480个动态视频（380余个为新增），侧重于对实时临床决策的阐释，大幅提升了疑似病变动态扫描的临床诊断准确性。

第5版在编写过程中发生了重大变故，在此我们向主编胃肠道超声相关章节的Stephanie Wilson和甲状腺介入超声相关章节的Bill Charboneau致以衷心的感谢和深切的缅怀。

在编写过程中我们邀请了近百位在超声医学领域具有丰富临床实践经验及较高技术水平的知名专家参与，并借鉴之前版本经验，以图片的形式细致讲解解剖学和病理学案例，直观展现病变部位的超声图像变化。

本书对内容格式进行了重新设计，章节开篇的章节大纲以特殊设计加以突出显示，并增加章节关键点总结。为引导读者扩展阅读相关领域文献，本书还提供了全部参考文献列表。

本书依旧分为两卷。第一卷由第一至第三部分组成。第一部分包含超声物理和生物学效应介绍及对弹性成像和造影剂的描述；第二部分涉及腹部超声检查，包括关于盆腔超声检查的两个新修订章节，以及介入治疗程序（包括胸部手术）和器官移植的章节；第三部分介绍了小部件成像，包括甲状腺、乳房、阴囊、颈动脉、一个新修订的颅外血管成像章节、两个新修订的肌肉骨骼成像章节，以及肌肉骨骼干预的更新章节。

第二卷从第四部分开始。第四部分包括产科超声检查、孕早期扫描和非侵入性胎儿染色体检测（包括无细胞胎儿DNA）的最新进展；第五部分全面介绍小儿超声检查，包括小儿介入超声检查，并在小儿椎管、小儿泌尿系统和肾上腺的新修订章节展示了大量新图和扫描技术。

本书适用于执业医师、住院医师、医学生、超声医师和其他有兴趣了解诊断超声检查在患者护理中广泛应用的专业人士。我们的目标是使 *Diagnostic Ultrasound* 一书继续成为超声文献中最权威的参考书，并为实现这一目标持续提升图书可读性和图像精准性。

Carol M. Rumack, MD, FACR
Deborah Levine, MD, FACR

原书致谢

我们对以下专家表示崇高的敬意和真诚的感谢：

致敬所有的编者，感谢他们结合多年临床经验，辛勤笔耕，为我们提供丰富、翔实的文字和图片。

感谢Alexander Jesurum博士，他的杰出努力使所有编者的参考文献不断更新，并协助进行作者间的联系与沟通。

感谢诊断学超声医师Lisa Napolitano，她花费数小时整理和剪辑视频。

感谢Elsevier执行内容策略师Robin Carter，他从 *Diagnostic Ultrasound*（5TH EDITION）开始就参与我们的合作。

感谢Elsevier的Taylor Ball和Dan Fitzgerald，协助修订编辑全书文字、图片。

过去的一年对我们每个人来说都是紧张的一年，我们为延续 *Diagnostic Ultrasound* 一书的精湛感到自豪。

原书献词

以此纪念我的父母，Ruth医生和Raymond Masters医生，是他们鼓励我享受医学的智力挑战，并对改善患者的生命质量保持热忱。

Carol M. Rumack

致Alex、Becky和Julie，是你们的关爱和支持让这部著作得以完成。

Deborah Levine

中文版前言

超声检查由于其安全、便捷、无创的特点被广泛应用于临床实践，是检查全身各种疾病的重要影像学方法之一。随着超声物理技术、新一代超声造影剂和介入超声的迅速发展，其临床应用范围得到进一步拓宽。

为提高我国超声医学生、住院医师、专科医师乃至对超声感兴趣的其他专业医师的超声知识水平和临床诊断能力，中华医学会超声医学分会梁萍主任委员牵头国内超声届权威专家和有识之士，共同翻译并精心编写了世界超声医学领域经典权威参考工具书——Elsevier出版的 *Diagnostic Ultrasound（5TH EDITION）*。其中《超声诊断学（第5版）：超声物理及新技术分册》由蒋天安、尹立雪、经翔、于晓玲和李安华教授担任主译，钱林学、卢漫、杨高怡、赵齐羽、石文媛和刘琳教授担任副主译，本分册共包含7个章节，内容涵盖超声波物理学，生物学效应和安全性，超声造影剂，儿科介入超声，超声引导下胸部、腹部和盆腔活检，肌骨介入治疗，器官移植等。既注重超声物理基础特性和临床应用，又注重学科前沿热点，内容丰富，图文并茂。

50余位国内有着扎实超声基础和丰富临床经验的临床一线专家学者和青年才俊逐字逐句反复推敲，3位秘书仔细修改校对，力求在翻译时既符合中文术语表达方式，又准确还原作者原文含义。在此对为本书翻译工作做出贡献的各位同道表示诚挚的感谢。虽经反复多次审校修改，但限于翻译水平，译文可能存在不当之处，敬请读者指正！

相信本书的出版能给国内的广大超声工作者提供一个重要的学习机会和临床参考。

2023年2月

Contents 目录

第一章
超声波物理学 | 1

第二章
生物学效应和安全性 | 29

第三章
超声造影剂 | 47

第四章
儿科介入超声 | 63

第五章
超声引导下胸部、腹部和盆腔活检 | 81

第六章
肌骨介入治疗 | 101

第七章
器官移植 | 117

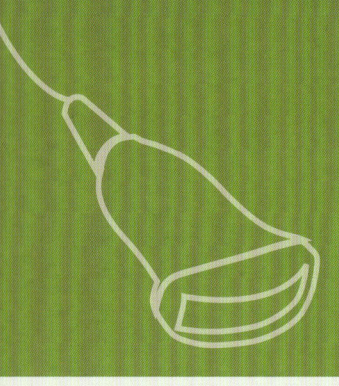

动图目录

注:由于版权限制,书中动图需通过网址观看,具体操作步骤请见封二。

动图4.1	PICC
动图4.2	在诊治抽吸带有大量沉渣的血性腹水时,沉渣碎片黏附在引流管上并阻塞引流管(1)
动图4.3	在诊治抽吸带有大量沉渣的血性腹水时,沉渣碎片黏附在引流管上并阻塞引流管(2)
动图4.4	导管触及阑尾脓肿内的肠石
动图4.5	戈谢病患者肋骨活检
动图4.6	戈谢病肋骨骨髓炎引流管推进
动图4.7	戈谢病肋骨活检前显示脓液和可移位的肋骨
动图4.8	幼年型类风湿性关节炎腱鞘类固醇注射
动图5.1	超声引导下大网膜组织切割活检
动图5.2	超声引导下肝脏组织切割活检
动图5.3	超声引导下肝脏病灶"徒手"穿刺活检(1)
动图5.4	超声引导下肝脏病灶"徒手"穿刺活检(2)
动图5.5	能量多普勒超声成像
动图5.6	附件囊肿经阴道治疗时局部麻醉
动图5.7	经阴道附件囊肿抽液
动图6.1	超声引导下髋关节腔注射
动图6.2	肱二头肌腱鞘注射采用肩袖间隙路径
动图6.3	冈盂切迹处囊肿抽吸
动图6.4	钙化性肌腱炎的注射治疗
动图6.5	50岁女性,肱骨外上髁炎的自体血注射治疗
动图6.6	Tenex装置的展示
动图6.7	59岁女性,腓肠神经水分离后的超声图像
动图7.1	正常移植肾,纵断面
动图7.2	正常移植肾,横断面
动图7.3	移植肾动静脉畸形
动图7.4	移植肾肾门处假性动脉瘤内部分血栓形成
动图7.5	正常移植胰腺,矢状面
动图7.6	正常移植胰腺,横断面

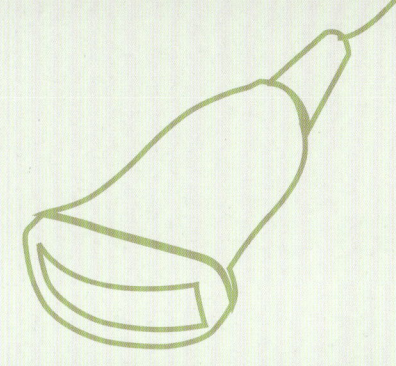

第一章　超声波物理学

Christopher R.B. Merritt

章节大纲

一、基础声学
　（一）波长和频率
　（二）声的传播
　（三）距离测量
　（四）声阻抗
　（五）反射
　（六）折射
　（七）衰减
二、仪器
　（一）发射器
　（二）换能器
　（三）接收器
　（四）图像显示
　（五）机械扇形扫描仪
　（六）阵列
　（七）换能器选择
三、图像显示和存储
四、特殊成像模式
　（一）组织谐波成像
　（二）空间复合
　（三）三维超声
　（四）超声弹性成像
五、图像质量
　　空间分辨率
六、成像误区
　　声影和增强
七、多普勒超声
　（一）多普勒信号处理与显示
　（二）多普勒超声仪器
　（三）能量多普勒
　（四）频谱多普勒解读
　（五）彩色多普勒解读
　（六）其他技术考虑
八、操作模式：临床意义
　　生物效应和操作者关注点
九、治疗应用：高强度聚焦超声

关键点总结

- 高质量成像需了解基本声学原理。
- 图像解读需要识别和了解常见伪像。
- 谐波成像、复合成像、弹性成像和多普勒等特殊操作模式扩展了常规灰阶成像能力。
- 了解机械和热生物效应知识是谨慎使用超声波的必要条件。
- 高强度聚焦超声具有潜在的治疗应用前景。

所有的超声诊断应用均基于检测和显示从身体内部界面反射的声能。这些相互作用可提供生成身体高分辨率图像、灰阶图像所需的信息，以及显示关于血流量的信息。其独特的成像属性使超声成为一个重要的、多功能的医学成像工具。然而，即使是最先进的昂贵仪器，也不能保证产生具有诊断价值的高质量研究。要从这一复杂的技术中获得最大的利益，需要综合运用各种技能，包括了解使超声具有独特诊断功能的物理原理。使用者必须了解声能与组织相互作用的基本原理，以及产生和优化超声波显示器的方法和仪器。掌握了这些知识，使用者便可最大限度地从每次检查中收集信息，避免因遗漏信息或误解伪像而导致的诊断错误。

超声成像和多普勒超声是基于声能在不同质地的物质界面上产生反射和散射成像。反射能量的振幅被用来生成超声图像，而背向散射的频率变化则提供了与移动物体（如血液）有关的信息。要做到这一点，使用者必须了解生成超声数据的方法，以及临床检查中可检测、显示和存储产生声学信息仪器的理论和操作。

本章概述了声学的基本原理、超声成像和流量检测的物理学原理，以及超声仪器，并重点介绍了与临床实践最相关的内容，在章节最后还讨论了高强度聚焦超声的治疗应用。

一、基础声学

（一）波长和频率

声音作为一种波是机械能在介质中传播的结果，可产生交替的压缩和稀疏模式。压力波通过传播声音的介质发生有限物理位移而产生。这些压力变化的曲线图为正弦波形（图1.1），其中Y轴表示某一特定点的压力，X轴表示时间。压力随时间的变化决定了声音的基本测量单位。时间–压力曲线上对应点之间的距离定义为波长（λ），而完成一个循环的时间称为周期（T）。在一个单位时间内完成的周期数是声音的频率（f）。频率和周期成反比。如果周期（T）以秒为单位，$f = 1/T$或$f = T \times s^{-1}$。声频的单位是赫兹（Hz）；1 Hz=1个周期/秒。高频率用千赫兹（kHz；1 kHz=1000 Hz）或兆赫兹（MHz；1 MHz=1 000 000 Hz）表示。

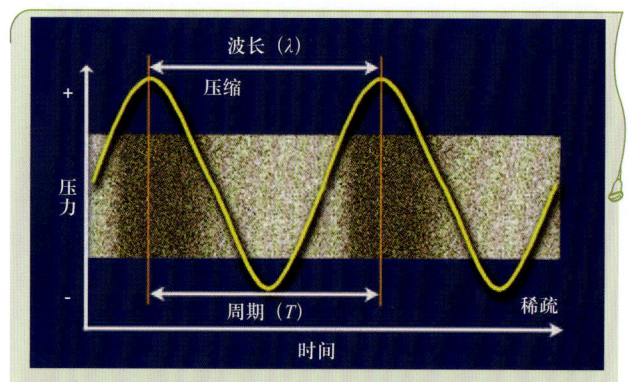

声音在分子水平上机械地传播。静息状态下，整个介质中的压力是均匀的。声音以一系列交替的压力波传播，在导电介质中产生压缩和稀疏模式。压力波通过一个给定点的时间是周期T。波的频率是1/T。波长λ是时间–压力曲线上对应点之间的距离。

图1.1　声波

在自然界中，声音频率的范围从小于1 Hz到超过100 000 Hz（100 kHz）。人类的听觉被限制在这个范围的较低部分，多为20～20 000 Hz。超声波与可听声音的区别仅在于其频率，它比我们通常听到的声音高500～1000倍。用于诊断的声音频率通常为2～15 MHz，对于某些专门的成像应用，高达50～60 MHz的频率正在调查研究中。一般来说，用于超声成像的频率高于多普勒。无论频率如何，声学的基本原理都是一样的。

（二）声的传播

在大多数超声的临床应用中，短暂的爆发或脉冲能量被传送到体内并在组织中传播。声压波传播的方向可与粒子振动的方向垂直（横波），但在组织和液体中，声音的传播主要是沿着粒子振动的方向（纵波）。纵波在常规超声成像和多普勒中很重要，而横波则在剪切波弹性成像中测量。压力波在不同组织中传播的速度差异很大，并受组织物理特性的影响。传播速度很大程度上取决于介质的抗压性，而后者又受介质的密度及其硬度或弹性影响。传播速度随硬度增加而增大，随密度降低而减小。在体内，纵波的传播速度对特定组织而言可看作是恒定的，不受声音频率或波长的影响。横（切）波则与之相反，其速度由测量组织硬度或弹性的杨氏模量决定。

图1.2显示了各种介质的典型纵向传播速度。在人体内，声音的传播速度假定为1540 m/s。这个数值是从正常软组织中所获得的测量值的平均值。虽然这个数值代表了大多数软组织，但充气的肺和脂肪等组织的传播速度明显低于1540 m/s，而像骨组织等的传播速度则高于该数值。由于少数正常组织的传播速度与超声扫描仪假定的平均值有明显差异，这些组织的显示可能受到测量误差或伪影的影响（图1.3）。声音的传播速度（c）与频率和波长的关系由以下简单的方程式表示：

$$c = f\lambda$$

因此5 MHz的频率在组织中的波长为0.308 mm：$\lambda = c/f = 1540 \text{ m/s} \div 5\,000\,000 \text{ s}^{-1} = 0.000\,308 \text{ m} = 0.308 \text{ mm}$。波长是决定超声成像空间分辨率的重要因素，为特定的应用选择合适的换能器频率是一个关键的操作

决定。

（三）距离测量

传播速度在临床超声检查中是一个特别重要的数值，对确定反射界面与换能器之间的距离至关重要。用于生成超声扫描的大部分信息都是基于对时间的精确测量，并采用了回波测距的原理（图1.4）。如果超声波脉冲被传送到体内，并且测量到回声返回的时间，只要已知组织的声音传播速度，就可以简单地计算出产生回声的界面深度。例如，如果从发射脉冲到回声返回的时间为0.000 145秒，声速为1540 m/s，则声音传播的距离为22.33 cm

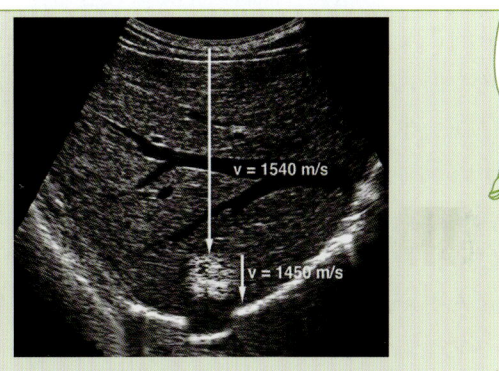

当声波通过含有脂肪的病变时回声返回会延迟，因为脂肪的传播速度为1450 m/s，小于肝脏。而超声波扫描仪假定声音以1540 m/s的平均速度传播，所以以回波的时间延迟使目标图像的显示比实际位置更深。因此，最终展示的图像为一个配准不良伪像，其中脂肪病变深处的膈肌和其他结构显示的位置比实际更深（模拟图像）。

图1.3　传播速度伪影

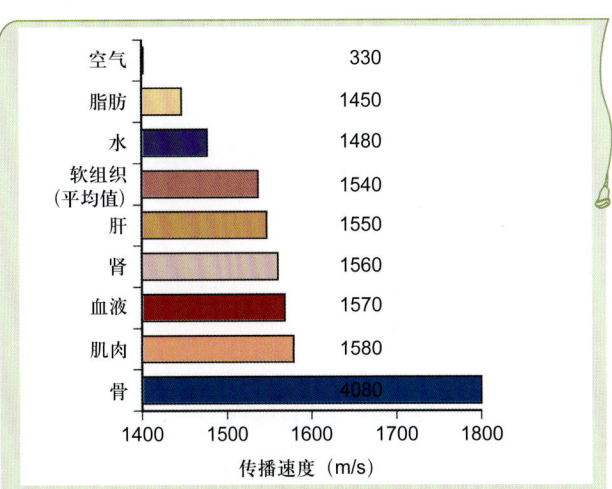

在人体中，声音的传播速度是由组织的物理性质所决定的。如图所示，这些数值差异很大。医学超声设备的测量是基于假设软组织的平均传播速度为1540 m/s。

图1.2　传播速度

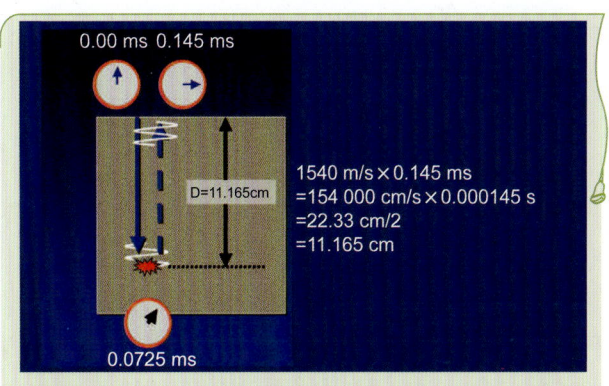

用于定位的回声信息是基于对时间的精确测量。此图中回声从换能器到目标并返回到换能器的时间为0.145毫秒（0.000 145秒）。组织中的声速（1540 m/s）与时间的乘积表明从目标返回的声音已经移动了22.33 cm。因此，目标与换能器的距离为此数值的一半，即11.165 cm。通过快速重复这一过程，可创建一个二维的反射界面图从而形成超声图像。

图1.4　超声波测距

（1540 m/s×100 cm/m×0.000 145 s=22.33 cm）。由于测量的时间包括声音传播到界面然后沿同一路径返回换能器的时间，所以从换能器到反射界面的距离为22.33 cm/2=11.165 cm。通过快速重复这一过程，可创建一个二维（two-dimensional，2D）的反射界面图来形成超声图像。因此，这种测量的准确性在很大程度上会受到假设声速与被观测组织中实际声速间密切程度的影响（图1.2，图1.3），同时，还会受到声波脉冲以直线路径进出反射界面这一重要假设的影响。

（四）声阻抗

目前的超声扫描诊断仪依赖于检测和显示反射的声波或回声。基于超声波透射的成像也是可能的，但目前尚未在临床上应用。要产生回声，必须存在一个反射界面。当声音通过一个完全均匀的介质，没有遇到反射回声的界面时，介质呈现无回声或囊性。具有不同物理性质的组织或材料的交界处会产生一个声学界面。这些界面负责反射不同大小的入射声能。因此，当超声波从一个组织传递到另一个组织或遇到血管壁或循环血细胞时，一些入射声能会反射。反射或背向散射的大小是由形成界面的材料的声阻抗差异所决定的。

声阻抗（Z）由传播声音的介质密度（ρ）和声音在该介质中的传播速度（c）的乘积决定（$Z=\rho c$）。具有较大声阻抗差异的界面，如组织与空气或骨骼的界面，几乎反射了所有的入射能量。由声阻抗差异较小的物质组成的界面，如肌肉和脂肪的界面，只反射部分入射能量，允许其余的能量继续传递。与传播速度一样，声阻抗是由相关组织的特性决定的，并且与频率无关。

（五）反射

超声波撞击声学界面时的反射方式取决于界面的大小和表面特征（图1.5）。如果界面大且相对平滑，其反射声波就像镜子反射光线一样。这种界面被称为镜面反射器，它们表现为"反射声音的镜子"。由声学界面反射的能量可表示为入射能量的一部分，这被称为反射系数（R）。如果入射声能垂直于镜面反射器，反射的能量大小由以下关系确定：

$$R=(Z_2-Z_1)^2/(Z_2+Z_1)^2$$

其中Z_1和Z_2是形成界面的介质的声阻抗。

因为超声扫描仪只检测返回到换能器的反射，

所以镜像界面的显示高度依赖于入射角度（暴露于超声波）。只有当声束垂直于界面时，镜面反射器才会将声波返回到换能器上。如果界面与声束的角度不接近90°，则它将被反射到远离换能器的地方，并且回声不会被检测到（图1.5A）。

镜面反射器举例
膈肌
血管壁
充满尿液的膀胱壁
子宫内膜条纹

人体中的大多数回声不是来自镜面反射器，而是来自实质器官内的更小的界面。在这种情况下，声学界面结构的单个尺寸比入射声波的波长小得多。来自这些界面的回声分散在各个方向上。这种反射器被称为漫反射体，其解释了在实质器官和组织中形成特有回声模式的原因（图1.5B）。漫反射体散射声波的相干叠加和相干减弱可引起超声斑点

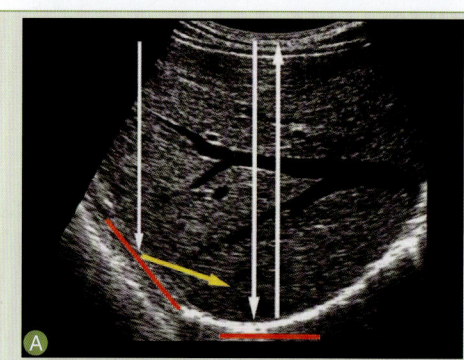
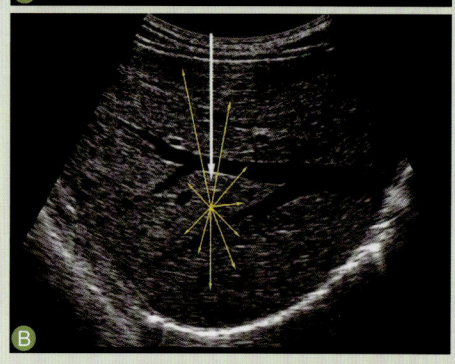

A.镜面反射体：膈肌是一个较大且相对光滑的界面，能像镜子反射光线一样反射声音，因此，以接近90°的角度进入膈肌的声音会被膈肌直接反射回换能器，从而产生强回声，斜着进入膈肌的声音则被反射到远离换能器的地方，不显示回声（黄箭头）；B.漫反射体：与膈肌相比，组成肝实质的声学界面用于成像的声音波长较小，这些界面将声音散射到各个方向，只有一部分能量返回换能器以产生图像。

图1.5　镜面反射体和漫反射体

的产生，这种超声斑点是实体器官图像中组织纹理的一个特征（图1.6）。对于一些诊断应用，反射结构的性质产生了重要的矛盾。例如，大多数血管壁表现为镜面反射器，需要90°角度的入射超声以获得最佳成像，而多普勒成像需要声束和血管之间的角度<90°。

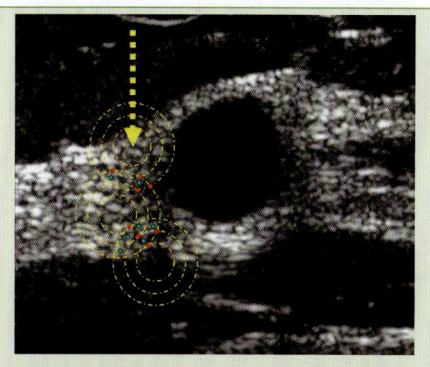

仔细观察含有小囊肿的乳房超声图像，发现其由许多不同强度的区域构成（斑点）。斑点是小组织反射器的超声散射产生的声场（黄色环）的相长干涉（红色）和相消干涉（绿色）相互作用的结果，这种干扰模式使超声图像具有特征性的颗粒状外观，并可能降低对比度。超声斑点是实质组织超声图像中显示纹理的基础。

图1.6　超声斑点

（六）折射

当声波从一个声传播速度的组织传递到一个更高声速或更低声速的组织时，声波的方向就会发生变化。这种传递方向的变化被称为折射，并遵守Snell定律：

$$\sin\theta_1/\sin\theta_2 = c_1/c_2$$

其中θ_1是声波接近界面的入射角，θ_2是折射角，c_1、c_2为声音在形成界面的介质中的传播速度（图1.7）。折射很重要，因为其是导致超声图像某一结构错位的原因之一（图1.8）。当超声扫描仪检测到回声时，其假定回声源是沿着与换能器之间的直线走行的。如果声波被折射，则检测到的回声与显示器中显示的图像可能来自不同的深度或位置。如果怀疑有这种情况，增加扫描角度使其垂直于界面可以使伪影最小化。

（七）衰减

当声能通过均匀介质时就会做功，能量最终以热量形式转移到传播介质中。做功的能力取决于所产生的声能大小。声功率，以瓦特（W）或毫瓦特（mW）表示，描述在单位时间内产生的声能大小。虽然功率的测量提供了一个与时间有关的能量

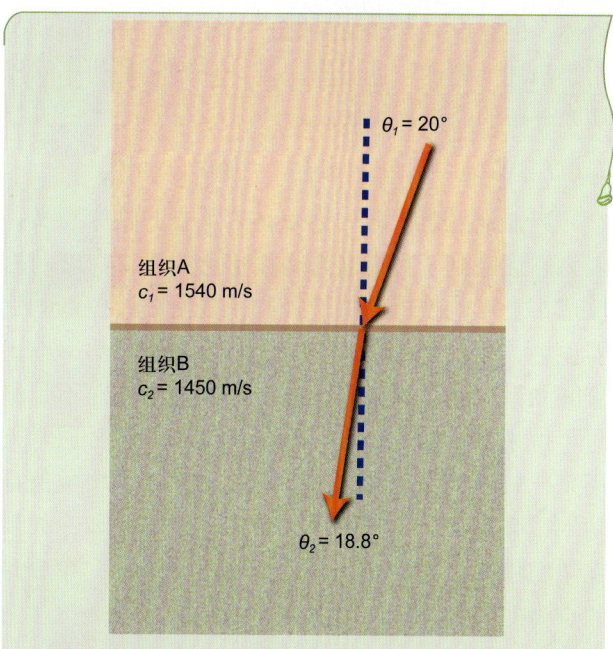

当声波从介质A（传播速度c_1）传播到介质B（传播速度c_2）时，由于折射，声波的方向会发生变化。变化的程度是由形成界面的介质传播速度比决定（$\sin\theta_1/\sin\theta_2 = c_1/c_2$）。

图1.7　折射

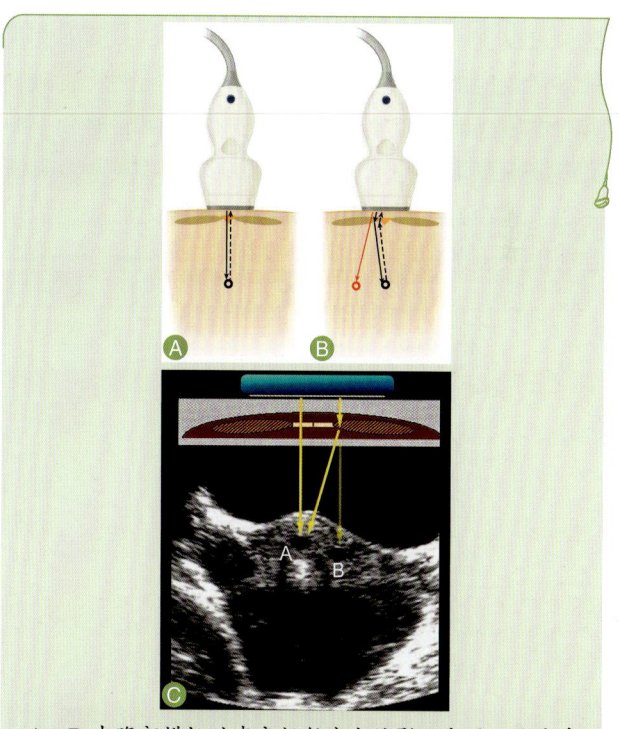

A、B.中腹部横切时声音折射产生伪影示意图，垂直声波正确地描绘了物体的位置，图B中腹直肌边缘可见由折射产生的"重影"（红圈），入射和反射的声波路径见黑箭头，扫描仪假定返回信号是来自一条直线（红箭头）并在错误的位置显示结构；C.经腹横切子宫的图像显示一个小的妊娠囊（A）和由于折射伪影形成的第二个囊（B）。

图1.8　折射伪像

指标,但它没有考虑到能量的空间分布。强度（I）用于描述功率的空间分布,其计算方法是功率除以功率分布的面积,如下：

$$I(W/cm^2) = Power(W)/Area(cm^2)$$

声能通过组织时的衰减具有重要的临床意义,因为它影响到了可以获得有用信息的组织深度。这反过来会影响换能器的选择和一些使用者控制的仪器设置,包括时间（或深度）增益补偿、功率输出衰减和系统增益水平。衰减是用相对单位而不是绝对单位来测量的。分贝（decibel,dB）符号通常被用来比较不同级别的超声功率或强度。这个数值是功率或强度值比率的常用对数的10倍。例如,如果在组织中某一点测量的强度为10 mW/cm²,在更深的点为0.01 mW/cm²,强度差异如下：

$$(10)(\log_{10} 0.01/10) = (10)(\log_{10} 0.001) = (10)(-\log_{10} 1000) = (10)(-3) = -30\ dB$$

当它通过组织时,声波会损失能量,并且声波的振幅随着它们与声源距离的增大而减小。衰减的原因有：能量转移到组织导致发热（吸收）、反射和散射。因此,衰减是吸收、散射和反射综合效应的结果。衰减取决于声波频率及衰减介质的性质。高频比低频衰减得更快,换能器频率是超声波能获取信息有效深度的主要决定因素。衰减决定了超声穿透特定组织的效率,且在正常组织中差别很大（图1.9）。

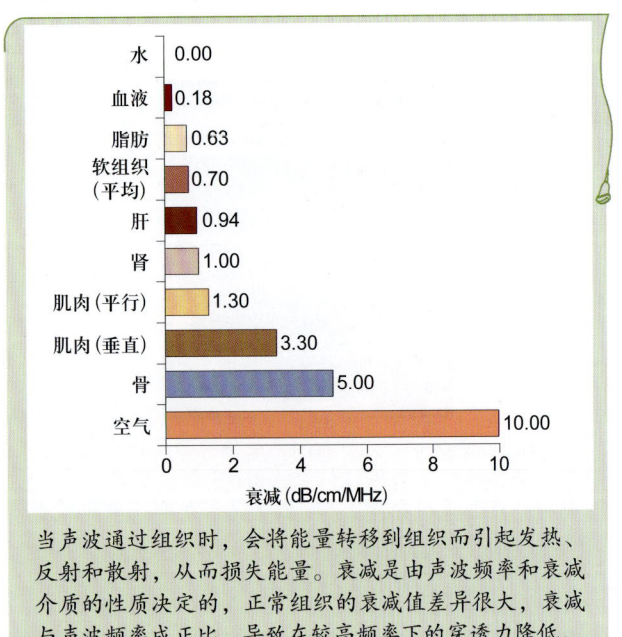

图1.9 衰减

当声波通过组织时,会将能量转移到组织而引起发热、反射和散射,从而损失能量。衰减是由声波频率和衰减介质的性质决定的,正常组织的衰减值差异很大,衰减与声波频率成正比,导致在较高频率下的穿透力降低。

二、仪器

超声扫描仪是复杂而精密的成像设备,由以下基本组件组成并执行关键功能。

- 发射器或脉冲器为换能器供能。
- 超声换能器。
- 接收器和处理器可检测和放大背向散射能量,并处理用于显示的反射信号。
- 可实时显示超声图像或数据的设备,并可对数据进行分析和解释。
- 记录或存储超声图像的方法。

（一）发射器

临床应用最广泛的是脉冲式超声波,即将超声能量脉冲式发射入体内。其利用精确延时的高振幅电压来激励超声换能器产生脉冲波。应用于探头的最大电压受制于美国联邦法律规定,从而限制了诊断性超声的最大声能输出。大多数探头提供了一个允许输出电压衰减的控件,能够调节输出电压。因为使用最大输出电压会导致患者暴露于过多的超声能量,为保障患者安全就要调控输出电压到恰好能达到诊断要求的最低电压。

发射器还限制了换能器的脉冲发射频率或脉冲重复频率（pulse repetition frequency,PRF）。脉冲重复频率决定了超声脉冲之间的间隔,并且对于决定二维成像模式或多普勒模式下所能获得的明确数据的深度很重要。超声波脉冲之间必须有足够的时间间隔,允许脉冲传播到感兴趣的深度并在发送下一个脉冲之前返回。成像采用的脉冲重复频率为1～10 kHz,故产生的间隔为0.1～1毫秒。因此,在发送下一个脉冲之前,5 kHz的脉冲重复频率允许声波从15.4 cm的深度传播和返回。

（二）换能器

将一种能量转换为另一种能量的设备统称换能器。在超声应用中,换能器将电能转换为机械能,反之亦然。在超声诊断中,换能器有两方面作用：①将发射器提供的电能转换为声脉冲直接进入患者体内；②接收反射的声波,将微弱的压力变化处理转化为电信号。

超声换能器使用了Pierre Curie和Jacques Curie在1880年发现的压电效应。压电材料有随电场改变而产生形变的独特性能。此外,压电材料还能在受到外力时产生电势能。换能器的厚度可随施加到换能器的电压极性的改变而伸缩。这就产生了可传入体内的机械压力波。压电效应还能使换能器在接收反射回声时产生一个小电压。正压可使换能器产生电极，而在声波稀疏区的负向压力则可使换能器产生与上相反的电极。这种细微的电极改变及伴随的电压改变，为超声图像生成和多普勒显示提供了最基础的信息。

当两端受到电压差的刺激时，换能器开始振动。其振动频率由换能器材料所决定。当换能器受到电刺激时，会产生一个频率范围或频带。最优频率则取决于声波在换能器中的传播速度及换能器厚度。在大多数临床超声应用的脉冲波操作模式下，超声脉冲波还包含了比最优频率更高或更低的频率。换能器产生的频率范围被称为带宽。一般来说，换能器产生的声波脉冲越短，带宽越大。

大多数现代数字超声系统广泛采用宽带技术。超声带宽是指由超声系统产生和检测的频率范围。这至关重要，因为身体的每种组织对给定频率的响应都不同，且不同组织对不同频率的响应也不同。暴露于超声波的组织产生的频率范围称为组织或组织信号的频谱带宽。宽带技术可提供一种获取超声组织频谱的方法，保存声学信息和组织特征。宽带波束形成器通过频率复合的过程减少散斑伪影。其原因可能是不同频率下的散斑相互独立，结合来自多个频段的数据（即复合）结果可减少最终图像中的散斑，从而改善对比分辨率。

超声脉冲的长度是由施加在换能器上的交流电压变化次数决定的。连续波多普勒（continuous wave，CW）设备向换能器施加恒定的交流电，交替的极性会产生连续的超声波。为了超声成像，尽可能对换能器施加单次、短暂的变化电压，并使其处于最佳振动频率上。由于换能器在受到电压变化的刺激后会继续振动或"振铃"片刻，超声脉冲波将长达数个周期。每个脉冲中声波循环数目决定了脉冲长度。成像需要短脉冲长度，因为较长的脉冲会导致较差的轴向分辨率。为了减少脉冲长度，在换能器的结构中使用了阻尼材料。在临床成像应用中，换能器采用短脉冲和高效阻尼。这样就形成非常短的超声波脉冲，通常只包含2个或3个周期。

由换能器产生的超声脉冲必须在组织中传播以提供临床信息。特殊的换能器涂层和超声耦合剂对于将能量从换能器有效转移到身体来说不可缺。一旦进入体内，超声波脉冲会发生扩散、反射、折射和吸收，即前面总结的声学基本原理。

换能器产生的超声脉冲波会产生一系列阵面波，从而形成三维（three-dimensional，3D）的超声波束。波束的特征是由压力波相长干涉和相消干涉、换能器的曲率及控制光束的声学透镜决定的。压力波的影响导致传感器附近的区域声压幅度差异很大。这片区域称为近场或Fresnel区。在距离换能器较远的区域，波束开始发散，并且声压随着与传感器距离的增加而以稳定的速率减小。这个距离是由换能器半径和频率决定的。这个区域称为远场或Fraunhofer区。在现代多元换能器阵列中，精确延时的发射使得这种波束发散得到校正，并可在选定的深度聚焦。只有返回到换能器的反射脉冲才能刺激换能器，将压力变化转换成电压变化，从而检测、放大和处理以构建基于回波信息的图像信息。

（三）接收器

当回波信号返回换能器表面时，压电元件产生微电压。接收器检测并放大这些微弱信号。接收器还通过时间增益补偿（time gain compensation，TGC）或深度增益补偿（depth gain compensation，DGC）来补偿因不同组织厚度的衰减导致的回声强度差异。

声波在进入人体时会产生衰减，并且当回波通过组织返回换能器时，额外能量被移除。声波衰减与频率成正比，对于特定组织来说是恒定的。因从深层组织返回的回声比表浅结构弱，接收器必须将其放大更多从而使组织回声表现为均匀一致（图1.10）。这一调整由时间增益补偿控制装置完成，该控制装置允许用户有选择地放大来自较深结构的信号，或降低来自表浅组织的信号，来补偿组织衰减。虽然许多新机器提供了一些自动时间增益补偿的方法，但这种控制的手动调节是最重要的用户控制方法之一，可能会对判读超声图像的质量产生深远影响。

接收器的另一个重要功能是将返回到换能器的大幅度振幅压缩到可以向用户显示的范围内。可显示的最高振幅与最低振幅的比值以dB为单位，称为动态范围。通常在临床应用中，反射信号的变化范围可能高达$1:10^{12}$，导致动态范围高达120 dB。虽然超声机器中使用的放大器能够处理此范围的电压，但灰阶显示器只能显示35~40 dB的信号强度范围。为了使背向散射信号强度的动态范围与显示器的动态范围相适应，需要对数据进行压缩和重映射（图1.11）。压缩是通过在接收器中对较弱信号的选择性放大完成。其他手动后处理控件允许用户有选择地将返回信号映射到显示器。这些控件影响了图像中不同回声水平的亮度，因此可决定图像的对比度。

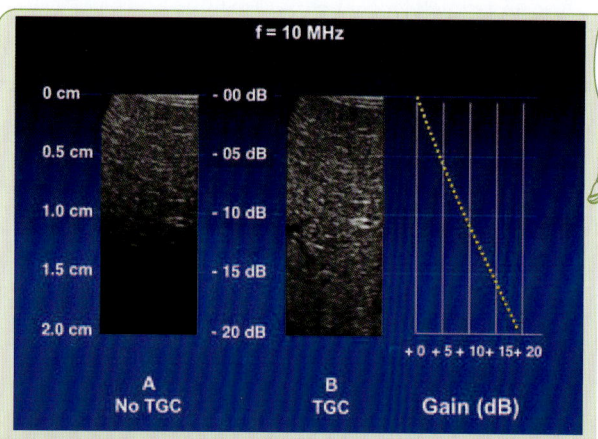

没有时间增益补偿，组织衰减会导致深层组织的显示逐渐消失（A）。此例模拟了一个10 MHz换能器1 dB/（cm·MHz）的组织衰减。深度为2 cm时，强度为-20 dB（初始值的1%）。通过放大背向散射信号或增加增益来补偿这种衰减，可以使所有深度的组织强度均匀一致（B）。Gain：增益。

图1.10　时间增益补偿

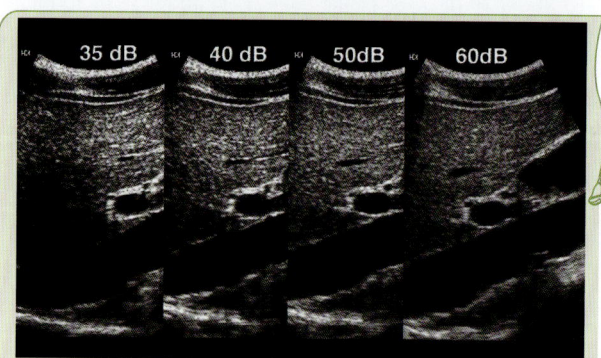

超声波接收器必须将返回换能器大幅度振幅压缩到可以向用户显示的范围。图中，对数据压缩和重映射以显示35 dB、40 dB、50 dB和60 dB的动态范围。显示的最宽动态范围（60 dB）可以最好的区分回声强度细微差异，是大多数成像的首选应用范围。范围越窄，回声差异越大。

图1.11　动态范围

（四）图像显示

超声信号可以多种方式显示。多年来，成像已经从简单的A模式（振幅型）和双稳态显示发展到高分辨率、实时、灰阶成像。最早的A模式设备显示电压通过换能器由背向散射回声形成示波器表面的垂直位移。对示波器水平时间扫描进行校准，以表示换能器到反射表面的距离。在这种显示模式中，反射声波的强度或振幅由示波器上显示的垂直位移高度表示。对于A模式超声，仅记录反射结构的位置和强度。

另一种简单的成像形式，M型（运动模式）超声波可显示回声幅度并显示反射移动的位置（图1.12）。M模式成像用亮度代表反射信号的强度。显示的时间基线可以调整以匹配不同的时间分辨率，由临床应用决定。M型超声通过评估特定发射的运动模式和从特征运动模式来确定解剖学关系。目前，M型成像主要应用于评估胚胎和胎儿心率及超声心动图中心脏瓣膜、心腔和血管壁的快速运动。M型成像可能在测量伴随动脉粥样硬化血管壁弹性的细微变化方面发挥潜在的作用。

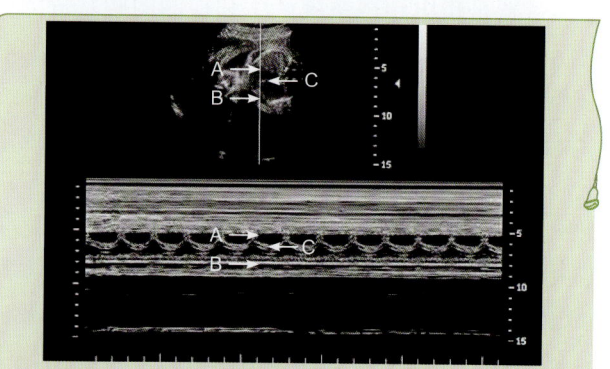

M型超声显示回声幅度和位置随时间变化。显示回声位置的变化对评估快速移动的结构（如心脏瓣膜和心室壁）非常有用。图中显示胎儿灰阶图像中的3个主要运动结构记录在相应的M模式图像中，包括近场心室壁（A）、室间隔（B）和远场心室壁（C）。基线是一个时间尺度，从M模式数据中可以计算心率。

图1.12　M型成像

超声成像的主要方法是实时、灰阶、B模式成像，其中显示强度或亮度的变化用于提示不同幅度的反射信号。数个超声脉冲波发射，产生一系列连续的扫描线，并对物体进行扫描，其回波最终生成能够反映物体结构的二维图像（图1.13）。当超声图像显示在黑色背景上时，强度最大的信号显示为白色；无信号显示为黑色；中等强度的信号则显示为灰色阴影。如果超声波束相对于被检对象移动，并存储了反射信号的位置，那么所得到的二维图像中最亮的部分表明该结构反射回换能器的声能更多。

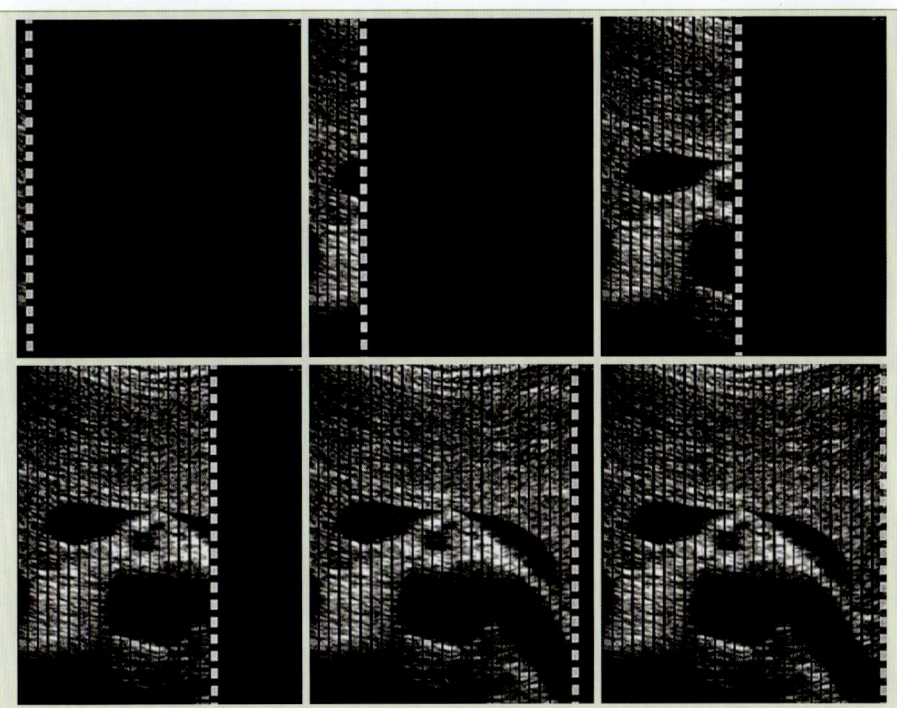

实时二维图像由沿一系列连续扫描线发送的超声脉冲构建。每一条扫描线都会添加到图像中，从而构建被扫描对象的二维超声图像。在实时成像中，整个图像每秒被构建15~60次。

图1.13 B模式成像

在大多数现代仪器中，数字存储器用于存储与来自患者相应位置的回声强度相对应的数据。根据所表示的回声振幅，每个像素至少可以有2^8或256灰阶。以这种方式存储在内存中的图像可以被发送到监视器进行显示。

由于B模式成像将背向散射信号的强度与显示器上的亮度级别相关联，所以了解超声信号的振幅信息如何转换为图像显示的亮度刻度对于操作者来说十分重要。每个超声波制造商都提供了几种压缩目标动态范围的方式，以及将一个给定的信号幅度分配给一个灰阶的传递函数。尽管这些技术细节在不同的机器上有所不同，但操作者使用它们的方式可能会极大地影响最终图像的临床价值。一般来说，操作者都希望显示尽可能宽的动态范围，以识别组织回声的细微差别（图1.11）。

实时超声波通过15~60帧/秒的速度生成一系列单独的二维图像从而产生运动的印象。实时、二维、B模式成像是全身超声成像的主要方法，也是最常见的B模式显示形式。实时超声可对解剖学和运动进行评估。当图像以每秒数次的速度采集和显示时，效果是动态的，由于图像反映了器官被检查时的状态及运动，所以信息被视为实时显示。在心脏应用中术语二维超声心动图和二维超声用于描述实时B模式成像；在大多数其他应用中，使用实时超声这一术语。

用于实时成像的换能器可依据快速产生独立图像时应用的声束控制方法不同进行分类，需要注意的是，对于实时应用程序，每秒必须生成多达30~60张完整的图像。波束控制可通过机械旋转或振荡换能器，或通过电子手段进行（图1.14）。电子波束控制用于线性阵列和相控阵列换能器，并允许各种图像显示格式。目前使用的大多数电子控制换能器还提供可调节深度的电子聚焦。机械波束控制可使用具有固定聚焦的单元件换能器，或可使用具有电子控制聚焦的元件环形阵列。对于实时成像，使用机械或电子波束控制的换能器可生成矩形或饼状格式的显像。对于产科、小器官、外周血管检查，通常应用矩形图像格式的线性阵列换能器。矩形图像显示的优点是靠近表面的视野更大，但需要较大的换能器接触表面积。具有机械或电子转向的扇形扫描仪只需要较小的接触面积，更适合通道受限区域的检查。

（五）机械扇形扫描仪

早期的超声波扫描仪使用的换能器由单个压电

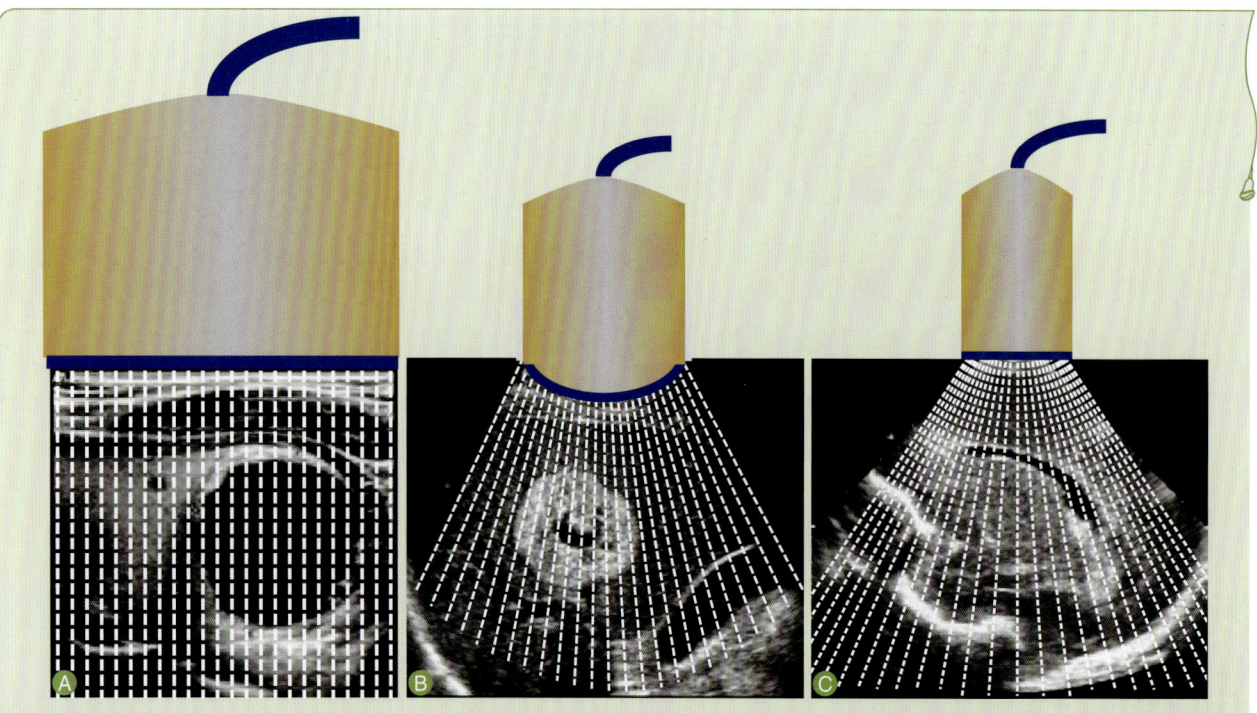

A.线性阵列：在线性阵列换能器中，单个元件或元件组按顺序排列，这将产生一系列平行的超声束，每一束都垂直于换能器表面，当这些声束穿过换能器表面时，生成的视线组合形成最终图像，根据换能器元件的数量和发射顺序，可以实现从表面到选定深度的聚焦，小型高频线性阵列非常适合小器官扫描；B.曲线阵列：由线性阵列演变而来，它使用以弧形排列的换能器元件，产生饼状图像，这种换能器非常适合腹部、骨盆和胎儿检查；C.相控阵列：相控阵列换能器产生扇形视野，按精确顺序发射多个换能器元件，以产生控制声束的声波波前干扰，产生的超声束从换能器的一侧到另一侧以不同角度产生一系列视线，从而产生扇形图像格式，与大多数线性和曲线阵列相比，这些换能器需要较小的接触面积，可用于扫描通路受限的区域。

图1.14　声束控制

元件组成。为了用这些换能器生成实时图像，机械装置需要以线性或圆周运动移动换能器。使用一个或多个单元件换能器的机械扇形扫描仪，不允许可变聚焦。这一问题可通过使用环形阵列换能器来解决。虽然具有固定聚焦、单元件换能器的机械扇形扫描仪在实时成像的早期很重要，但其目前尚未普遍使用。

（六）阵列

当前技术使用由多个元件组成的换能器，通常是将一块压电材料精确地切片成无数个小单元，每个小单元都有自己的电极。这种换能器阵列可以以多种形式形成共配置。通常，这些是线性、曲线、相控或环形阵列，除此之外，还开发了高密度二维阵列。通过对这些阵列中元素组合的精确定时，可以利用各个元素产生的波前干扰来改变超声束的方向，这可用于提供生成线性或扇形格式的实时图像的可操纵波束。

1. 线性阵列

线阵换能器可应用于小器官、血管和产科，因为这种换能器产生的矩形图像格式十分适合这些应用。在这些换能器中，单个元件以线性方式排列。通过依次、单独或分组连接换能器元件，产生一系列平行脉冲，每个脉冲形成一条垂直于换能器面的视线。这些单独的视线相结合，最终形成图像视野（图1.14A）。根据换能器元件的数量及其顺序，可以实现从表面到选定深度的聚焦。

2. 凸阵阵列

将线阵设计成曲面的凸阵，可以同时具有相对较大的表面视野与扇形显像模式（图1.14B）。凸阵探头可用于多种应用场景，较大的一般用于腹部、产科和经腹部盆腔扫描。小型、高频、曲线阵列扫描仪可用于经阴道和经直肠探头及儿童成像。

3. 相控阵列

与机械扇形扫描仪相比，相控阵列扫描仪没有活动部件。扇形视野由多个换能器元件在电子控制下按精确的顺序产生。通过控制单个换能器元件的时间和序列，所产生的超声波可以向不同的方向引导，也可以聚焦在不同的深度（图1.14C）。通过快速引导波束从换能器的一侧到另一侧并产生一系列不同角度的视线,可形成一种扇形图像格式。该特征可使换能器的尺寸相对较小,但在深度上有大的视野。这种换能器对于新生儿头部超声,肋间扫描,评估心脏、肝脏、脾脏及其他通道受限区域的检查特别有用。

4. 二维阵列

换能器阵列可通过切割垂直于换能器长轴的材料而产生多个小矩形元素来形成或通过在压电材料的圆形片中创建一系列相互嵌套的同心元件来形成环形阵列。使用多种元素来精确聚焦。二维阵列结构的独特优势在于可以同时在横向平面和侧向平面聚焦,并且可产生均匀且高度聚焦的波束(图1.15)。这些阵列提高了空间分辨率和对比度,减少了杂波,非常适合从组织容积中收集数据,用于三维处理和显示。与线性二维阵列不同,单个元件的发射延迟可用来操纵波束,环形阵列不允许波束控制,如果要用于实时成像,必须依赖机械控制。

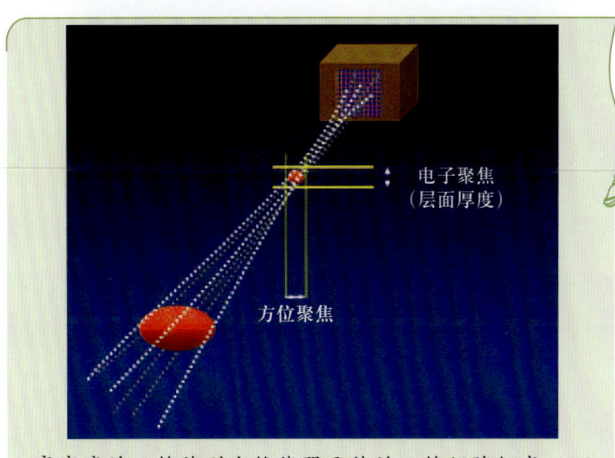

高密度的二维阵列由换能器元件的二维矩阵组成,可以从体积而非组织的单个平面获取数据。单个元件的精确电子控制允许在方位角和横向平面上进行可调节聚焦。

图 1.15　二维阵列

(七)换能器选择

在为给定的应用程序选择最佳换能器时,实际的考虑因素不仅包括对空间分辨率的要求,还包括目标对象与换能器的距离,由于超声波的穿透力随着频率增加而减小,一般来说,应选择可以穿透至感兴趣区深度的最高超声频率。对于浅表血管和器官,如甲状腺、乳腺或睾丸,位于浅表1～3 cm范围内,通常使用7.5～15 MHz的成像频率。高频超声也是术中应用的理想选择。如果要扫描的区域非常复杂,换能器不能在感兴趣区域聚焦,则可以使用支架垫。对于评估腹部或骨盆距离浅表12～15 cm以上的深层结构,可能需要2.25～3.5 MHz的低频率。当需要最大分辨率时,需要在感兴趣的深度使用具有良好的侧向与横向分辨率的高频换能器。

三、图像显示和存储

使用实时超声,用户可通过视频显示器即时给出反馈。显示器上图像的亮度和对比度由检查室中的环境照明、视频显示器的亮度和对比度设置、系统增益设置和时间增益补偿调整来决定。在许多超声科,大多数影响图像质量的因素可能是对视频显示器调节不当,对视频显示设置与在工作站上查看的硬拷贝或图像的外观之间的关系缺乏认识。由于实时视频显示器在向用户提供反馈方面的重要性,显示器及其所处的照明条件必须标准化,并与用于图像解读的显示器相匹配。图像的解读和图像的档案存储可以用光学或激光照相机和打印机、录像带或数字图像存档和通信系统(picture archiving and communications system,PACS)。数字存储越来越多地被用于超声图像的归档。

四、特殊成像模式

(一)组织谐波成像

声音在换能器附近的脂肪和其他组织中的传播速度的变化会导致相位差,使超声图像失真,在超声图像中产生噪声和杂波。组织谐波成像提供了一种减少相位差影响的方法。超声在组织中的非线性传播与超声压力波的高压分量比其负(稀疏)分量的传播更快有关。结果是增加了声脉冲在组织内传播时的失真,并导致发射频率倍数或谐波的产生(图1.16)。

组织谐波成像利用了在深层结构产生的谐波。由于谐波的产生需要传输场与传播组织的相互作用,在换能器/皮肤界面附近不产生谐波,只有在与换能器有一定距离时才变得重要。在大多数情况下,图像的近场和远场受谐波的影响小于中间位置。使用宽带换能器和信号滤波或编码脉冲,可以选择性地显示从组织界面反射的谐波信号。因为大多数图像伪影是由超声波与表面结构相互作用或声束轮廓边缘的像差引起的，这些伪影可通过谐波成像消除，因为产生伪影的信号的能量不足以产生谐波频率，因此在成像过程中会被过滤掉。使用组织谐波生成的图像降低了噪声和杂波（图1.17）。由于谐波声束比原传输的声束更窄，因此会改善空间分辨率，减少了旁瓣。

（二）空间复合

超声斑点是图像退化和对比度降低的一个重要原因。斑点是由超声波在微小组织反射界面中散射而产生的多个声场的构建和破坏相互作用造成的。其干涉图样使超声图像呈现出典型的颗粒状外观（图1.6），降低了对比度（图1.18），使细微特征的识别更加困难。通过空间复合叠加不同扫描角度的图像（图1.19），可以显著改善对比度噪声比（图1.20）。这是因为斑点是随机的，并且由于信号被增强，通过复合生成的图像将减少斑点噪声。此外，空间复合可以减少当超声束以大于或小于90°的角度撞击镜面反射器时产生的伪影。在常规的实时成像中，用于生成图像的每条扫描线都以一个恒定的固定角度撞击目标。因此，不垂直于超声波的强反射器在某些方向上会分散波束，阻止其清晰检测和显示。此结果反过来导致边界识别不良，囊肿和其他肿块的边界就不那么明显。已发现复合可以减少这些伪影。复合的局限性是降低了声

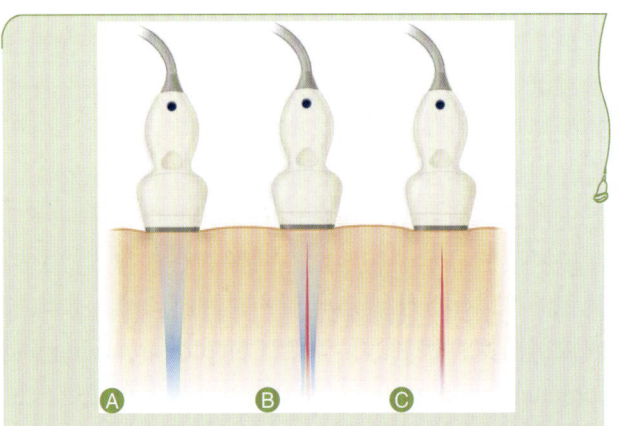

当声音在组织中传播时，波的高压分量比稀疏分量传播得更快，产生波形失真，并可产生更高的频率成分（谐波）。A.声场基波频率用蓝色表示；B.二次谐波（是基频的两倍）用红色表示；C.使用宽带换能器，接收器可以调整从谐波频率而不是基波频率生成图像。因此，由于谐波只在组织深处产生，可减少杂波，提高波束比例，从而可获得更好的空间分辨率。

图1.16 组织谐波

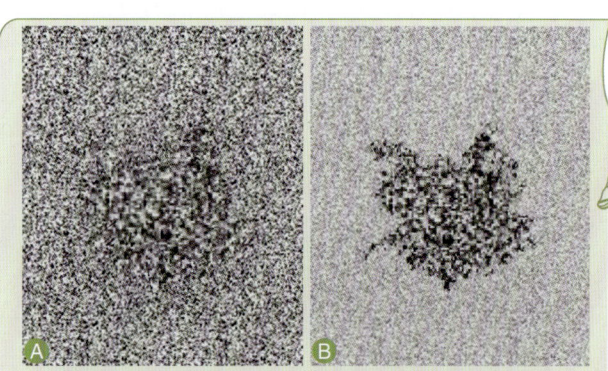

A.斑点噪声部分遮挡了模拟的损伤；B.斑点已经减少，提高了病变和背景之间的对比度分辨率。

图1.18 斑点对比度的影响

（With permission from Merritt CR.Technology update.Radiol Clin North Am.2001；39：385-397.）

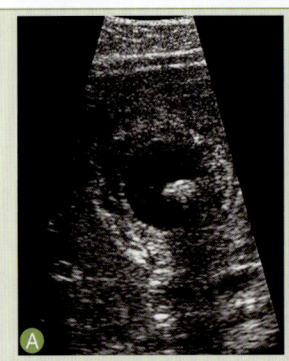 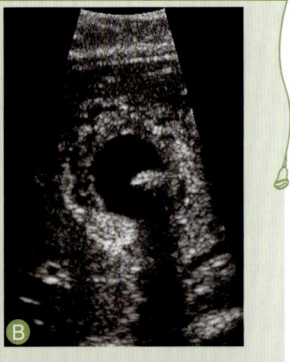

A.急性胆囊炎患者胆囊的常规图像；B.组织谐波图像。注意组织谐波图像中噪声和杂波的减少。由于谐波声束不与表面结构相互作用，且比原来传输的声束更窄，因此提高了空间分辨率，降低了杂波和旁瓣。

图1.17 组织谐波成像

（With permission from Merritt CR.Technology update.Radiol Clin North Am.2001；39：385-397.）

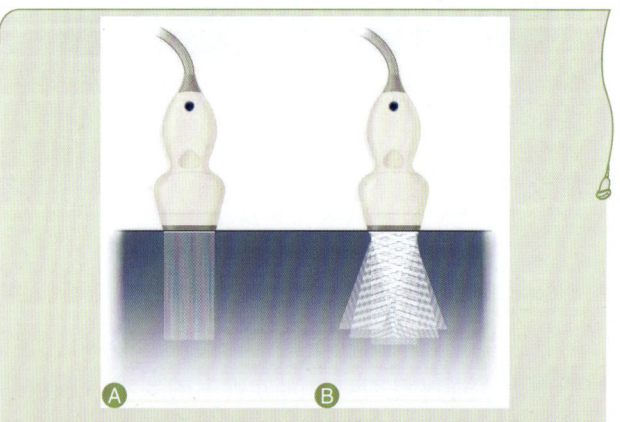

A.传统的成像仅限于超声扫描线与组织界面固定的入射角，导致不垂直于光束的镜面反射的强度较差；B.空间复合结合了从多个角度插入目标所获得的图像。除了能改善界面的探测，复合还减少了斑点噪声，因为只有信号被增强；斑点是随机的，没有增强，因而提高了对比度。

图1.19 空间复合

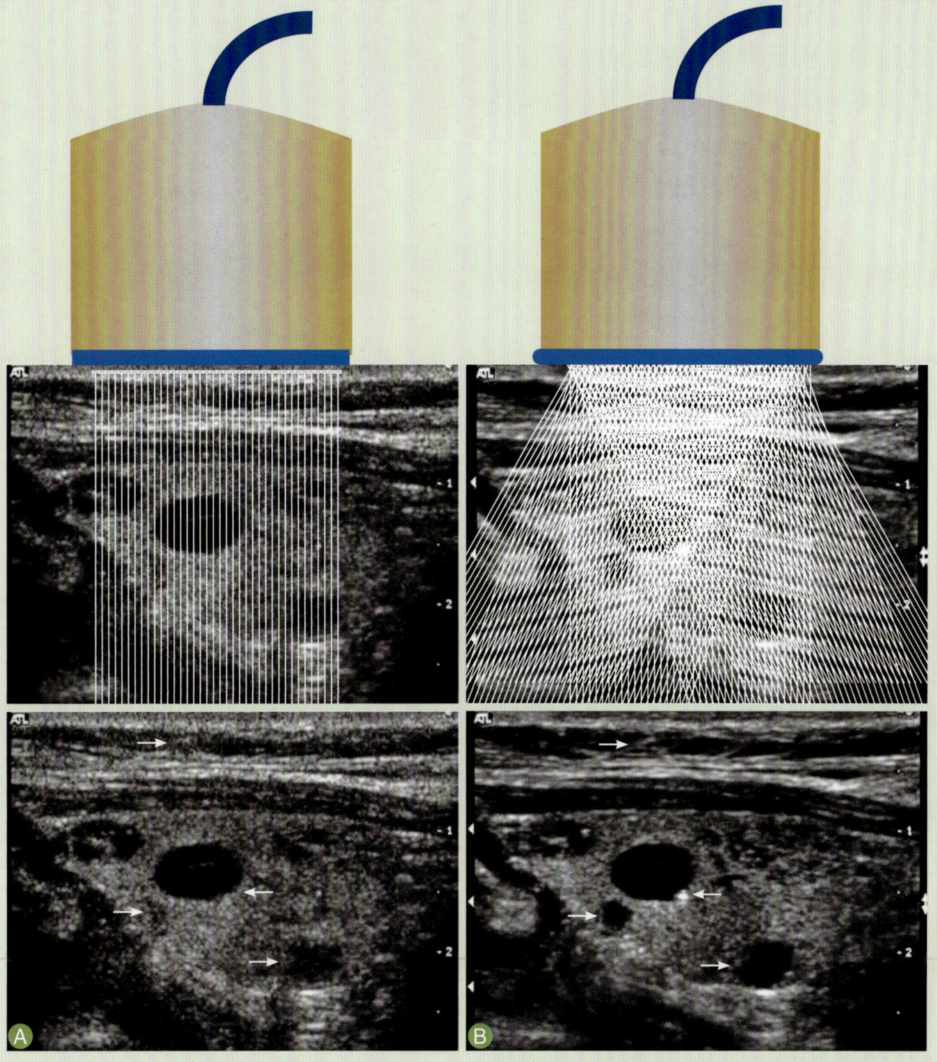

A.甲狀腺常规图像；B.复合图像。注意减少的斑点及更好地识别区域（箭头），如浅表组织及小囊肿和钙化。

图1.20 空间复合

影和回声增强的可见度；然而当这些特征对诊断很重要时，无论有无复合，保留声影和回声增强都是对评估病变能力的补充。

（三）三维超声

在获取组织容积成像时，专门用于胎儿（图1.21）、妇科、心脏扫查的探头采用基于硬件的图像配准、高密度二维阵列或扫查平面的软件配准等技术。

（四）超声弹性成像

触诊是一种基于检测组织硬度或弹性变化来检测组织异常的有效的方法，即使常规的影像学检查正常，触诊也可提供疾病的最早期特征。超声弹性成像为评估组织硬度提供了一种无创的方法。

传统超声成像中的组织对比度是基于由组织的分子组成决定的体积模量，而弹性成像则反映了由

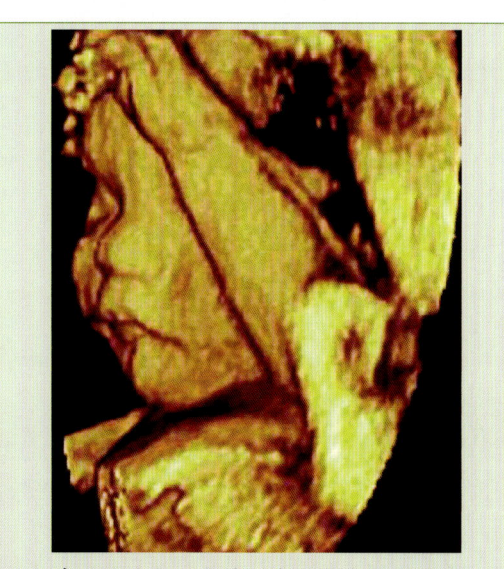

三维超声允许收集和查看从多个成像平面的组织容积中获得的数据，以及绘制表面特征。

图1.21 24周胎儿的三维超声图像

更高层次的组织结构（应变模量）所决定的剪切特性。较高层次的组织结构最有可能因疾病而改变。应变模量的动态范围比体积模量大几个数量级，使对比度分辨率远远超过常规的超声成像。因此，弹性成像技术在区分正常和异常组织时具有高度的敏感性和特异性。

组织硬度或弹性用杨氏模量表示，即压缩压力（应力）与产生的变形（应变）的比值：

$$E = \sigma / \varepsilon$$

其中E是杨氏模量，单位为Pa（帕斯卡），σ是正向应力，以牛顿表示，ε是正向应变，单位是m^2。

基于超声的弹性成像技术可通过两种一般方法观察组织的弹性（图1.22）：应变弹性成像和剪切波弹性成像。

1. 应变弹性成像

应变弹性成像包括测量压缩前后纵向组织的位移，通常通过手动操作超声换能器（图1.22A），然后利用射频背向散射或多普勒进行斑点追踪来评估组织运动。由于无法直接测量压缩压力（应力），应变弹性成像便无法确定杨氏模量。但是可以通过比较病变处与周围正常组织的应变比值来估测应变率，并以不同的灰阶或通过彩色图显示在图像中（图1.23）。应变弹性成像提供了感兴趣区域相对于周围结构的相对硬度指标。

> **超声弹性成像技术要点**
>
> 超声成像基于组织体积模量，在分子水平上反映相互作用。
> 基于组织剪切模量的组织硬度变化是疾病的重要指标。
> 超声弹性成像提供了对组织硬度的相对定量评估。
> 超声弹性成像是基于组织结构（应变模量）。
> 应变弹性成像提供了相对组织硬度的指标。
> 剪切波弹性成像提供了组织硬度（应变模量）的定量估计值。

2. 剪切波弹性成像

纵向组织压缩导致产生横向剪切波（图1.22B）。在剪切波弹性成像中，剪切波是由超声换能器产生的高强度脉冲通过重复压缩产生（图1.22B）。与人体中传播非常快的纵向波（约1540 m/s）相比，剪切波传播缓慢（1～50 m/s）。用高帧率图像跟踪可以确定剪切波速度。剪切波的传播速度与杨氏模量成正比，并提供了组织硬度的定量估计值（图1.24）。

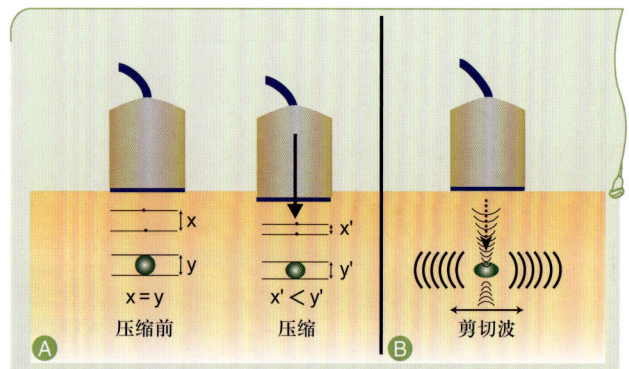

A.应变弹性成像；B.剪切波弹性成像。应变弹性图是通过分析组织机械压缩前后的散斑位移而产生的组织硬度图像，将预压缩帧与压缩后获得的帧进行比较。在本例中，病变受到的压缩比周围组织小得多，这表明相对僵硬。应变弹性成像非定量，它仅表示病变与周围组织相比的相对硬度或柔软度。在剪切波弹性成像中，来自探头的高强度压缩脉冲聚焦在一个感兴趣区，可导致低频剪切波的产生。利用多帧成像对剪切（横向）波产生的散斑位移进行跟踪，以估计剪切波速度。剪切波速度与杨氏模量直接相关，可定量估计组织的硬度。

图1.22 弹性成像

五、图像质量

超声图像质量的关键决定因素是其空间分辨率、对比度和时间分辨率，以及是否存在某些伪像的影响。

空间分辨率

将两个相邻的物体区分为不同结构的能力取决于超声设备的空间分辨率。每个平面的分辨率的决定因素不同，因此必须同时将3个平面上的空间分辨率考虑在内。最简单的是沿超声波束轴的分辨率，即轴向分辨率。通过脉冲超声波，换能器将一系列短暂的声波脉冲传入体内。每个超声脉冲通常由2个或3个周期组成。脉冲长度是波长和脉冲周期数的乘积。轴向分辨率，即沿声束轴线的最大分辨率，由脉冲长度决定（图1.25）。因为超声频率和波长呈反比，所以脉冲长度随着成像频率的增加而减小。由于脉冲长度决定了沿超声束轴线的最大分辨率，因此换能器频率越高，图像分辨率越高。例如，工作频率为5 MHz的换能器产生的声波波长为0.308 mm。如果每个脉冲由3个周期的声波组成，

第一章 超声波物理学

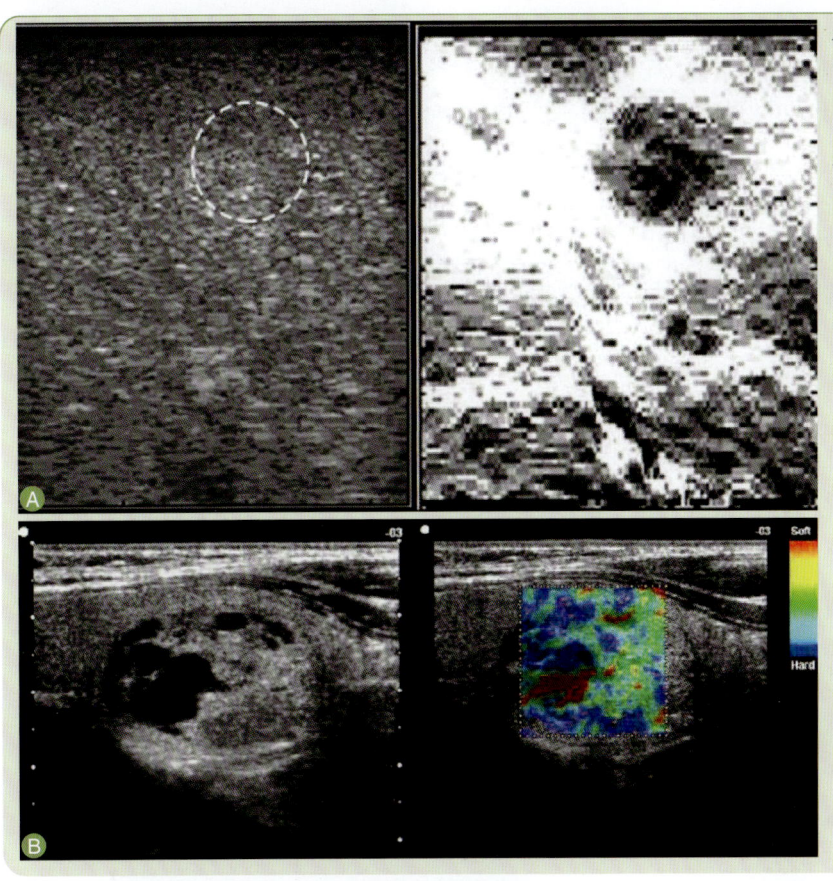

A. 显示注射少量无水乙醇后出现病变的猪肝活体图像，在压缩前图像中（左），位于圆圈内的病变是不可见的，弹性图（右）清楚地描绘了病变区域，与周围组织相比硬度增加；B. 显示的是混合囊实性甲状腺结节的灰阶图像（左）和应变弹性图（右），在弹性图中，彩色图显示相对硬度，较软区域以红色、橙色和黄色显示，较硬的区域以深蓝色显示，结节是异质性的，相对不可压缩的囊性部分与周围更易压缩的组织区不同。

图 1.23　应变弹性图
(Courtesy of P. O'Kane, Thomas Jefferson University.)

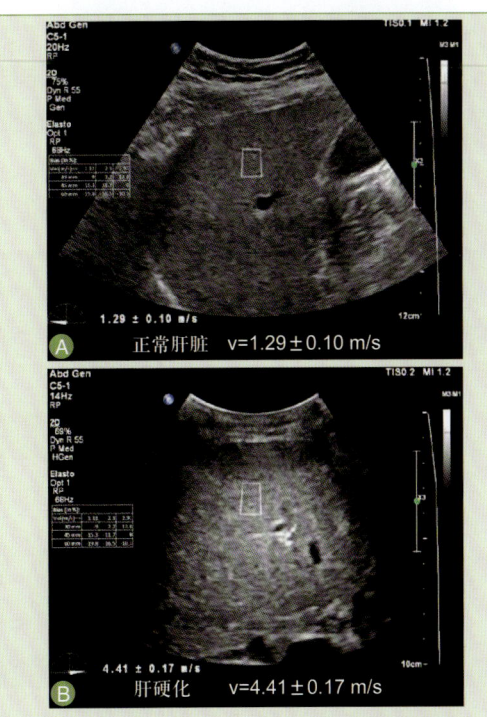

A. 正常肝脏；B. 肝硬化。用剪切波弹性成像技术测量肝组织标本的剪切波速度显示，正常肝脏为 1.29 ± 0.10 m/s，而肝硬化为 4.41 ± 0.17 m/s，剪切波速度的增加与肝纤维化引起的组织硬度增加有关。

图 1.24　正常肝脏和肝硬化的剪切波弹性图像
(Courtesy of P. O'Kane, Thomas Jefferson University.)

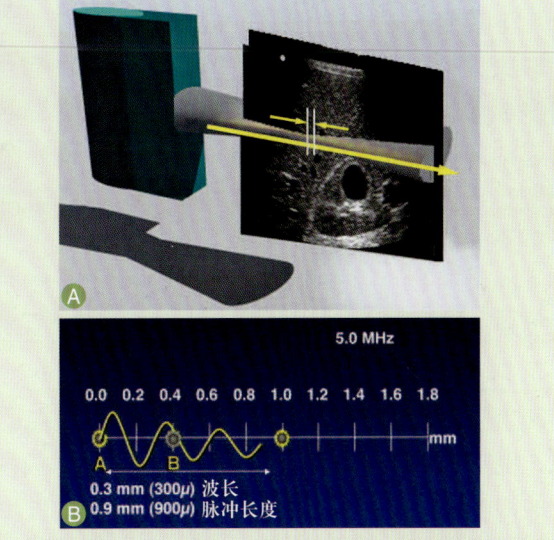

轴向分辨率是沿声束轴线（图A）的分辨率，由脉冲长度（图B）决定。脉冲长度是波长（随着频率的增加而减小）和波数（通常是2~3个）的乘积。由于脉冲长度决定了轴向分辨率，因此换能器频率越高，图像分辨率越高。例如，在图B中，工作频率为5 MHz的探头产生的声波波长为0.31 mm。如果每个脉冲由3个声波周期组成，则脉冲长度略小于1 mm，相距0.5 mm的物体A和物体B不能被识别为单独的结构。如果将换能器频率增加到15 MHz，则脉冲长度小于0.4 mm，物体A和物体B就可被识别为单独的结构。

图 1.25　轴向分辨率

则脉冲长度略小于1 mm，此为沿波束轴的最大分辨率。如果将换能器频率增加到15 MHz，则脉冲长度将小于0.4 mm，从而成为允许显示更小细节的分辨率。

除了轴向分辨率外，还必须考虑垂直于声束轴平面的分辨率。侧向分辨率是指垂直于声束轴并平行于换能器长轴方向的分辨率，由超声波束的宽度决定。方位分辨率或横向分辨率是指在垂直于声束和传感器的平面上的切片厚度（图1.26）。超声束的宽度和厚度是影响成像质量的重要因素。过大的声束宽度和厚度会限制描绘小特征的能力，并可能掩盖小结构的声影和增强，如乳房微钙化和甲状腺小囊肿。超声束的宽度和厚度分别决定了侧向分辨率和横向分辨率。侧向分辨率和横向分辨率明显低于声束的轴向分辨率。侧向分辨率是通过聚焦声束来控制的，通常是通过电子相位来改变所选感兴趣深度处的声束宽度。横向分辨率由换能器的结构决定，通常不能由操作者控制。

六、成像误区

与其他成像方法相比，超声所获得信息的质量取决于操作者识别和避免伪像与误区的能力。许多成像伪像是由扫描技术错误或仪器使用不当引起的，因此是可以预防的。伪像可能导致误诊或掩盖重要信息。了解伪像对于正确解释超声检查至关重要。

许多伪像显示了实际上并不存在的结构，包括混响、折射和旁瓣。当超声信号通常在（但不总是）靠近探头的强反射界面之间重复反射时，就会产生混响伪像（图1.27）。在只有液体存在的区域，混响也可能给人一种固体结构的错觉。某些类型的混响于操作者可能会有所帮助，因为其可用于识别特定类型的反射界面，如手术夹。通常可以通过改变扫描角度或换能器位置来减少或消除伪像，以避免导致混响伪像的平行界面。

折射可导致声束弯曲，从而使不沿探头轴线的目标声波的作用被检测到并显示在图像中。这可能会导致图像中出现实际上位于操作者正在检查的物体以外的结构（图1.7）。同样，旁瓣可能会产生令人困惑的回声，这些回声来自位于主超声束之外的声束（图1.28）。这些旁瓣伪像具有重要的临床意义，因为它们会在液性暗区中产生结构或碎片的声像（图1.29）。旁瓣还可能因降低侧向分辨率而产生测量误差。与大多数其他伪像一样，重新定位换能器及其焦点区域或使用不同的换能器通常可以将伪像与真实回声区分开来。

伪像也可能从显示器上去除真实的回声或模糊的信息，并可能会遗漏重要的病理特征。当强反射器或衰减器深处的超声强度显著降低时，就会产生

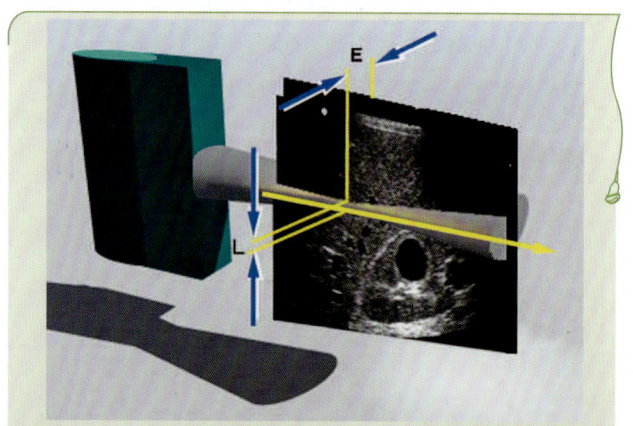

垂直于声束轴线平面的分辨率是决定图像质量的重要因素。侧向分辨率（L）是在与声束轴线垂直的平面上，在探头长轴方向的分辨率，由超声波束的宽度决定。侧向分辨率是通过聚焦波束来控制的，通常是通过电子相位来改变所选感兴趣深度处的声束宽度。方位或横向分辨率（E）是由与声束轴线垂直的平面上，在探头短轴方向的切片厚度决定，由换能器的结构控制。侧向分辨率和横向分辨率均小于轴向分辨率。

图1.26　侧向和横向分辨率

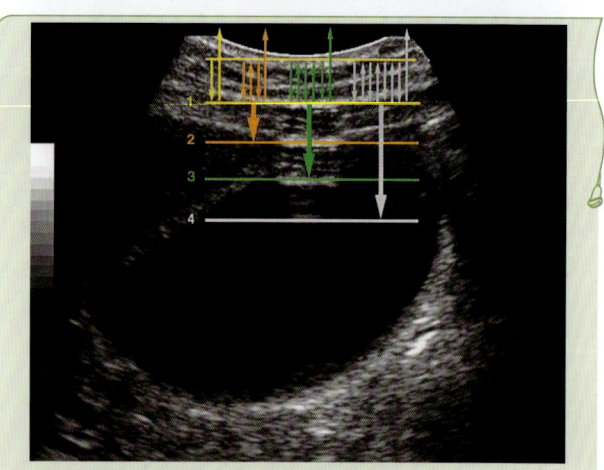

当超声信号在探头附近的高反射界面之间重复反射，导致回波延迟返回探头时，就会出现混响伪像。这在图像中显示为一系列深度不断增加的规则间隔的回声。深度1级的回波是由强界面的简单反射产生。深度2级、3级和4级的回波是由该界面和表面之间的多次反射产生（模拟图像）。

图1.27　混响伪像

声影。由于表层结构对声波的衰减，声影会导致部分或全部信息的丢失。造成图像信息丢失的另一个常见原因是系统增益和时间增益补偿设置不当。许多低回声接近设备的噪声水平，需要相当的技能和经验来调整仪器设置，以最小的噪声显示最多的信息。扫描角度不佳、穿透力不足和分辨率差也可能导致信息丢失。换能器频率选择不慎和对声束聚焦特性的缺乏关注将导致对深层、低幅度反射界面和小目标的临床重要信息的丢失。超声伪像可能会改变结构的大小、形状和位置。例如，当回波路径不是预期路径时，就会产生多路径伪像，导致回波显示在图像中不适当的位置（图1.30）。

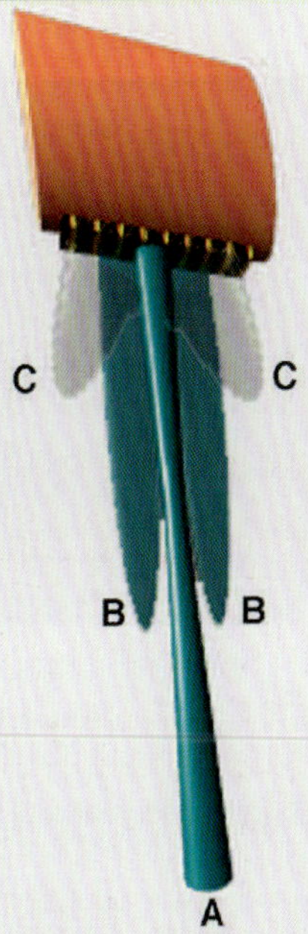

声影和增强

尽管大多数伪像会降低超声图像的质量并阻碍识别，但具有临床价值的两种伪像是声影和增强。当一个物体（如结石）对声波的衰减比周围组织更快时，就会产生声影。当一个物体（如囊肿）比周围组织衰减的少时，就会出现增强。应用于正常组织的时间增益补偿不能适当补偿较高衰减（声影）或较低衰减（增强）的结构，从而会产生伪像（图1.31）。由于衰减随着频率的增加而增加，因此在较高频率时，声影和增强的影响比在较低频率时更大。过大的声束宽度、不适当的焦区放置和空间复合的使用会降低声影和增强的显著性。

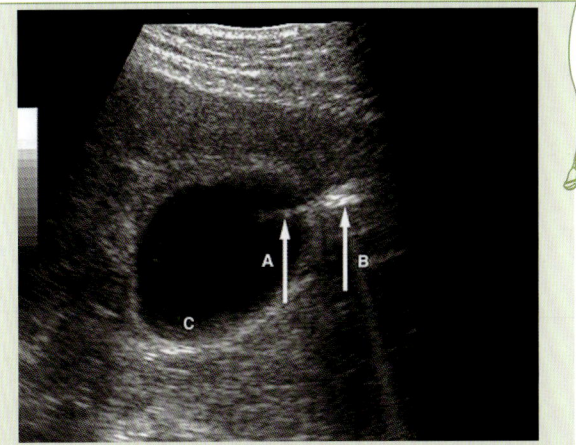

虽然探头产生的大部分能量是沿探头中心轴的声束发射的（A），但也有一些能量在主声束的外围发射（B和C）。这些被称为旁瓣，在强度上比主声束低。旁瓣可以与位于扫描平面之外的强反射界面相互作用，并产生在超声图像中的伪像。

图1.28　旁瓣

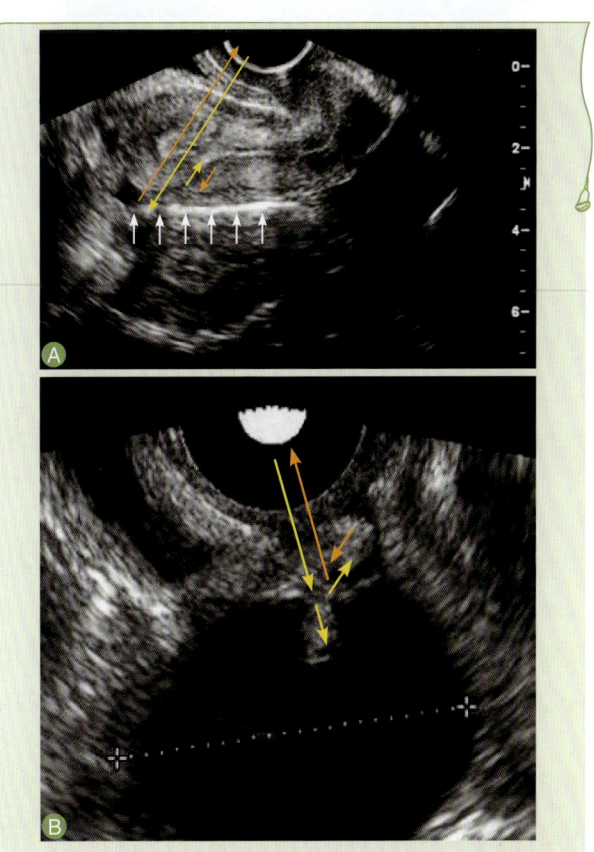

A.子宫的镜像是声束从直肠气体产生的界面重新反射而产生的；B.从卵巢囊肿壁反射的回声会产生复杂的回波路径，从而延迟回声返回探头。在这两个例子中，反射声音的路径越长，回声显示的深度就会比正常情况下出现的深度要大。在图A中，这导致在直肠位置出现了子宫的伪像。在图B中，这种影响更微妙，更有可能导致误诊，因为该伪像显示实际上是一个单纯性卵巢囊肿的壁内结节。

胆囊的横切图像显示明亮的内部回声（A），提示胆囊内有条带或隔膜。这是旁瓣伪像，与胆囊壁内侧存在强反射界面（B）有关。胆囊壁部位的低回声（C）也是人为的，也是由同一现象引起的。旁瓣和切片厚度伪像具有重要的临床意义，因它们可能在充满液体的结构中产生碎片影像。

图1.29　旁瓣伪像

图1.30　多路径伪像

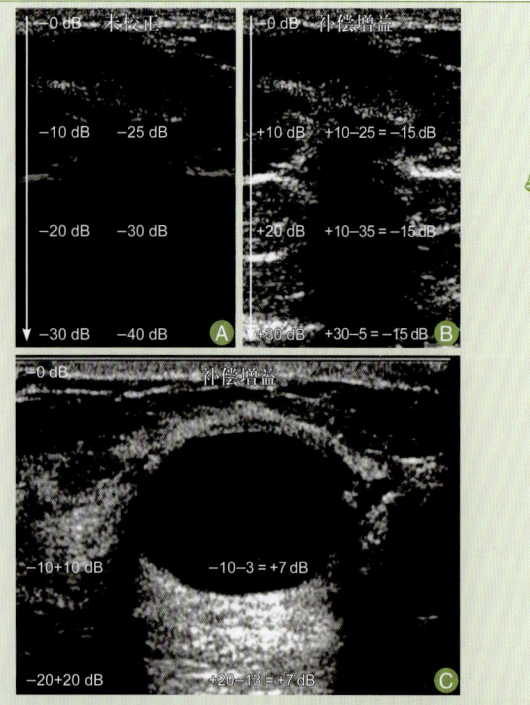

A.未校正的乳房肿块声影图像显示该肿块衰减25 dB，比周围正常组织多衰减15 dB，后者仅衰减10 dB；B.应用适当的时间增益补偿可以正确显示正常乳腺组织，但由于肿块的衰减增加，会产生声影；C.同样，囊肿比正常组织少衰减7 dB，正常组织的时间增益补偿校正会导致到囊肿深处时信号过度放大，从而产生这些组织的增强。

图 1.31　声影和增强

七、多普勒超声

传统B型超声成像使用脉冲回波传输、检测和显示技术。换能器发出超声波能量的短暂脉冲可从体内组织的声学界面反射出来。准确的回波时间可以确定组织的深度。当脉冲波超声从界面反射时，背向散射（反射）信号包含振幅、相位和频率信息（图1.32）。该信息可以推断反映脉冲界面的位置、性质和运动。B型超声成像仅使用背向散射信号中的振幅信息来生成图像，图像中反射界面的强度差异以不同的灰度显示。快速移动的目标，如血流中的红细胞，会产生低振幅回声，这种回声通常不显示，因此大血管管腔内是相对无回声模式。

虽然灰度显示依赖于背向散射超声信号的振幅，但回波中存在额外的信息，可用于评估移动目标的运动。当高频声波撞击静止的界面时，反射的超声波与传输的声波具有基本相同的频率或波长。然而，如果反射界面相对于换能器发出的声束是移动的，则移动物体散射的声音频率就会发生变化（图1.33）。这种频率的变化与相对于换能器的反射界面速度成正比，是多普勒效应的结果。回波超声的频率与反射界面速度的关系由多普勒方程描述：

$$\Delta F = (F_R - F_T) = 2 \cdot F_T \cdot v/c$$

多普勒频率是ΔF；F_R是移动目标反射的声音频率；F_T是换能器发出的声音频率；v是目标朝向换能器的速度；c是介质中的声速。多普勒频移（ΔF）仅适用于目标直接朝向或背离换能器（图1.34A）。在大多数临床实践中，超声束的方向很少直接朝向或背离血流方向，通常以一个称为多普勒角的角度

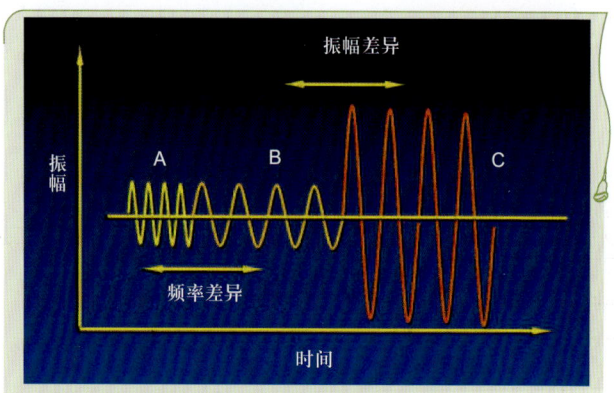

背向散射的超声波信号包含振幅、相位和频率信息。信号B和C的振幅不同，但具有相同的频率。振幅差异被用来生成B型图像。信号A和B在频率上不同，但有相似的振幅。这种频率差异是多普勒超声的基础。

图 1.32　背向散射信息

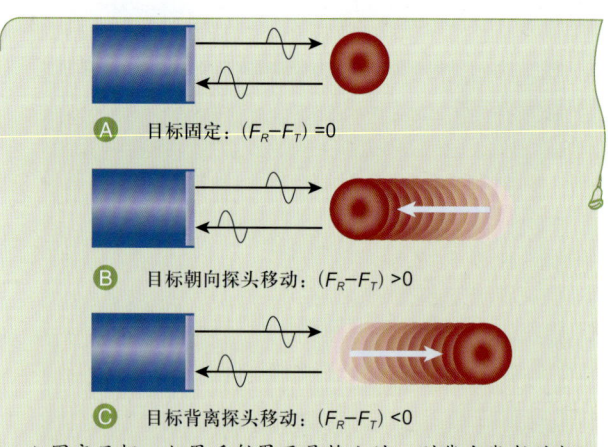

A.固定目标：如果反射界面是静止的，则背向散射的超声与发射的声波具有相同的频率或波长，并且发射频率（F_T）和反射频率（F_R）没有差异；B、C.移动目标：如果反射界面相对于换能器发出的声束移动，则由移动物体散射的声波频率会发生变化，当界面朝向换能器移动时（图B），反射频率和发射频率的差值大于0，当目标背离换能器时（图C），该差值小于0。使用多普勒方程可将频率变化与运动物体的速度相联系。

图 1.33　多普勒效应

接近移动的目标（图1.34B）。在这种情况下，ΔF 与这个角度的余弦成比例减少：

$$\Delta F = (F_R - F_T) = 2 \cdot F_T \cdot v \cdot \cos\theta / c$$

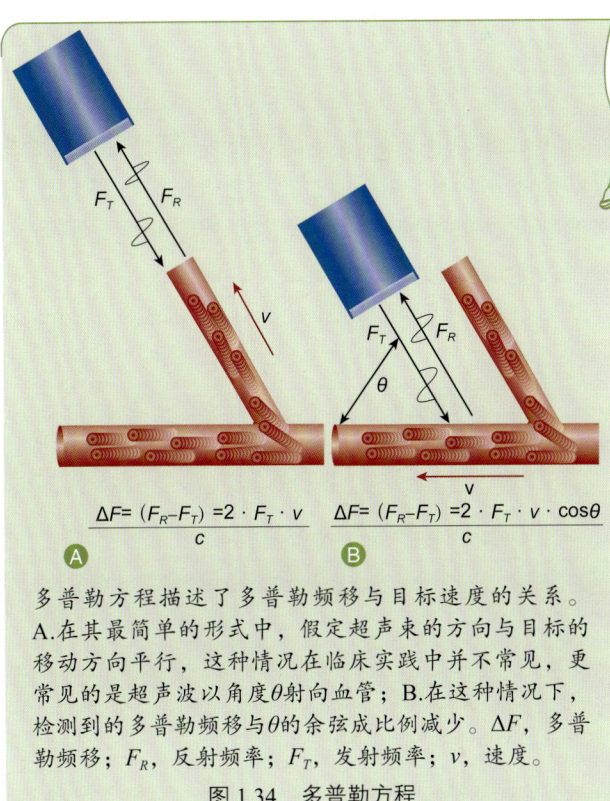

图1.34　多普勒方程

多普勒方程描述了多普勒频移与目标速度的关系。A.在其最简单的形式中，假定超声束的方向与目标的移动方向平行，这种情况在临床实践中并不常见，更常见的是超声波以角度θ射向血管；B.在这种情况下，检测到的多普勒频移与θ的余弦成比例减少。ΔF，多普勒频移；F_R，反射频率；F_T，发射频率；v，速度。

仅使用多普勒频移数据对血流进行定性评估。

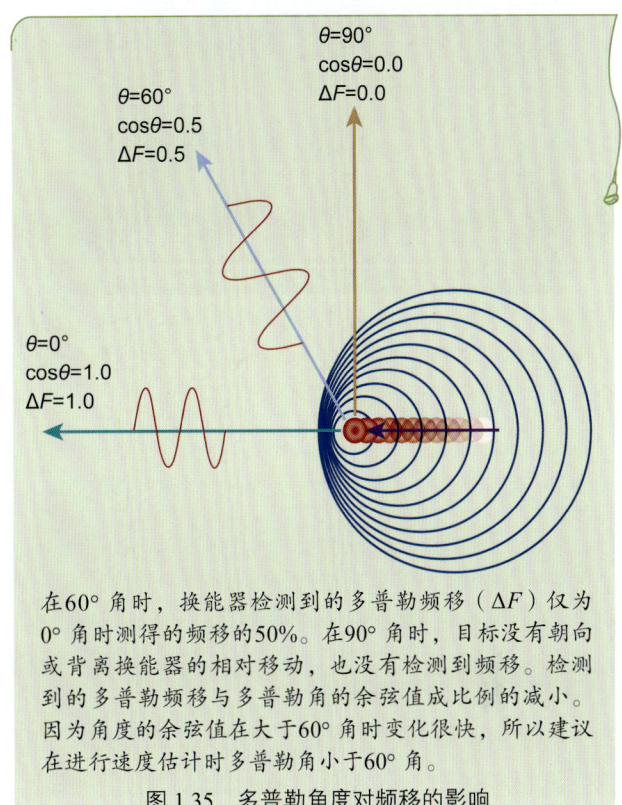

在60°角时，换能器检测到的多普勒频移（ΔF）仅为0°角时测得的频移的50%。在90°角时，目标没有朝向或背离换能器的相对移动，也没有检测到频移。检测到的多普勒频移与多普勒角的余弦值成比例的减小。因为角度的余弦值在大于60°角时变化很快，所以建议在进行速度估计时多普勒角小于60°角。

图1.35　多普勒角度对频移的影响

其中θ是血流轴向与入射超声波束之间的角度。如果能测到多普勒角，就有可能估算出流速。准确估计目标速度需要精确测量目标运动方向的多普勒频移和入射角。当多普勒角趋于90°时，$\cos\theta$趋于0。在90°角时，目标没有朝向或背离换能器的相对运动，也没有检测到多普勒频移（图1.35）。当角度大于60°时，$\cos\theta$变化较快，因此精确的角度校正需要在小于60°角时进行多普勒测量。大于60°角时，多普勒角相对较小的变化与$\cos\theta$的较大变化相关联，因此多普勒角估计的小误差可能导致速度估计的大误差。在使用双功和彩色多普勒仪器时，这些尤为重要。当换能器声束垂直于血管壁时，可获得最佳的血管壁成像，而当换能器声束与血流方向夹角较小时，可获得最大的多普勒频差。

在外周血管应用中，非常需要根据多普勒角对测量的多普勒频率进行校正，以进行速度测量。这允许比较来自使用不同多普勒频率系统的数据，并消除在不同多普勒角获得的频率数据的解释误差。对于腹部血管检查，建议使用角度校正测量速度，尽管通常

（一）多普勒信号处理与显示

处理多普勒频移有多种选择，以提供有关血液方向和速度的有用信息。临床上遇到的多普勒频移在可听到的范围内。这种可听信号可以通过耳朵进行分析，并且通过训练，使用者可以识别许多流动特征。通常，多普勒频移数据以图形形式显示为返回信号频谱的时变图。使用快速傅里叶变换进行频率分析。由此得到的频谱多普勒显示如下（图1.36）。

- 取样容积中存在的多普勒频率随时间的变化。
- 频谱的包络线，表示在任何给定时间点出现的最大频率。
- 任意点的频谱宽度，表示存在的频率范围。

多普勒信号的幅度与以给定速度运动的目标数量有关。在许多仪器中，每个频率分量的振幅以灰度显示，作为频谱的一部分。在心动周期的一个给定点上出现大量不同的频率会导致频谱展宽。

在彩色多普勒成像系统中，多普勒频移是显示图像本身的一个特征（图1.36）。除了从图像中的每个像素检测多普勒频移数据之外，这些系统还可以为距离选通脉冲波多普勒提供频谱分析以显示多普勒数据。

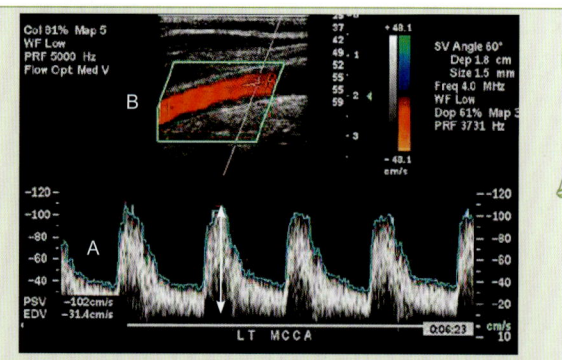

A.频谱多普勒波形通过波形在基线上方和下方的垂直偏转来显示流速和流向的变化,频谱波形的宽度(频谱展宽)由任何时刻存在的频率范围决定(箭头),亮度(灰度)标用于表示每个频率分量的幅度;B.彩色多普勒成像:来自静止目标的振幅数据为B型图像提供了基础,信号相位提供有关运动的存在和方向的信息,并且频率的变化与目标的速度有关,来自红细胞的背向散射信号以颜色显示,这是它们朝向或背离探头的运动,并且颜色的饱和度用来表示移动红细胞的频移。

图1.36 多普勒频谱

(二)多普勒超声仪器

与显示组织界面信息的A型超声、M型超声和B型灰阶超声相比,多普勒超声仪器经过优化可显示血流的信息。最简单的多普勒设备应用连续波多普勒而非脉冲波多普勒,且使用两个换能器连续发射和接收超声信号。发射声束和接收声束在距换能器表面一定距离的敏感容积内交叉重叠(图1.37A)。虽然可以用连续波多普勒来确定血流方向,但这些设备无法区分运动物体的不同深度,即无法确定探测信号的深度来源。连续波多普勒仪器因价格低廉且携带方便,主要用于床边或术中检查以确认浅表血管内血液是否流动。

由于连续波多普勒系统的局限性,在多数应用中采用选通门式脉冲波多普勒。脉冲波多普勒设备不是发射连续的超声波,而是发射具有超声波能量的短脉冲(图1.37B)。脉冲波可以用脉冲发射和接收回波之间的时间间隔确定多普勒频移的深度。其原理类似于超声成像的回波测距(图1.4)。在脉冲波多普勒系统中,可以根据形状、深度和位置来控制血流数据采样的敏感容积。当脉冲波多普勒与实时、二维、B模式成像相结合组成双功扫描仪时,多普勒样本的位置就可以被精确掌握。

在彩色多普勒成像中(图1.38A),多普勒测量的频移信息是其成像的特点。静止或缓慢移动的目标是B型成像的基础。信号相位用来提示目标是否

运动、运动方向,以及与速度有关的回波信号频率的改变。红细胞的背向散射信号显示为彩色,不同的颜色代表红细胞不同的运动方向,即朝向或背离换能器;颜色的饱和度表示移动的红细胞相应的频移大小。

彩色多普勒血流成像(color Doppler flow imaging,CDFI)通过添加一些功能扩展了传统的双功能超声应用。其通过颜色饱和度显示多普勒频移的变化,使得能仅从图像估测相应速度,但需注意多普勒角度的变化。

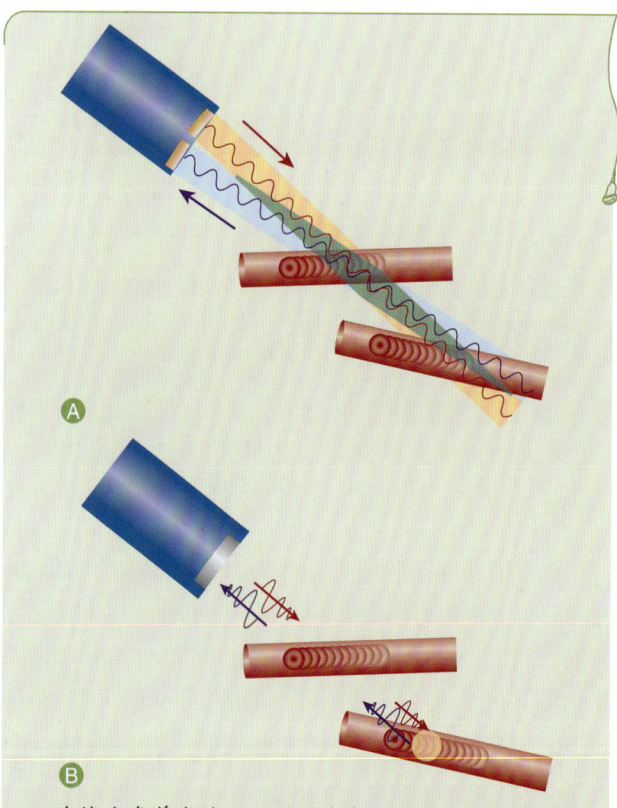

A.连续波多普勒使用独立的发射和接收晶体,连续发射和接收超声信号,虽然连续波多普勒设备能够探测是否存在血流及血流的方向,但无法区分血管信号的不同深度(绿色阴影区域)来源;B.利用超声波测距原理,脉冲波多普勒通过处理在精确的时间间隔内返回传感器的信号,从而在选定的深度下采集血流数据,操作者能够控制取样容积的位置,而在双功能系统中,能够查看并获取多普勒数据的位置。

图1.37 连续波多普勒与脉冲波多普勒

彩色多普勒血流成像的局限性

角度依赖性

混叠现象

在图像中无法显示完整的频谱多普勒

噪声引起的伪像

第一章 超声波物理学

能量多普勒的优势
无混迭现象
更少的角度依赖性
噪声：背景颜色均质
血流探测灵敏性提高

是采用可以显示整体多普勒信号的能量多普勒而非平均频移数据的彩色图谱（图1.38B）。由于没有频移数据，能量多普勒不会存在混迭现象。能量多普勒成像不提供血流方向或速度的相关信息，较基于频率成像的彩色多普勒而言对角度的依赖性要小得多。彩色多普勒成像中噪声可能会以任意颜色出现，而能量多普勒则在将噪声重新分配后呈现出一个均质的背景颜色，使得图像不会受到太大干扰。因此能量多普勒扫描仪的可用动态范围显著增加，能够设置更高的有效增益，且提高了血流检测的灵敏性（图1.39）。

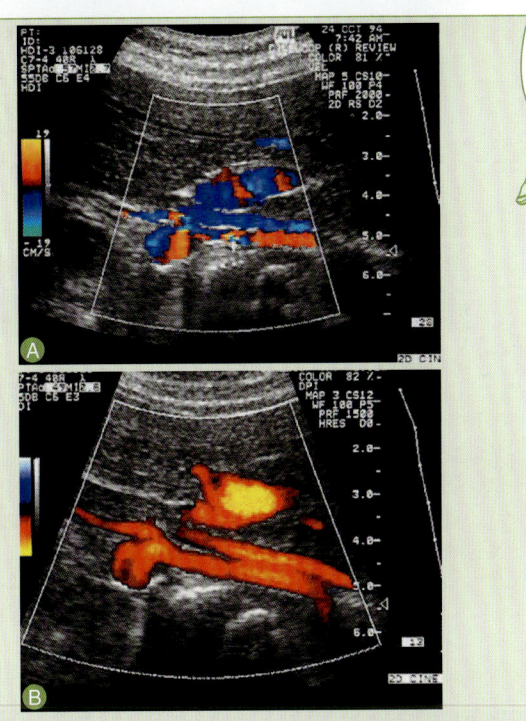

A.彩色血流多普勒成像在探测运动目标频移的基础上采用彩色图谱显示信息，这种成像模式下所有频谱均会有噪声干扰，因此灵敏性受限；B.能量多普勒采用彩色图谱来显示多普勒信号的能量或振幅的分布，虽然无法显示血流方向和速度，但降低了噪声，因此可以将增益调得更高，增加了血流探测的灵敏性。

图1.38 彩色血流多普勒和能量多普勒

整个成像区域的血流显像使得检查者能够实时观察感兴趣血管的位置和方向。对于血管内小而局限的湍流而言，其速度相关空间信息的显像是近乎完美的，因此为动脉粥样硬化、创伤或其他疾病引起的血管壁狭窄或不规则提供了诊断依据。血管内任意位置都可以观察到血流流动，并能够显示可能会被双功能超声仪漏诊的狭窄处的射流及湍流的聚焦区域。血管腔内血流对比度的增加可以显示常规超声成像仪无法观察到的小血管，并且更易显示不规则的血管壁CDFI有助于确定血流方向及测量多普勒角度。

（三）能量多普勒

显示频率信息的彩色多普勒成像的替代方法

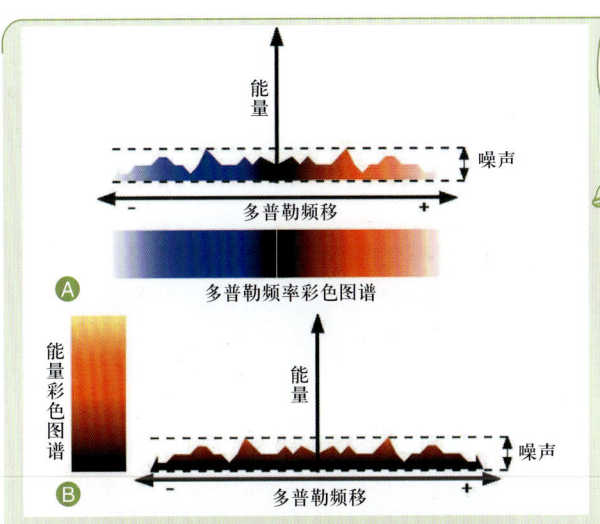

A.传统彩色多普勒应用彩色图谱来显示血流方向和多普勒频移值的不同，由于噪声会出现在所有频谱上，因此应限制增益水平以免引入过多噪声；B.能量多普勒彩色图谱则与之不同，其显示多普勒信号的振幅信息，由于大多数噪声是低振幅，因此能量多普勒可使其显示成接近背景的颜色，因此能量多普勒能够设置更高的增益水平，在血流探测方面较传统彩色多普勒有显著的改进。

图1.39 频率模式和能量模式彩色图谱

（四）频谱多普勒解读

在频谱和彩色多普勒成像中必须评估的多普勒数据包括多普勒频移、振幅、多普勒角度、整个血管内频率的空间分布和信号短暂的变化。由于多普勒信号本身没有解剖意义，因此检查者必须通过分析多普勒信号，确定其与成像图中检测处周围组织的相关性。

多普勒频移能够提示运动目标，在大多数的应用软件中是指血流的流动。频移的符号（正或负）是指相对于换能器的血流方向。血管狭窄时最窄处的典型征象与其收缩期和舒张期的多普勒频移均较大有关，同时狭窄后有湍流的存在。在外周血管中，分析多普勒的改变可以准确估测血管狭窄的程度。通过分析频谱多普勒中血流速度随时间的变化，可以获得远端血管中血流阻力的相关信息。无论大血管还是小血管，多普勒成像均可以提供其血流情况的信息。小血管的阻力在其近心端血管的频谱多普勒波形中可以体现。

图1.40为正常肱动脉远端血管床阻力的生理变化引起的频谱多普勒波形变化的图例。将血压袖带充气至高于收缩压以阻塞肱动脉远端分支血供。这种阻塞导致收缩期振幅降低和舒张期血流中断，产生了与正常静息状态下不同的波形。前臂血管因袖带压迫闭塞缺血，期间血管扩张。闭塞压力释放后，多普勒波形反映了外周血管床的低阻状态，显示出血管舒张的典型特征，即收缩期振幅增加，全舒张期的快速血流。

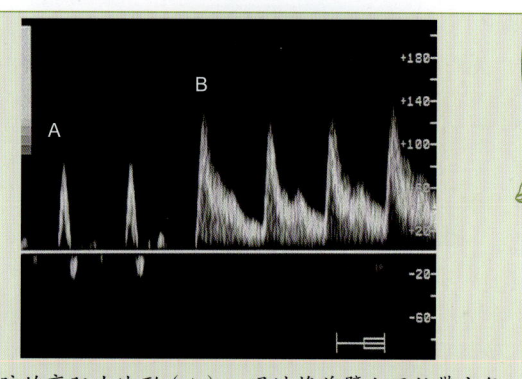

肱动脉的高阻力波形（A），通过将前臂血压袖带充气至高于收缩压的压力产生。由于外周阻力高，收缩期振幅降低，舒张期血流反向。外周血管床中的低阻力波形（B），由先前缺血刺激的血管扩张所致。立即释放闭塞压力3分钟后，频谱多普勒显示振幅增加和全舒张期快速向前血流。

图1.40 阻力

多普勒参数包括收缩舒张流速比（systolic-to-diastolic ratio，S/D比）、阻力指数（resistive index，RI）和搏动指数（pulsatility index，PI）（图1.41）。这些参数比较了收缩期和舒张期的血流，反映了外周血管床的血流阻力，有助于评估肿瘤、肾移植、胎盘和其他器官的血流灌注情况。因此，使用多普勒超声，可以识别血管、确定血流方向、评估狭窄或闭塞，并描述器官和肿瘤的血流情况。分析多普勒频移随时间的变化可用于推断近端狭窄和远端血管阻力的变化。大多数使用脉冲波多普勒的检查都强调对血栓、狭窄的识别和周围主要动脉和静脉的低干扰。在这些应用中，收缩期峰值和舒张末期频移或流速的测量、多普勒频谱分析及某些频移或流速比的计算是分析病变的基础。频谱波形中收缩期和舒张期血流指标的变化反映了血管供血的血管床阻力及各种病理状态引起的病变。

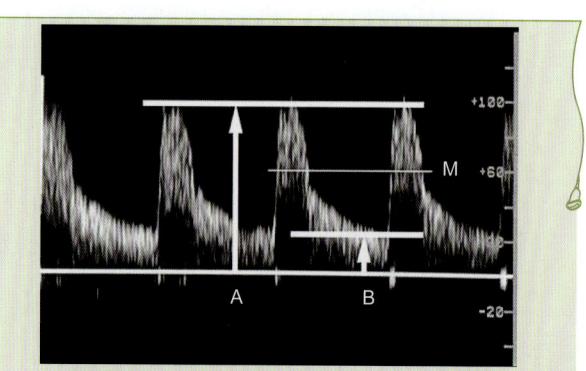

用于描述外周阻力的多普勒血流指数以收缩峰值频移或速度（A）、舒张期最小或舒张末期频移或速度（B）及平均频移或速度（M）为基础。最常用的指数是收缩期舒张期流速比（A/B）、阻力指数〔（A-B）/A〕和搏动指数〔（A-B）/M〕。在计算搏动指数时，使用舒张期最小速度或频移；计算收缩期舒张期流速比和阻力指数使用舒张末期流速的数值。

图1.41 多普勒指数

多普勒指数与正常值之间的差别可能有助于早期识别移植器官排斥、实质功能障碍和恶性肿瘤。这些指数的测量虽然有用，但不仅受外周血流阻力的影响，还受心率、血压、血管壁长度、弹性、外在器官压迫和其他因素的影响。

（五）彩色多普勒解读

虽然彩色多普勒呈现出的图像貌似更容易解读，但实际上彩色多普勒图像的复杂性使其比评估简单的频谱多普勒要求更高。尽管如此，彩色多普勒成像与脉冲波双功多普勒成像相比具有重要优势，后者仅从成像区域的一小部分获得血流信息。为确保传统的多普勒研究在检测血流紊乱时达到合理的灵敏性和特异度，必须对感兴趣区进行系统检查和多点抽样。相比之下，CDFI设备允许同时多点取样，不易受此类误差影响。

尽管彩色多普勒可以提示血流的存在，但对彩色多普勒图像的错误解读可能会导致严重误判。每个彩色像素显示在该点检测到的多普勒频移。显示的频移不是采样时的峰值频移，而是加权平均频移，其目的是说明采样时的频率范围及其相对振幅。制造商一般使用不同的方法得到其系统中显示的加权平均频移。此外，为显示检测到的频率范围而选择的脉冲重复频率和色彩图会影响呈现出的颜色。每个多普勒像素的颜色由多普勒频移（又由目标速度和多普勒角度决定）、脉冲重复频率和选择的色彩图决定；因此，对彩色多普勒图像的解读必须考虑每一个变量。尽管大多数制造商提供的屏幕标识显示的颜色和流速之间存在关系，但这具有误导性，因为彩色多普勒不显示速度，而仅表示在血管中测得的加权平均频移。如果不校正多普勒角度，就无法估算速度（图1.42）。因为给定点的频移与速度和多普勒角度相关，取决于给定像素的频移和脉冲重复频率，任意速度都可以用任意颜色表示，在某些情况下，低流速可能根本无法显示。与频谱多普勒一样，混迭由脉冲重复频率决定。应用彩色多普勒时，如果频率大于脉冲重复频率2倍，混迭会导致频率"翻转"，且显示的颜色与色彩图相反。经验不足的操作者倾向于将彩色多普勒混迭与高速血流联系起来，但如果脉冲重复频率足够低，即使是低流速也可能出现明显的混迭。随着脉冲重复频率的增加，多普勒高频移的混迭现象减少；但是，低频移可能会从图像中消失，从而导致误诊（图1.43）。

血流测量值的影响极其重要。

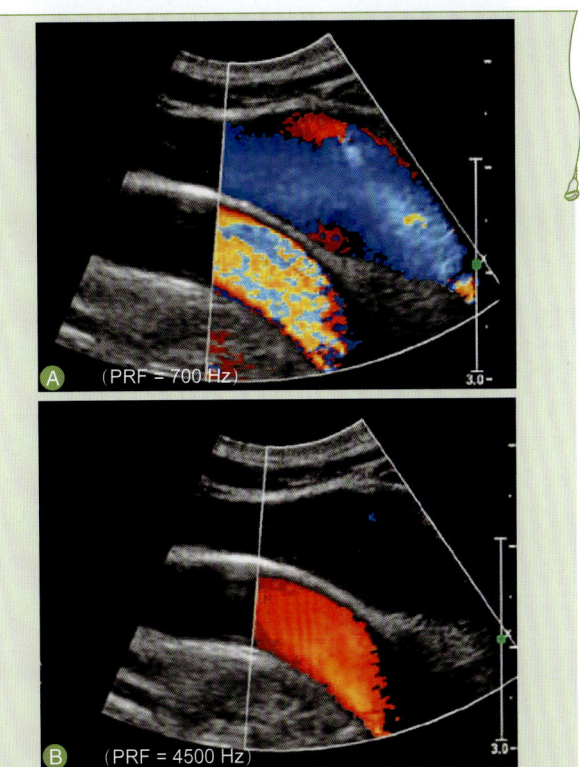

A、B.相同血管超声图。使用彩色多普勒，根据所选的颜色标尺、目标速度、多普勒角度和脉冲重复频率，给定的速度可能会显示为任何颜色。图A的脉冲重复频率为700 Hz，这导致颈动脉中更高的多普勒频移出现混迭，但可以识别颈静脉中相对缓慢的血流；图B的脉冲重复频率为4500 Hz，消除了动脉中的混迭，但也抑制了颈内静脉中多普勒低频移的显示。

图1.43　脉冲重复频率

1. 多普勒频率

多普勒检查的一个主要目的是准确测量血管结构内血流特征。作为多普勒信号主要来源，移动的红细胞是超声的点散射器，而非镜面反射器。这种相互作用导致散射回声强度与频率的4次方成比例变化，所以为给定检查选择合适的多普勒频率十分重要。随着换能器频率的增加，多普勒灵敏性提高，但组织衰减也增加，导致穿透力减弱。在多普勒检查过程中，仔细平衡灵敏性和穿透力是操作者的一项重要职责。由于许多腹部血管位于体表以下几厘米处，因此通常需要3～3.5 MHz范围内的多普勒频率才能够充分穿透。

2. 壁滤波器

多普勒仪器不仅可以检测血液流动，还可以检测到来自相邻结构的运动。为了从显示器中消除这些低频信号，大多数仪器使用高通滤波器或"壁"

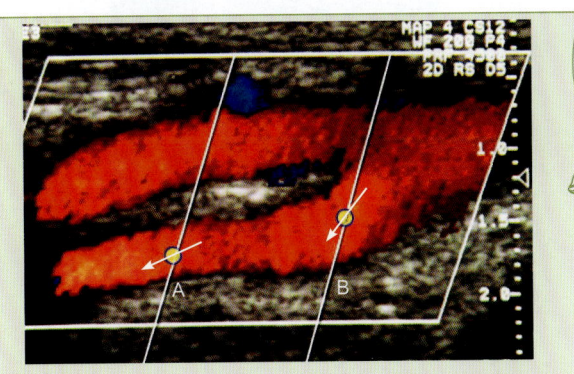

彩色多普勒图像中的每个彩色像素代表该点的多普勒频移，不能用于估计速度。即使A处和B处具有相似的颜色值并因此具有相似的多普勒频率，但A处的速度远高于B处的速度，因为与B处相比，A处的多普勒角度大。给定多普勒频率所代表的速度与多普勒角度成比例增加。

图1.42　彩色多普勒

（六）其他技术考虑

尽管多普勒超声会遇到许多与B型超声成像相关的问题和伪影（如声影），但与移动目标相关的频率等信息的检测和显示提出了更多技术上的考虑。

了解这些伪影的来源及其对临床实践中获得的

滤波器，以去除低于给定频率限制的信号。尽管可以有效消除低频噪声，但这些滤波器也可能消除低速血流信号（图1.44）。在某些临床情况下，这些低速血流的测量具有重要临床意义，壁滤波器选择不当可能会导致严重误判。例如，如果使用不合适的滤波器，可能无法检测到低速的静脉血流，某些动脉的舒张期低速血流也可能不显示，从而导致多普勒参数的计算错误，如收缩期舒张期流速比或阻力指数。一般来说，滤波器应保持在最低有效水平，通常为50~100 Hz。

3. 频谱增宽

频谱增宽是指在脉冲周期中的给定点流速范围大，提示存在湍流，是评价高度血管狭窄的重要标准。过大的系统增益或频谱多普勒灰阶显示的动态范围改变可能导致频谱增宽；反之可能会掩盖频谱多普勒增宽，导致诊断不准确。频谱增宽也可能是因为选择的取样容积过大或取样容积放置得离血管壁（在这里存在较慢的速度）太近而产生（图1.45）。

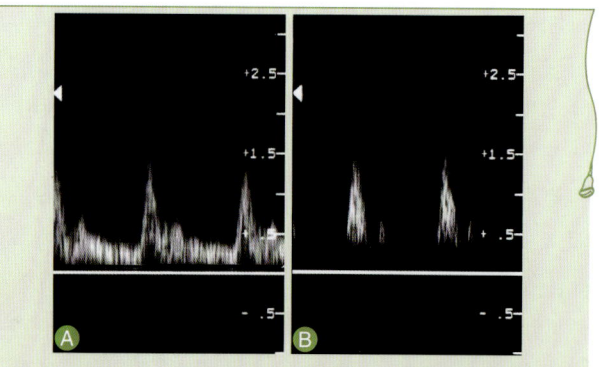

壁滤波器用于消除多普勒显示器中的低频噪声，但壁滤器设置过高可能导致解读错误。此图为壁滤波器分别设置为100 Hz（图A）和400 Hz（图B）时显示的低流速。一般来说，壁滤波器应保持在最低的可用水平，通常在50~100 Hz范围内。

图1.44　壁滤波器

多普勒成像伪影的主要来源
多普勒频率
频率增高导致组织衰减增多
壁滤波器去除低速血流信号
频谱增宽
系统增益过大或灰度显示动态范围改变
取样容积过大
取样容积太靠近血管壁
混迭增加
脉冲重复频率降低
多普勒角度减小
增高换能器多普勒频率
多普勒角度
60°以上相对不准确
取样容积大小
过大取样容积增加血管壁噪声

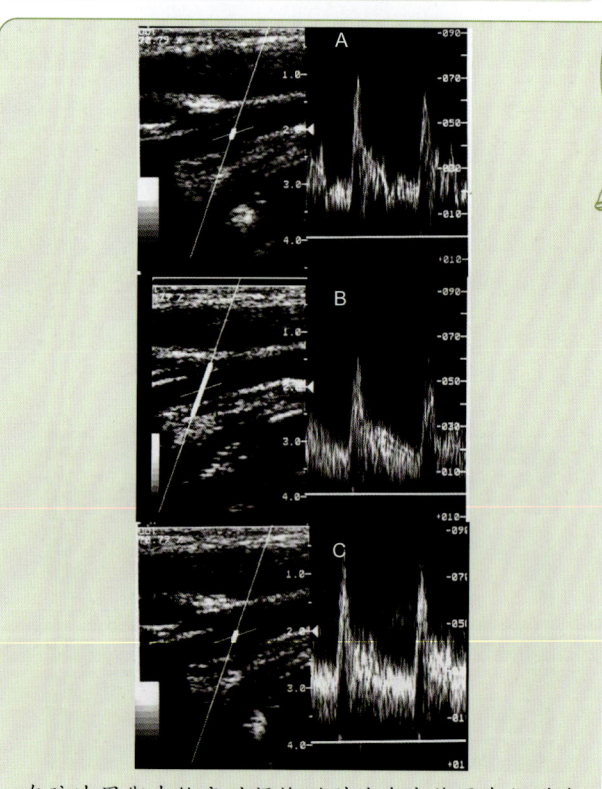

在脉冲周期中给定时间检测到的速度范围在频谱多普勒中作为频谱增宽。A.正常频谱：频谱增宽可能由血管狭窄相关的湍流引起。B、C.为人为造成的频谱增宽：这可能是由于取样容积定位不当（靠近血管壁），图B为取样容积过大，图C为系统增益过大。

图1.45　频谱增宽

4. 混迭

混迭是由于多普勒高频移测量模糊不清而产生的伪像。在使用脉冲波多普勒系统时，为了确保取样仅来自选定的深度，必须在传输下一个脉冲之前等待来自感兴趣区的回波。这就限制了脉冲产生的速率，要获得更大的深度，则需要更低的脉冲重复频率。脉冲重复频率也决定了可以获得明确数据的最大深度。如果脉冲重复频率小于目标移动产生的最大频移的2倍（奈奎斯特极限），则会出现混迭（图1.46）。当脉冲重复频率小于被检频移的2倍时，显示出的频移低于实际频移。由于需要较低的脉冲重复频率才能检测到深部血管，所以如果存在高流速，来自腹腔深部动脉的信号易于出现混迭。

第一章 超声波物理学

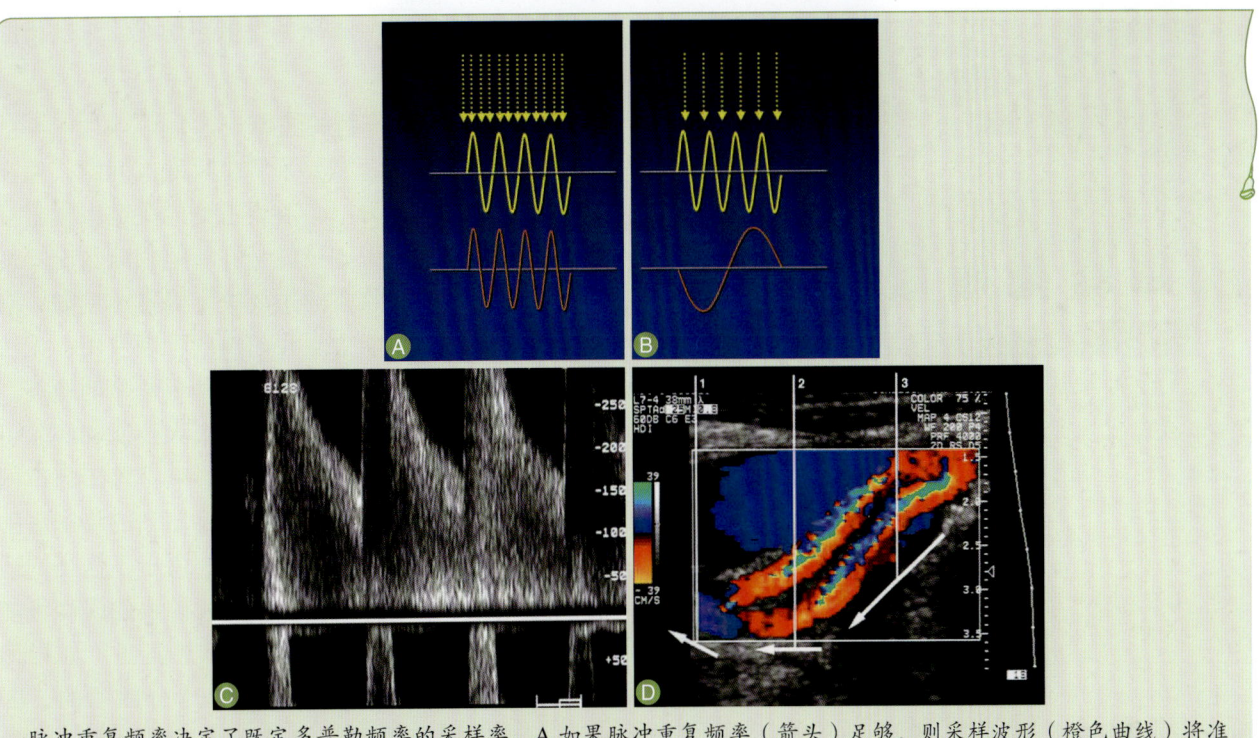

脉冲重复频率决定了既定多普勒频率的采样率。A.如果脉冲重复频率（箭头）足够，则采样波形（橙色曲线）将准确估计被采频率（黄色曲线）；B.如果脉冲重复频率小于被测频率的一半，采样不足将导致显示的频率减低（橙色曲线）；C.在临床中，混迭在频谱中显示为较高频率的"翻转"，显示在基线下方；D.在彩色多普勒中，混迭导致色彩经由不饱和色过渡翻转为相反方向，整个血管的速度不变，但由于多普勒角度对多普勒频移的影响，混迭仅在血管的部分区域出现，随着角度的增加，多普勒频移减小，混迭现象消失。

图1.46 混迭

临床工作中混迭通常易于识别，可以通过增加脉冲重复频率、增加多普勒角度（从而减少频移）或使用低频多普勒传感器来减少混迭。

5. 多普勒角度

当进行多普勒速度测量时，需要对多普勒角度进行校正。多普勒估测速度的准确性仅与多普勒角度校正的准确性相关。当多普勒角度大于60°时尤其如此。

一般来说，多普勒角度最好保持在60°及以下，因为多普勒角度在60°以上时，角度的微小变化就会导致测量速度的显著变化，此时测量不准确所致速度估测的误差大于较小多普勒角度时产生的误差。

诸如阻力指数等多普勒参数的测量不需要角度校正，因为这些测值仅取决于收缩期与舒张期振幅之间的关系。

6. 取样容积大小

在脉冲波多普勒系统中，多普勒取样容积的长度可以由操作者控制，宽度可以由声束剖面决定。分析多普勒信号需要调整取样容积，以尽可能排除血管壁附近不必要的杂波。

7. 多普勒增益

与成像一样，适当的增益设置对于实现准确和可重复的多普勒测量至关重要。多普勒增益过高会使所有频率都出现噪声，并可能导致对流速的高估。相反，增益过低可能会导致低估峰值流速（图1.47）。应该使用一致的方法来设置多普勒增益。取样容积置于管腔后，应将多普勒增益增加到图像中可见噪声的水平，然后逐渐降低到噪声刚刚完全消失。

八、操作模式：临床意义

超声设备可以在多种模式下运行，包括实时、彩色多普勒、频谱多普勒和M型超声成像。成像是在扫描操作模式下产生。在扫描模式下，换能器发出的超声脉冲波沿着视线方向有序移动或偏转以生成图像，这意味着在给定的时间间隔内，到达患者某一点的超声脉冲波数量相对较少，在任何给定的位置获得的能量也相对较少。相比之下，频谱多普

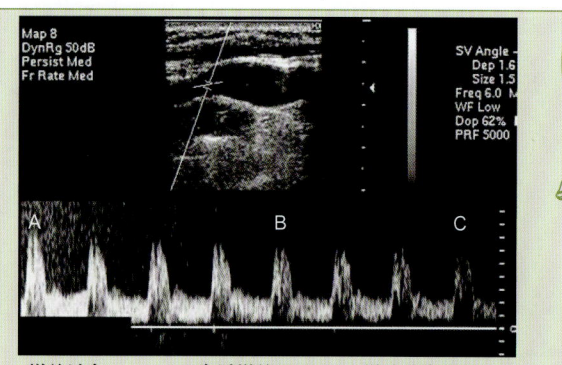

图1.47 多普勒增益

速度的准确测量需要调整多普勒增益。增益过大会导致峰值速度（A）的高估，增益不足/过小会导致峰值速度（C）被低估。为了调整增益，首先在取样部位设置取样容积和多普勒角度。增益调高直到背景中出现噪声（A），然后逐渐降低，直到背景噪声从图像中消失（B）。PSV，收缩期峰值流速。

勒是一种非扫描操作模式，多个超声脉冲沿一条线重复发送以收集多普勒数据。在这种模式下，声束是静止不动的，导致加热的可能性比成像模式下大得多。对于成像来说，脉冲重复频率通常为几千赫兹，脉冲很短。与其他成像模式相比，多普勒成像需要的脉冲持续时间更长。此外，为了避免多普勒成像的混叠和其他伪影，通常需要使用比其他成像更高的脉冲重复频率。更长的脉冲持续时间和更高的脉冲重复频率会导致多普勒操作模式的脉冲占空比更高，增加了扫描过程中能量。彩色多普勒虽然是一种扫描模式，但由于彩色多普勒设备倾向于在每条扫描线上发送更多的脉冲，并可能比成像设备使用的脉冲持续时间更长，所以产生的暴露条件介于实时和多普勒成像之间。显然，每个操作者都需要意识到，从成像模式切换到多普勒模式会改变暴露条件及产生潜在的生物效应。

目前，设备在成像模式下，由于很少使用足以产生可测得热量的强度，所以极少关注生物效应。使用多普勒超声，产生热效应的可能性更大。对商用仪器的初步测量结果表明，如果换能器的聚焦区保持静止不动，这些仪器中至少部分仪器能够在软组织/骨骼界面产生大于1℃的温度升高。因此，当在软组织/骨骼界面或附近进行多普勒测量时，若在妊娠中期和晚期，需要小心谨慎。在这些应用中需要考虑应用合理最低剂量原则（as low as reasonably achievable，ALARA）。在合理最低剂量原则下，操作者应采用尽量低声学暴露来获得必要的诊断信息。

生物效应和操作者关注点

尽管超声操作者需要了解生物效应问题，但在安全使用超声时，另一个需要考虑的关键因素是操作者。操作者的知识和技能是在特定临床情况下使用超声影响风险和收益的主要决定因素。例如，对风险的过分强调可能会阻碍超声的合理使用，无法获取有用信息或让患者接受另一种更危险的检查，从而对患者造成伤害。操作者的个人技能和经验可能会对检查的整体效益产生重大影响。鉴于超声的快速发展及其在仅接受过最低限度培训的临床医师中的广泛应用，与生物效应相比，由于不恰当的适应证、检查技术水平差和错误解读导致的误诊可能使更多的患者受到伤害。严重异常病变（如异位妊娠）的误诊和漏诊在临床中是十分凶险的，因此缺乏培训的使用者可能是当前超声诊断中的最大风险。

了解生物效应对于谨慎使用超声诊断至关重要，对于保持超声诊断的良好风险-收益性能也非常重要。所有超声操作者都应该谨慎，尽可能充分地了解超声检查的潜在风险和显著优势，以及可替代的诊断方法。有了这些信息后操作者可以监测暴露条件，并执行合理最低剂量原则，使患者（尤其在产科成像中的胎儿）保持尽可能低的暴露量，同时实现诊断目标。

九、治疗应用：高强度聚焦超声

虽然超声在医学上主要应用于诊断，但在治疗方面的应用也发展迅速，尤其是高强度聚焦超声（high-intensity focused ultrasound，HIFU）的使用。高强度聚焦超声的应用基于超声的3个重要性能：①聚焦超声束使能量高度集中；②控制聚焦区的位置和大小；③使用足够的强度破坏聚焦区组织。这使得人们对高强度聚焦超声作为一种治疗非侵袭性肿瘤、控制出血及心脏传导异常的方法产生了兴趣。

高强度聚焦超声利用了热（组织加热）和机械（空化）的生物效应机制。当超声波穿过组织时，通过散射和吸收发生衰减。超声波的散射导致部分传输能量返回到换能器，并被检测到继而用于产生图像或多普勒信号。剩余的能量被传递给声场中的分子并产生热量。用于成像和多普勒检查的空间峰值时间平均强度为0.05~0.5 W/cm²时，产热极少，在临床设备应用中尚未观察到与人体组织加热相关的生物学效应。然而在更高的强度下，加热足以破坏组织。使用1~3 MHz的高强度聚焦超声，聚焦峰值强度可达5000~20000 W/cm²，这种能量可以被传递到一个几毫米的小点上，使温度快速升高并导致组织凝固，而对邻近组织几乎没有损伤（图1.48）。组织的破坏取决于达到的温度和升温持续时间。一般而言，将组织温度升高至60 ℃，1秒钟就足以产生凝固性坏死。

由于高强度聚焦超声有高度局部组织破坏能力，因此已有研究将其作为无创或微创治疗出血部位、子宫肌瘤，以及前列腺、肝脏和乳腺肿瘤的工具。与诊断性超声一样，高强度聚焦超声受到换能器和目标组织之间的气体或骨骼的限制。由肠道气体、通气的肺组织或骨骼等强反射界面反射的高能超声可能会导致沿声波反射路径的组织受热，从而产生目标之外的组织损伤。

高强度聚焦超声的主要挑战包括图像引导和对治疗的精准监测。磁共振成像（magnetic resonance imaging，MRI）提供了一种监测治疗过程中温度升高的方法，这是超声不能做到的。

超声或MRI均可引导治疗，而超声引导的优势是可以为高强度聚焦超声的传播提供声窗和声径的验证。

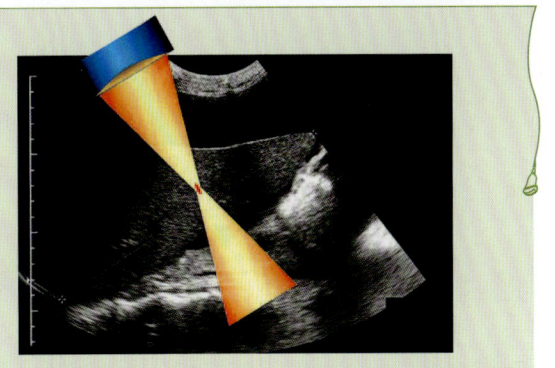

使用焦点/聚焦峰值强度为几千瓦每平方米的高强度聚焦超声，可以通过加热实现局部组织的破坏。组织破坏可以限定在几毫米大小的小范围内，而不损伤邻近组织。在微创治疗出血点、子宫肌瘤，以及前列腺、肝脏和乳腺肿瘤方面，高强度聚焦超声是一种很有前途的工具。

图1.48　高强度聚焦超声

（李安华，刘琳，林僖，韩峰，吴哲，崔可飞，滑少华，张艳，崔存英译；李安华，刘琳审校）

参考文献

扫码观看

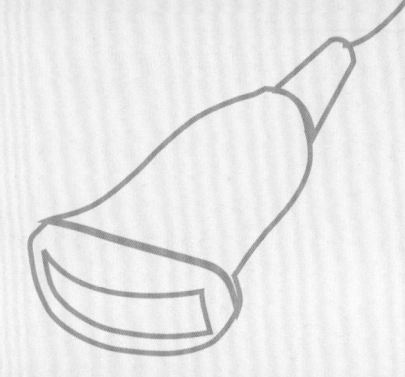

第二章 生物学效应和安全性

J. Brian Fowlkes and Christy K. Holland

章节大纲

- 一、超声波输出的管理
- 二、声波的物理效应
- 三、热效应
  - （一）超声波产热
  - （二）控制组织产热的因素
  - （三）骨产热
  - （四）软组织产热
  - （五）高温与超声波辐照安全
  - （六）热指数
  - （七）热效应概述
- 四、超声空化效应
  - （一）生物效应的潜在来源
  - （二）声化学
  - （三）碎石机产生空化的证据
  - （四）肺和肠的生物效应
  - （五）超声对比造影剂
  - （六）增加声输出注意事项
  - （七）机械指数
  - （八）气体的生物学效应概述
- 五、显示输出标准
- 六、通用的AIUM安全声明
- 七、流行病学
- 八、控制超声输出
- 九、非医疗目的超声视频

> **关键点总结**
> - 临床超声是一种有效的医学成像方式，在应用得当时其具有良好的安全性。
> - 超声波可产生物理效应，与任何医疗诊断和治疗程序一样获益与风险均是评估的一方面。
> - 热指数（thermal index，TI）和机械指数（mechanical index，MI）可向用户提供安全性反馈信息，应尽量使用最小值进行超声检查而得到医疗获益。
> - 临床应用、实验研究和教育考试期间应尽可能减少超声波辐照暴露量。
> - 超声检查者可影响超声波暴露量，操作时需经适当培训并熟悉设备操控。

超声检查可提供丰富的可视化解剖功能信息用于临床诊断，并极大地提升了医疗实用性，其在产科中的应用尤为突出。每年有数以百万计的超声检查，因其成本低、实时交互、便携性及没有明显的生物效应，已成为临床应用增长最迅速的医学成像技术之一。超声诊断的临床应用与患者或操作者的生物效应之间并无因果关系。

一、超声波输出的管理

美国食品药品监督管理局（Food and Drug Administration，FDA）要求将超声设备的最大输出功率控制在固定的标准内。上市审批流程要求设备的输出功率与1976年之前生产的设备输出功率一致。这项历史性的规定为超声检查的临床应用提供了一定的安全范围。尽管动物研究已表明超声波辐照存在某些生物效应的证据，但该规定已将超声波暴露限制在不会产生明显生物效应的水平。

为了提高超声诊断的有效性，某些应用通过一项称为"510K Track 3"的FDA市场批准程序增加最大声输出量。目前使用的大多数超声设备可通过此程序获得批准。Track 3程序如后续讨论中所述可更好地提高成像性能，但需要向操作者报告相关潜在生物效应的额外信息。因此，关于超声在提供诊断信息时可能产生的不良影响，知情决策非常重要。目前FDA限制最大声输出的规定仍然有效，但在未来，超声系统可能允许超声医师和临床医师将声输出量增加到超过可能引起生物效应的水平。

尽管超声检查具有不同于与电离辐射成像方式相关检查的风险与收益决策，但临床操作者将更有责任来确定诊断时所需的超声暴露量。因此，操作者应知晓与超声暴露相关的潜在生物效应，患者也需知晓超声检查的安全性。科学界已从超声检查中证实某些潜在的生物效应。虽然没有建立明确的因果关系，但这并不意味着无任何影响。因此，了解超声波辐照与生物系统的相互作用非常重要。

二、声波的物理效应

声波的物理效应可分为两大类：热效应和非热效应。大多数医学专家认识到高温对组织的热效应，以及由超声波引起的热效应与任何局部热源效应具有相似性。对于超声波，产热主要来自声波在组织中传播时的组织吸收。然而，"非热"源也能够产热。

生物效应存在许多非热机制。声场在宏观和微观层面能够对体内结构施加辐射力（不是电离辐射），从而产生压力和力矩。声场的时间平均压力不同于流体静水压力，声场中的任何物体均受到这种压力变化的影响。由于该效应依赖于声场形成的非重要因素，故而常被认为比其他效应小。声场也可以引起流体的运动，这种由声学上引发的流动被称为声流作用。

声空化是声场在流体中产生气泡并响应声场引起气泡体积波动甚至坍塌的现象。结果可能是热量产生并伴随自由基形成，气泡周围形成流体微流，气泡散射声场产生辐射力，以及气泡破裂产生的机械作用。声场与气泡或通常所称的"气体"间相互作用一直是生物效应研究的重要领域。

三、热效应

（一）超声波产热

当超声波在体内传播时，其能量会因衰减而损失。衰减会导致穿透损失和无法对更深的组织进行成像。衰减是散射和吸收两个过程的结果。超声散射来自于声波传播过程中遇到的组织对声波能量的重定向。在超声诊断中，进入到组织中的一些声能沿着换能器的超声波发射方向散射回来，称为背向散射。此时能够依据超声成像仪检测到信号并形成图像。能量也会因随着超声波的传播路径被吸收而损失。吸收损失主要是通过将超声能量转化为热能量发生的。这一产热过程是超声引发生物效应的机制之一。

（二）控制组织产热的因素

暴露于超声波的组织升温速率取决于几个因素，包括空间聚焦、超声频率、暴露时间和组织类型。

1. 空间聚焦

超声系统使用多种技术来会聚或聚焦超声能量并提高可探测信号的量。类比于光和放大镜，镜面可收集所有照射到其表面的光线并将其集中到一个较小区域中。在一般的超声成像和声学理论中，强度一词用于描述超声波功率（单位时间能量）的空间分布，其中：强度=功率/面积，面积是指超声波束的横截面积。另一个常见的波束尺寸是声场特定位置的波束宽度。如果同样的超声功率集中在更小的区域，强度则会增加。聚焦发生在超声传输和接收形成图像的背向散射信号时。传输聚焦在潜在的生物效应中是重要的，因为这种现象控制着超声波进入到组织中的能量和强度。使用平面波传输或有限传输聚焦的超声成像系统，其可能会降低局部强度，但所有超声诊断系统仍必须在FDA的限制条件下运行。

超声诊断系统中的聚焦可用于提高图像的空间分辨率。其副作用是潜在增加由产热和空化引起的生物效应。一般来说，最大的产热区域可能位于探头和焦点之间，但确切的位置取决于焦距、组织特性及超声波发射探头本身产生的热量。

众所周知，根据放大镜原理，烧灼的关键是手要稳。移动将使光束的能量分布在更大的区域上，从而降低强度。超声成像也是如此。影像系统中光束扫描在通过组织时使空间平均强度降低。频谱多普勒和M模式超声成像将超声束保持在静止位置（均视为非扫描模式），因此超声波功率没有进行空间分配，而彩色血流多普勒、能量模式多普勒和B模式（也称为灰阶）成像需要以足够的速率将声束移动到新的位置，以形成实时成像模式（扫描模式）。

2. 时间因素

超声波功率是超声波能量产生的时间速率。因此，及时控制超声波的产生似乎是限制其效应的合理方法。

超声波的产生是爆发式的而不是连续的。超声成像系统的工作原理是回波，即发射出一束超声波，然后在静默期接收回波。在一个成像序列中，这种脉冲波超声可能会多次扫过图像平面。另外，超声波以连续波模式传输，这种模式下超声波传输不中断。时间峰值强度是指超声波暴露期间任何时间内的最大强度（图2.1）。脉冲平均强度是超声波脉冲持续时间的平均值。时间平均强度是整个脉冲重复周期的平均值（超声波脉冲开始经历的时间）。占空比被定义为超声波声场"开启"的时间百分比，如在每个脉冲之间有明显的"关闭"时间（占空比小），时间平均值将明显变小。与脉冲平均值相比，10%的占空比将使时间平均强度降低至原来的1/10。时间平均量是与潜在热生物效应最为相关的变量。将时间和空间信息结合起来即可产生如空间峰值、时间平均强度（I_{SPTA}）和空间平均、时间平均强度（I_{SATA}）等常用专业术语。

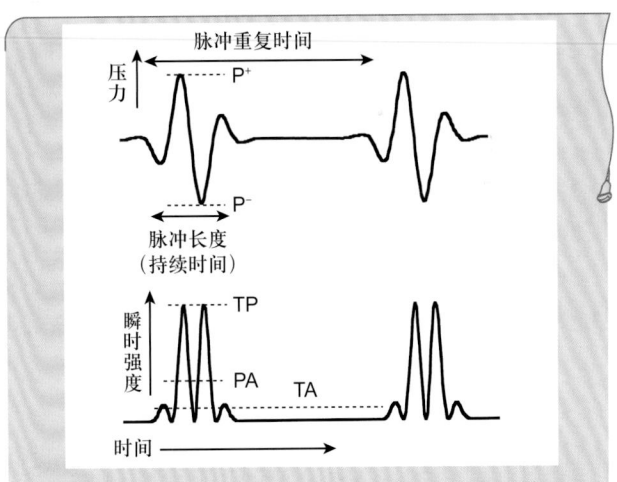

变量定义如下：p+为峰值正压波形；p-为峰值稀疏压力波形；PA为脉冲平均值；TA为时间平均值；TP为时间峰值。

图2.1 医学超声测量压力和强度参数

特定组织暴露于超声波辐照的总持续时间或停留时间很重要，因组织暴露的时间越长越可能增加生物效应的风险。检查过程中探头的移动可减少在人体特定区域的停留时间，并可最大限度地减少超声波的潜在生物效应。因此，执行一次有效的扫描，只花费诊断所需的时间，是一种减少暴露的简单方法。

3. 组织类型

许多物理和生物参数影响组织的产热。声能吸收通常是软组织衰减的主要因素。衰减系数是声波传播每单位长度的衰减程度，通常以dB/（cm·MHz）为单位。衰减通常随着超声波发射频率的增加而增加。衰减范围在不同组织之间存在一定差异（图2.2），从几乎可忽略衰减值的液体（如羊水、血液、尿液）到衰减最高值组织（如骨骼）。

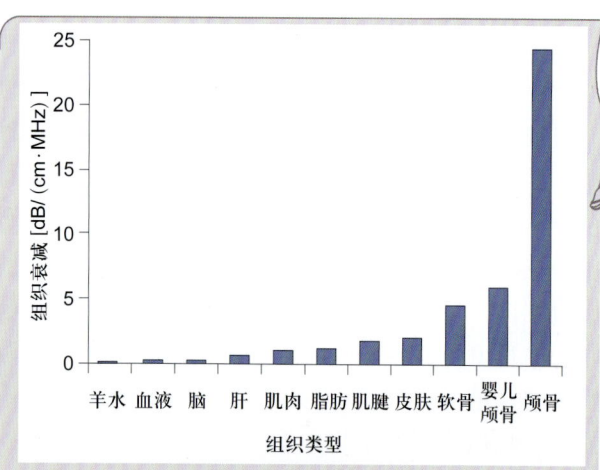

图2.2　组织衰减

[Data from Duck FA, Starritt HC, Anderson SP.A survey of the acoustic output of ultrasonic Doppler equipment.Clin Phys Physiol Meas.1987；8（1）：39-49.]

另一个重要因素是人体通过血液灌注来冷却组织的能力。灌注良好的组织将通过带走超声波辐照产生的多余热量来更有效地调节其温度。而一种例外的情况是热量沉积过快，例如治疗性热消融。

基于产热现象的差异，有两个特定需要关注的领域是骨和软组织。骨对入射声能具有高衰减。在怀孕期间的超声检查中，钙化骨具有典型的超声图像，如测量颅骨的双顶径（biparietal diameter，BPD）。随着妊娠进展，胎儿骨矿化程度越来越高，局部产热的风险增加。与产科超声检查相关的特殊产热过程也可能发生在软组织中，其覆盖的结构几乎不产生声波衰减，如充满液体的羊膜囊。

（三）骨产热

骨表面对超声波的吸收允许能量从声场中快速沉积到体积有限的组织中，可能导致局部组织温度明显升高。例如，Carstensen等报道联合分析暴露于连续波多普勒的小鼠颅骨温度升高的实验测量方法，以评估骨暴露的温度增量。由于骨的吸收系数较高，可假设入射的超声波能量被较薄的骨表面吸收。用声束宽2.75 mm及发射频率3.6 MHz的超声波辐照研究小鼠颅骨温度升高（图2.3）。聚焦区时间平均强度为1.5 W/cm^2。两种通用模型（图2.3中上方曲线）中，有一种模型预测的温升值比本实验中实际测量值高约20%。因此，本质上理论模型是较保守的。

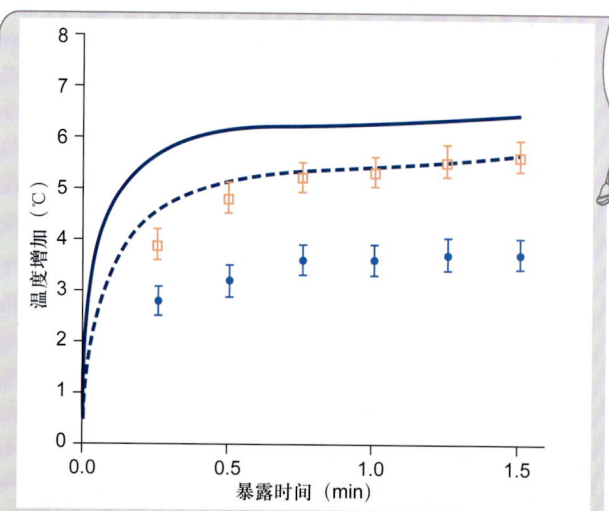

实验中超声频率为3.6 MHz，时间平均聚焦强度为1.5 W/cm^2。实心圆形：＜17周的低龄小鼠（$n=7$）；空心方形：＞6个月的高龄小鼠（$n=4$）；竖线：两组标准误差的高度；顶部曲线：Nyborg对温度升高的理论估计。

图2.3　聚焦声场中老鼠头骨产热

[With permission from Carstensen EL, Child SZ, Norton S, Nyborg W.Ultrasonic heating of the skull.J Acoust Soc Am.1990；87（3）：1310-1317.]

对于胎儿股骨也是如此，Drewniak等指出骨骼大小和钙化状态对骨的体外产热有影响。为了更好解释这一现象并阐释操作者在控制潜在产热方面的作用，请考虑以下场景证据。通过将超声扫描仪的输出功率降低10 dB，研究人员观察到升温3 ℃几乎不存在，减少至预测温度升高的1/10（表2.1）。因此，强烈建议在超声检查期间使用最大的接收增益和降低输出功率（参见本章"控制声波输出"的注意事项部分）。在胎儿检查中应尝试最大限度地提高接收增益，这对患者来说是没有图像质量损失代价的。在考虑经颅超声检查时，位于探头焦点平面的皮肤深处骨骼和靠近皮肤表面骨骼之间通常是有产热区别的，这种区别将在后续关于热指数的讨论中阐明。

表 2.1 胎儿股骨 1 W/cm² 温度增量

孕龄（天数）	直径（mm）	增高的温度（℃）
59	0.5	0.10
78	1.2	0.69
108	3.3	2.92

注：ᵃ胎儿股骨暴露20秒的温度增量与入射强度大致成正比。
资料来源：With permission from Drewniak JL, Carnes KI, Dunn F.In vitro ultrasonic heating of fetal bone.J Acoust Soc Am.1989；86（4）：1254-1258.

（四）软组织产热

超声波暴露在软组织的两种临床情况与产科和妇科超声检查应用尤为相关。首先，常见情况是扫查充盈的膀胱。尿液是一种超声衰减系数较低的液体，衰减减少就允许更大的声波振幅在人体深处应用。其次，超声波传播过程中可能会经历有限幅度失真，导致能量通过非线性形式从较低频率转移到较高的频率。其结果为一冲击波——逐渐变陡的波形由更高的频率组成（图 2.4）。衰减随频率增加而增加；因此，这种波中大部分能量的吸收发生在更短的距离内，将声能沉积集中在遇到的第一个组织中，其可能包括胎儿。

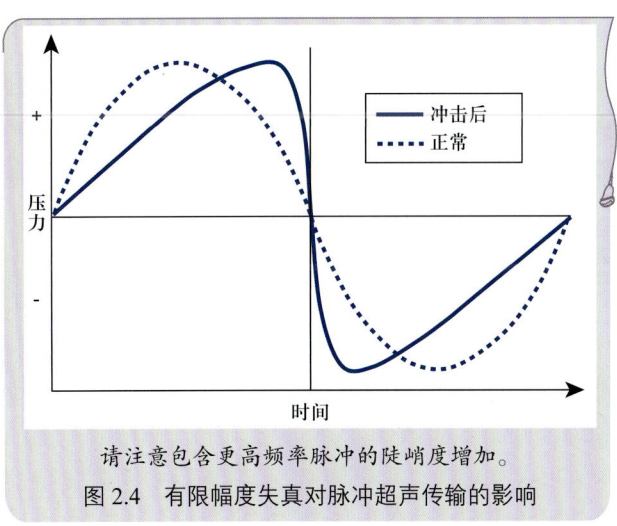

请注意包含更高频率脉冲的陡峭度增加。
图 2.4 有限幅度失真对脉冲超声传输的影响

超声成像系统包括依赖非线性效应的特殊成像模式。在组织谐波成像或自然谐波成像中，图像是利用超声场非线性传播谐波成分的背向散射生成的。这在减少图像伪影和提高横向分辨率方面具有明显的优势。在这些非线性成像模式中，声能输出必须足够高才能产生这种效应。目前，临床诊断使用的声功率仍在FDA的限制范围内，但要想改善此类模式的图像质量可能需要修改或放宽一些监管限制。例如，在弹性或剪切波成像中，可能需要通过增加声压来提供足够的声辐射力以用于显示成像组织硬度。其细节将在本章"增加声输出注意事项"部分中进行讨论。

因在经阴道超声检查中换能器靠近卵巢等敏感组织，其热效应防护更加重要。如后文所述，换能器附近的温度升高可能在换能器聚焦以外的部位产生热源。此外，由于电能转换为声能的不确定性，换能器表面本身可能也是一个重要的热源。在评估经阴道超声和其他腔内超声检查应用中的潜在热效应时，必须要考虑这些因素。

（五）高温与超声波辐照安全

关于超声波辐照生物热效应的应用安全标准是基于既往较常见的高温经验。大量数据已经说明了关于短期和长期温度升高或温度过高的效应。高温的致畸作用已在鸟类、所有常见实验动物、家禽和非人灵长类动物中得到证实。从亚细胞化学变化到严重的先天异常和胎儿死亡均观察到广泛的生物效应，表明高温条件会普遍干扰生命系统。

美国国家辐射防护和测量委员会（National Council on Radiation Protection and Measurements，NCRP）为超声波辐照有关生物学效应问题制定了综合清单，列出产生致畸效应的最低热暴露控制数据。根据这些数据制定热诱导生物效应的下限。然而，关于这种温度过高与超声波诊断应用的相关性分析，仍然存在一些问题。通过详细的文献回顾，O'Brien等建议更详细地考虑热效应的短期暴露。图2.5显示处理温度和暴露时间组合的推荐方法。应注意的是较短的持续时间和较高的温度耐受性表明诊断超声波辐照有很大的安全范围。无论如何，超声检查操作者了解在特定检查相关的条件下给定声场中的温度升高所可能引发的生物学效应是有益的。这将允许根据获得诊断相关信息所需的超声波辐照暴露量做出知情决策。

（六）热指数

基于对组织温度过高数据的分析，NCRP提出一项关于超声检查安全性的一般声明。该声明中规定，在超声检查中预计温度上升不应高于1℃。NCRP得出结论认为在此范围内的无被辐照组织明显升温的患者中，将不会出现不良反应。在温度上升可能更大的情况下，操作者应权衡收益与潜在的风险。为更好地做出决定，考虑到实际应用中观察到的不同成像条件范围，AIUM批准热指数作为声能输出指数实时显示标准的一部分。其标准为使用者提供了产热组织的相对潜在风险指示,根据成像条件进行计算,并在屏幕上显示热指数。随后该标准被国际电子科技委员会(International Electrotechnical Commission,IEC)采纳为国际标准。

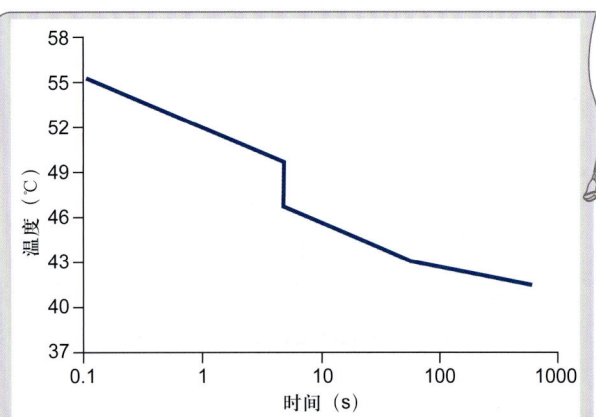

注意:温度耐受增加与较短的暴露时间有关,这是对早期(1997年3月26日)美国超声医学会(American Institute of Ultrasound in Medicine,AIUM)有关热声明结论的修改。2009年4月6日AIUM批准修订热指数量表的建议。有关此曲线起源的完整描述请参见O'Brien等的研究。

图2.5 热机制引起的非胎儿生物效应的保守边界曲线
[With permission from O'Brien Jr WD, Deng CX, Harris GR, et al. The risk of exposure to diagnostic ultrasound in postnatal subjects: thermal effects. J Ultrasound Med. 2008;27(4):517-535.]

热指数

在某些情况下,为了更简易告知医师可能导致温度升高1℃的操作条件,将热指数定义为

$$TI = \frac{W_0}{W_{deg}}$$

公式中,W_{deg}是超声功率(W),计算在特定条件下能够产生温度升高1℃的功率。W_0是当前检查期间使用的超声波发射功率(W)。

资料来源:Reproduced with permission of American Institute of Ultrasound in Medicine (AIUM).

NCRP超声委员会提出了热指数这一概念。实时显示热指数的目的是为组织温度升高时提供相对可能性的预警,但并不意味实际升高的温度。NCRP推荐两种组织模型用于帮助计算可使组织温度升高1℃的超声功率:①均匀模型:衰减系数在整个感兴趣区域内是均匀的;②固定衰减模型:由于流体路径衰减较低(如羊水),从换能器到远处解剖结构路径的最小衰减与距离无关。出于对患者最大安全的考虑,建议对体内温度升高的估计做出"合理的最坏情况"假设。FDA、AIUM和美国电气制造商协会(National Electrical Manufacturers Association,NEMA)将热指数用作显示输出标准。对于软组织模型,他们主张通过将扫描仪的声功率/输出(W_0)降至0.3 dB/(cm·MHz)的降额系数来评估体内衰减的效应。

AIUM热指数工作组提出3种组织模型用于评估超声波辐照热效应:①均匀组织或软组织模型;②以骨为焦点的组织模型;③表面有骨的组织模型,或经颅模型。对于这些组织模型,热指数有3种不同的形式。

1. 均匀组织模型(软组织)

均匀性假设有助于简化确定声传播和衰减效应及组织热传递特性。该模型是超声成像最常见的一种应用,适用于不存在骨骼的情况,通常可用于妊娠早期(骨钙化低)的胎儿检查。在估算潜在热量时,必须做出许多假设以计算指导操作者的个体超声波辐照能量。对于简单的单元件球面弯曲换能器,沿聚焦声束轴的温升计算会产生两个热峰。第一个在近场(换能器和焦点之间),第二个出现在焦点附近区域。第一个热峰出现在低超声强度和宽波束区域。当束宽较大时,血流灌注会导致降温。在近场中,产热程度的主要决定因素是局部超声波声能强度的大小。第二个热峰出现在焦点或附近区域的高强度和窄波束位置。这时的组织温度下降主要以传导为主,产热程度的主要决定因素是总声功率。

考虑到热能的"双峰"困境,AIUM热指数工作组折中地建立了一种包含两个产热域的热指数。基本原理是将超声波系统制造商所需的声学测量负载降至最低。此外,必须进行调整以补偿大范围的潜在孔径效应。其结果导致必须进行一系列复杂的计算和测量,许多制造商在实现显示标准以提供用户反馈方面做了相当大的努力,考虑到这些计算方法的不同,但更改当前实施标准需要FDA重新审查和批准使用,并由IEC审议。

2. 以骨为焦点的组织模型(胎儿应用)

超声检查应用中,声束穿过一定距离的软组织并触及骨骼的情况最常发生在孕中晚期的产科检查中。Carson等记录了妊娠不同阶段孕妇腹壁厚度的超声测量结果。根据他们的结果,NCRP建议第一、第二和第三个妊娠阶段的衰减系数分别为1.0 dB/MHz、0.75 dB/MHz和0.5 dB/MHz。这

些值代表"最坏情况"的预估值。此外，Siddiqi等确定了在一组非妊娠期的健康志愿者中（暴露于超声波）测定的经腹超声照射的平均组织衰减系数为2.98 dB/MHz。该数值代表平均测量值，与之前列出的最坏预估值相差很大。这导致关于如何将这些参数纳入指数的大量争议。

此外，骨骼是一种复杂的坚硬结缔组织，具有胶原细胞间钙化结构。其纵波吸收系数比大多数软组织的吸收系数大10倍（图2.2）。当声波斜入射到骨骼表面时，也会产生剪切波。剪切波的吸收系数大于纵波的吸收系数。根据Carstensen等报道的早期数据，NCRP提出了骨产热的热模型。利用这一模型，当声束的焦点位于或靠近骨骼的情况下，可以估计骨热指数（bone thermal index，TIB）。同样，必须做出假设和妥协以制定骨暴露情况下的功能性热指数，详情如下。

- 对于焦点区域中有骨骼的非扫查模式换能器（在固定位置操作），最大温升位置在骨骼表面。因此，在最坏的假设下，骨热指数是沿声束到换能器的最大距离来计算的。
- 对于扫查模式，使用软组织热指数（soft tissue thermal index，TIS），因表面的温度升高大于或近似等于聚焦处骨骼的温升。

3. 表面有骨的组织模型（经颅应用）

对于成年人颅骨的应用，使用与病灶处骨骼相同的模型来评估原位温度分布。然而，骨骼位于表面即声束刚进入人体，因此可不考虑声功率输出的衰减。在这种情况下，表面的等效声束直径可用于计算声功率并推导颅骨热指数（cranial bone thermal index，TIC）。

4. 热效应评估

超声检查者在应用热指数作为评估潜在热效应的手段时应注意以下几点内容。首先，热指数不同于温度升高。热指数等于1并不意味着温度将上升1℃。随着热指数的增加，预计产生热效应的可能性会增加。其次，高的热指数值并不表示出现生物效应，而仅表示存在潜在风险。用于热指数计算的热模型暂未考虑可能降低实际温升的因素。在检查期间应当监测热指数，并尽可能将其值降至最低。最后，热指数未考虑扫描持续的时间，因此最大程度缩短总体检查时间将减少出现生物学效应的可能性。已有研究提议纳入这种停留时间效应，但尚未被采纳。

（七）热效应概述

AIUM关于超声波辐照热效应包括以下几个结论。

- 成年人超声检查导致的被辐照组织温度上升最高达2℃时，预计不会产生生物效应（许多超声检查都在这些参数范围内）。
- 通过控制相关因素有助于控制诊断超声热量的产生。
- 已骨化的骨骼是超声波辐照暴露的特别重要的问题之一。
- 现有标准提供有关软组织和骨骼中潜在产热的信息。
- 尽管FDA对胎儿的超声波辐照暴露有限制，但预测温度升高可超过2℃。
- 与任何单一的超声场参数相比，热指数可更好地追踪温度的升高。

AIUM关于哺乳动物热生物学效应的声明

2015年3月25日批准

◆温度过高会对哺乳动物系统造成毒性影响。观察到的生物效应取决于许多因素，如暴露时间、暴露的组织类型、其细胞增殖率及再生潜力。年龄和发育阶段是考虑胎儿和新生儿安全的重要因素。比正常范围高出几摄氏度的温度上升是自然存在的。发生不利的生物效应的概率可随温度上升的持续时间和幅度的增加而增加。

◆一般来说，成年人组织比胎儿和新生儿组织更能耐受温度升高。因此，其热损伤产生需要更高的温度和（或）更长的暴露时间。关于成年人组织热敏感性的大量可用数据支持以下推论。

- 对于长达50小时的暴露时间，当温度升高低于或等于正常温度1.5℃，未观察到明显的不良生物效应。
- 对于高于正常温度1.5℃~6℃的温度升高，温度升高$\leq 6-[\log_{10}(t/60)]/0.6$，未观察到明显的不良生物效应。其中$t$是以秒为单位的曝光持续时间。例如，对于4℃和6℃的温度升高，暴露持续时间t的相应限制分别为16分钟和1分钟。

AIUM关于哺乳动物热生物学效应的声明

- 对于高于正常6℃的温度升高，没有观察到因温度升高 ≤ $6-[\log_{10}(t/60)]/0.3$ 而产生的显著不良生物效应，其中 t 是以秒为单位的曝光持续时间。例如，对于温度升高9.6℃和6.0℃时，对应的暴露时间限制分别为5秒和60秒。
- 对于小于5秒的暴露时间，温度升高 ≤ $9-[\log_{10}(t/60)]/0.3$，没有观察到明显的不良生物效应，其中 t 是以秒为单位的曝光持续时间。例如，对于18.3℃、14.9℃和12.6℃的温度升高，暴露持续时间 t 的相应限制分别为0.1秒、1秒和5秒。
- ◆诊断超声设备的声输出足以引起胎儿组织的温度升高。虽然胎儿组织的可用数据较少，但以下结论是合理的。
- 一般来说，从B模式到彩色多普勒再到频谱多普勒应用，温度升高会变得越来越高。
- 对于相同的暴露条件，潜在的热生物效应随检查期间的停留时间而增加。
- 对于相同的暴露条件，骨骼附近的温度升高明显高于软组织，并且在整个妊娠期间随着骨化的进展而增加。基于此理论，声束接触逐渐骨化的胎儿骨骼时应特别注意，因为它距其他发育中的组织非常接近。
- 目前FDA对额定空间峰值时间平均强度（ISPTA.3）的监管限制为720 mW/cm²。对于这种暴露，孕妇体内最大温度升高的理论估计值可能超过1.5℃。
- 尽管在妊娠期间的任何时候都可能对胎儿产生不利影响，但体内器官形成期间已经能观察到由于热暴露产生的最严重和可检测出的影响。出于这个原因，孕早期的暴露应在获得必要诊断信息的前提下尽量保持最低输出。
- 胎儿体温升高超过正常值4℃且持续5分钟或更长时间的超声暴露有可能导致严重的发育缺陷。已经在大量动物中观察到热诱发的先天异常。在目前的临床实践中，使用日常应用的超声设备，若热指数 < 2.0且在该部位的停留时间不超过4分钟，这种热暴露不太可能发生在特定的胎儿解剖部位。
- 换能器自产热是换能器附近组织温升的重要因素。这可能在经阴道超声检查中具有重要意义，但目前没有胎儿体温升高的相关数据。
- ◆组织暴露于诊断超声束扫描场期间的温度升高取决于：①声源的输出特性，如频率、声源尺寸、扫描速率、输出功率、脉冲重复频率、脉冲持续时间、换能器自热效应、暴露时间和波形；②组织特性，如衰减、吸收、声速、声阻抗、灌注、热导率、热扩散率、解剖结构和非线性参数。
- ◆由于与所涉及组织的热学、声学和结构特征相关的不确定性和近似性，超声暴露导致的最高温升的计算并不准确。然而，实验证据表明，计算一般能够预测测量值在2倍以内。因此，此类计算可被用于指导直接温度测量不可行的临床暴露安全指南制定。这些被称为热指数[a]的指南可实时显示诊断系统可能在暴露对象中引起热损伤的相对概率。在大多数临床相关条件下，软组织热指数和骨热指数 要么高估，要么非常接近最大温度升高（ΔT_{max}）的最佳可用估计值。例如，若软组织热指数 =2，则 $\Delta T_{max} \le 2℃$；实际温度升高也取决于停留时间。

然而，在某些应用中，如超声声束穿过一层相对不衰减的液体（如尿液或羊水）的胎儿检查，热指数可能会低估 ΔT_{max} 高达2倍的情况。

注：[a]热指数是特定处的衰减声功率与组织模型中该处温度升高1℃所需的衰减声功率的无量纲比率。

资料来源：Reproduced with permission from American Institute of Ultrasound in Medicine（AIUM）.Statement on mammalian biological effects of heat. Laurel, MD: AIUM; 2015.Available from: http://www.aium.org/oficialStatements/17.Updated March 25, 2015.Cited October 7, 2016.

四、超声空化效应

(一) 生物效应的潜在来源

随时间推移,关于超声与气体的相互作用(许多术语称为"空化")的知识已显著增加,尽管其应用不如超声波辐照热效应和其他热源广泛。声空化起始由一个特定的阈值来划分:在循环的稀薄阶段,启动流体中空化产生所需的最小声压。影响该阈值相关参数包括:初始气泡或空化核尺寸、声脉冲特性(如中心频率、脉冲重复频率、脉冲持续时间)、环境静水压和主流体参数(如密度、黏度、压缩性、导热性、表面张力)。惯性空化是指在几个声学周期中,气泡的平衡尺寸发生较大变化。特别是在收缩过程中,周围的流体惯性控制着气泡的运动。产生惯性空化需要较大的声压,这些空化核的爆破可能非常剧烈。

先前存在的空化核效应可能是导致生物学机械效应的主要影响因素之一。其主体是高品质的过滤器,以至于这些成核位点只能在少数几个特定的位置被找到。例如,如果水被过滤到2 μm,空化阈值就会加倍。理论上讲,无空化核的水的拉伸强度约为100 MPa。动物实验已经提出了多种模型来解释气泡的成因,这些模型已经被广泛应用于确定空化阈值。一种用于预测SCUBA潜水表的模型,也可能适用于患者。这些模型将如何从应用于人体的诊断超声中预测体内气泡的成核还有待观察。

图2.6显示一个1 MHz治疗超声单元如何在气体饱和水中产生气泡。选择特定的介质和超声参数来优化空化条件。应用连续波多普勒和水中许多预先存在的气囊为空化的产生奠定了基础。尽管这些超声波脉冲比诊断超声中常用的脉冲更长,但采用诊断脉冲在流体内也观察到了空化效应。由稳定的气泡组成的超声造影剂应为提供空化核的来源,将在后面关于超声造影剂的部分讨论。

(二) 声化学

自由基的产生和检测提供了一种观察空化和测量其强度和潜在损害的方法。自由基的声化学是快速破裂的气泡内非常高的温度和压力所致的结果。这些条件甚至可以产生光或声致发光。通过添加正确的化合物,化学发光也可以用于自由基检测,并且可以通过类似于诊断超声中使用的短脉冲产生。图2.7显示了由治疗性超声波装置产生的化学发光;设置背景光(红色)以显示气泡和实验装置。化学发光释放是从液体样品架中间看到的蓝色条带。只需使眼睛适应黑暗,就足以看到所发出的光。电子自旋共振技术也被应用捕获自由基的分子,来检测能够产生自由基的空化效应。目前应用的许多化学检测方案可在体外检测诊断装置的空化。

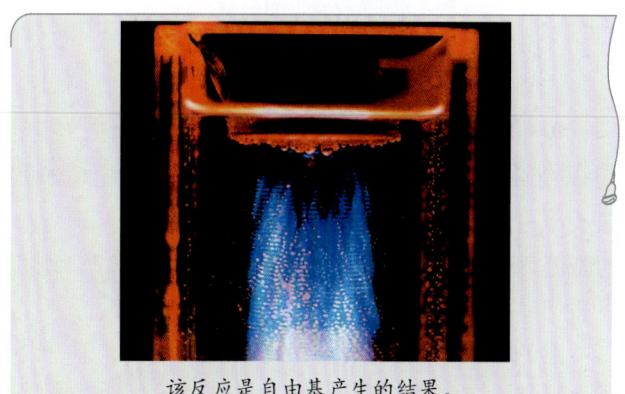

该反应是自由基产生的结果。

图 2.7　空化效应产生可见光引起的化学反应

(Courtesy of National Center for Physical Acoustics, University of Mississippi.)

(三) 碎石机产生空化的证据

使用具有高振幅体外冲击波碎石术(extracorporeal shockwave lithotripsy,ESWL)的短脉冲能够在体内产生气泡。碎石脉冲的峰值正压可高达50 MPa,稀疏压力约为20 MPa。有限幅度失真会导致高频出现在高幅度超声场中。尽管体外冲击波碎石术的脉冲因为振幅失真过度而在高频处具有显著的能量,但大部分能量实际上还是在100 kHz的范围内,远低于诊断扫描仪中的频率。较低的频率使空化更有可能发生。Aymé与Carstensen证实非线

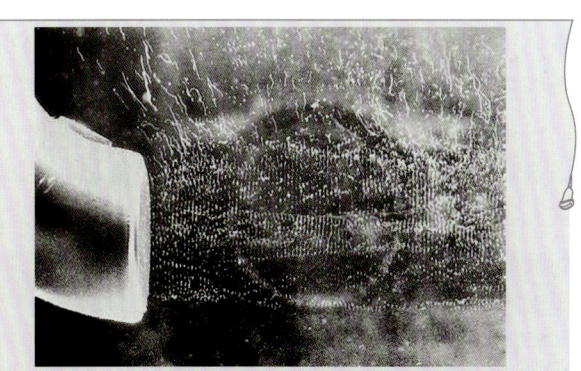

这种空化是使用常见的治疗超声设备在水中产生的。

图 2.6　声空化气泡

(Courtesy of National Center for Physical Acoustics, University of Mississippi.)

性失真脉冲中的高频分量对杀死果蝇幼虫几乎没有作用。

有趣的是，有证据表明，气泡的崩塌在碎石中发挥了作用。在结石表面附近爆破的气泡可能会通过其中心形成液体射流，撞击结石表面（图2.8）。在碎石机的焦点处放置一张铝箔会产生小孔。它的冲击力甚至足以使实心黄铜和铝板产生凹陷。

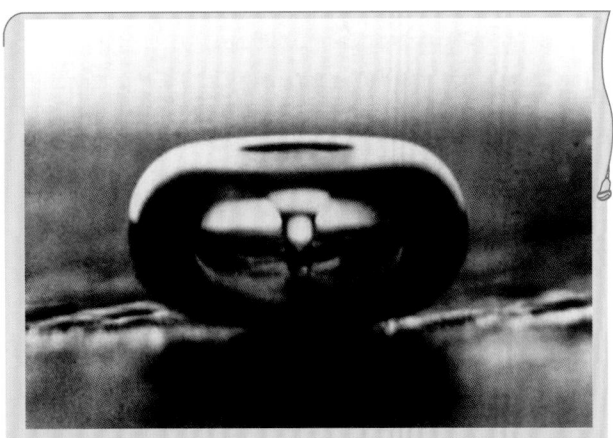

当在边界附近产生空化时，可能会通过气泡的中心形成液体射流并撞击边界表面。

图2.8　边界附近爆破的气泡
（Courtesy of Lawrence A. Crum.）

在非常高的声振幅下，组织可以被破坏，甚至可以在被称为"组织剥离术"的过程中使用超声波进行乳化。这种形式超声治疗中使用峰值稀疏压力可高达25～30 MPa，此时气泡自发形成非常一致的受控方式而用于治疗。

显然，碎石术和组织剥离术在产生的声功率方面与诊断超声有很大不同，并且在产生的生物效应方面是无法比较的。然而，一些诊断设备会产生高于3 MPa的峰值稀疏压力，这是碎石机输出的较低范围值。在临床病例中，已发现体外冲击波碎石术的副作用是导致肺损伤和表面瘀点。惯性空化被怀疑是其原因，这促使一些研究人员去研究诊断性超声波辐照暴露对肺实质的影响。

（四）肺和肠的生物效应

肺和肠是检查诊断性超声生物效应的关键部位。肺泡空间中空气的存在构成了气体的重要来源。Child等测量了暴露于1～4 MHz短脉冲诊断超声（即10 μm和1 μm脉冲持续时间）中小鼠肺出血的压力阈值。在该频率范围，小鼠肺损伤阈值为1.4 MPa。这种损伤的病理特征包括血细胞外渗到肺泡内。研究者假设造成损害的原因是充气肺泡的空化。其数据提供了第一个直接证据来表明暴露于临床相关的脉冲超声可在没有显著热效应的情况下对哺乳动物组织器官产生有害的影响。4 MHz脉冲多普勒超声诱发的出血灶也有报道出现在猴体内。猴的肺组织损伤程度明显低于小鼠。在这些研究中，由于没有观察到空化引起的气泡，因此无法明确表明是气泡引起了这些效应。研究者已经在小鼠、大鼠、兔和猪中测量了由超声引起肺部瘀点出血的阈值，从而认为观察到的损伤是由与超声在肺中传播相关的直接机械应力所造成的。其还确定了暴露于脉冲超声的小鼠肠道出血的阈值。

Kramer等在机械指数为9.7的情况下评估了暴露在远高于损伤级声输出阈值脉冲超声中大鼠的心肺功能。心肺功能的测量包括动脉血压、心率、呼吸频率和动脉血气（PCO_2和PO_2）。如果只暴露大鼠一侧肺，由于未暴露肺叶的功能性呼吸储备，心肺测量值在基线和暴露后并没有显著变化。此外，当肺两侧有明显的超声相关损伤病变时，大鼠便无法维持全身动脉压或静息水平的动脉血氧饱和度。

我们需要进一步的研究来确定这些发现与人类的相关性。一般来说，含有空气（或稳定气体）的组织比没有气体的组织更容易受到损伤。此外，在动物研究中没有明确报道过当机械指数低于0.4时出现的出血灶。直到2012年，肺部的这一阈值在小动物模型中才得以证实。然而，应该注意的是肺部效应的机制可能不遵循机械指数嵌入的功能频率依赖性。

（五）超声对比造影剂

身体的许多部位没有明显空化可能是缺乏可用的空化核。根据上述哺乳动物模型中肺和肠的证据，气体的存在明显降低了产生生物效应所需的声场。许多超声造影剂是由稳定的气泡组成，因此它们可以为潜在的空化效应提供核心。这使在超声造影剂存在下的生物效应探索成为一个重要的研究领域。研究表明在存在造影剂的情况下，超声暴露会在哺乳动物中产生小的血管瘀点和内皮损伤，而活化微泡的声发射与血管损伤程度相关。

因此，AIUM对使用含气造影剂的诊断超声的生物效应做了安全声明。它的生物效应可能会发生，但问题仍然是它是否会构成重大的生理风险。该安全声明旨在使超声技师和医师意识到存在含气造影剂时可能产生的生物效应，并允许他们根据风险与收益评估做出明智的决定。

一些研究还表明，在存在超声造影剂的情况下，做心脏扫查期间会产生室性期前收缩。至少有一项人体研究表明，只有在使用造影剂进行超声成像时，室性期前收缩才会增加，而不是单独使用超声成像或在没有成像的情况下注射造影剂。另一项研究表明，振荡微泡会影响心肌细胞中的拉伸激活通道，从而产生膜去极化并触发动作电位，最终触发室性期前收缩。这种生物效应的重要性仍存在争议，因室性期前收缩也可能自然发生，尤其是当患者使用造影剂受益时，少量室性期前收缩增加并不被认为具有临床意义。对于避免新增室性期前收缩风险的特殊患者，应额外考虑。

迄今为止报道的关于超声造影剂生物效应的影响还需要更多的研究。虽然存在潜在生物学效应，但其对人体生理学的影响和程度仍不清楚。造影剂已显示对特定适应证有效，有助于患者的管理。此外，许多接受超声和造影剂检查的患者的临床试验和随访都报道几乎是没有影响的。一些出版物还提供了证实超声造影剂使用安全性的证据。

AIUM关于含气造影剂在哺乳动物生物学效应的声明

2015年3月25日批准

目前可用的超声造影剂包括悬浮气体（稳定的微气泡）。气体大小适当即可用于诊断性超声显示的强回声，也可通过微循环。商业药品在获得美国FDA批准之前，都需要经过严格的临床安全性和有效性测试，自1994年以来它们已经在美国临床应用，在说明书中含有关于这些制剂的成分和详细使用方法。在美国造影剂已被批准用于左室腔显影和左室心内膜边界的勾勒。在美国以外的一些国家，额外批准的使用适应证包括乳腺、肝脏、门静脉、颈动脉和外周动脉的影像学病变诊断，许多其他诊断应用正在开发或进行临床测试。

超声与气体相互作用时，造影剂微泡会产生一些潜在的非热生物效应。产生这种效应的机理与声空化的物理现象有关。既往研究描述了诊断性超声与循环中含气造影剂在哺乳动物体内组织可产生不良的生物学效应。据报道非商用造影剂在人体及商用造影剂在动物实验中均发现可诱发室性期前收缩。已有动物实验中报道使用造影剂后出现微血管渗漏、心肌细胞死亡、肾小球毛细血管出血等生物效应。两个医学超声学会已经对诊断性超声使用造影剂潜在风险的生物效应进行研究，并对这一问题进行了广泛的讨论：世界超声医学与生物造影剂安全联盟峰会（Ultrasound in Medicine and Biology Contrast Agent Safety Symposium）和美国超声医学研究所2005生物效应共识会（American Institute of Ultrasound in Medicine 2005 Bioeffects Consensus Conference）。最近，英国医学超声学会（British Medical Ultrasound Society）发布了一份详细的诊断超声安全使用方法评估，包括造影剂的使用。根据这些报道和近期文献，生物效应委员会发表了以下声明。

关于在哺乳动物中诊断超声与含气造影剂生物学效应的声明

已报道并证实在哺乳动物组织使用诊断超声机械指数为0.4以上，循环中含气造影剂易诱发室性期前收缩、微血管渗漏瘀点、肾小球毛细血管出血、局部细胞杀伤等不良病理现象。

虽然这种微量生物效应的医学意义尚不确定，尽量减少这种潜在可能效应意味着要谨慎地使用诊断性超声。一般而言，造影成像当超声机械指数大于0.4时，操作者应尽量使用最低剂量造影剂、低机械指数、缩短检查时间来获取有效的诊断信息。此外，特别是有心肌梗死病史或不稳定性心血管疾病的患者，应实时监测超声心动图高机械指数心电门控灌注造影过程。临床医师和超声医师均应遵循这些药物说明书中提供的所有指导，包括注意事项、警告和禁忌证。

资料来源：Reproduced with permission from American Institute of Ultrasound in Medicine（AIUM）.Statement on mammalian biological effects in tissues with gas body contrast agents.Laurel, MD: AIUM; 2015.Available from：http://www.aium.org/oficialStatements/25.Approved March 25, 2015.Cited October 7, 2016.

（六）增加声输出注意事项

在某些情况下，增加超声成像的声输出可以提高性能，特别是深度远场组织成像时。增加超声声输出的最初想法是源于FDA 510K Track 3机制，深度远场组织成像尤其具有挑战性，特别在产科超声。利用超声组织谐波成像、弹性成像和剪切波成像等模式也可从中获益。

AIUM技术标准委员会中的输出标准分会工作组研究了关于有条件的增加超声波声压的潜在获益与风险。最终白皮书提出了有条件的增加超声波声输出的三层方法基本原理，该方法遵循MRI中提高输出的模式，最终建议由机构审查委员会监测在特定组织中增加声输出的益处以方便临床研究。机械指数计算的基本假设之一是已有气体存在。根据理论预测和实验报告对于不含已存在气体组织的空化阈值，该工作组发现这一假设过于保守并认为超过FDA指南中建议的最大机械指数是可以的，也无须担心这些组织中空化风险的增加。在未来，超声研究团队将需要检测诊断超声成像在多大程度上可通过增加声输出实现。

（七）机械指数

空化预测的计算需要权衡峰值稀疏压力与频率之间的关系。这个预测是基于假设短脉冲（几个声循环周期）和低占空比超声（<1%）。这个相对简单的结果可以用来判断诊断超声空化发生的可能性。机械指数已被FDA、AIUM和NEMA采纳，作为实时输出显示以评估体内气泡形成的可能性，类似于热指数。如上所述，惯性空化的爆破温度非常高。对于机械指数，是根据自由基生成的可能性选择了5000开式（K）的爆破温度，产生这种热阈值所需的压力的频率依赖形式相对简单。机械指数是一种"机械能指数"，因为机械指数的平方大约与声稀疏相气泡的机械功成正比。

一些研究结果表明，在动物和昆虫中观察到上述机械指数与空化生物效应有关。在图2.9中，虚线是通过几个机械指数计算的，当机械指数≥0.3时出现了所有的效应，然而，许多情况是在已知暴露的组织中存在稳定的气体。此外，其他体内含气的部位可能特别容易出现超声波辐照损伤，包括肠壁。

为了回应这种可能性，AIUM发布了一个关于超声波与自然形成的细胞核相互作用潜在生物效应相关的安全声明。实验仍在继续，有待观察这种损伤是否会发生在人体组织中。

机械指数产生的固有条件仅适用于惯性空化的开始。然而，超过阈值产生的生物学效应与潜在气泡活动度有关，需要注意的是，根据现有的知识，超过空化阈值并不意味着一定会产生生物学效应。当机械指数低于0.4左右时，自然条件也不适合气泡爆破，即使气泡核在体内广泛存在，这与图2.9的结果一致。此外，热指数是超声波与组织相互作用的平均时间测量值，而机械指数是这种相互作用的峰值。因此，这两种参数之间有相似之处，可告知操作者应用诊断设备时在体内产生不良改变的程度。

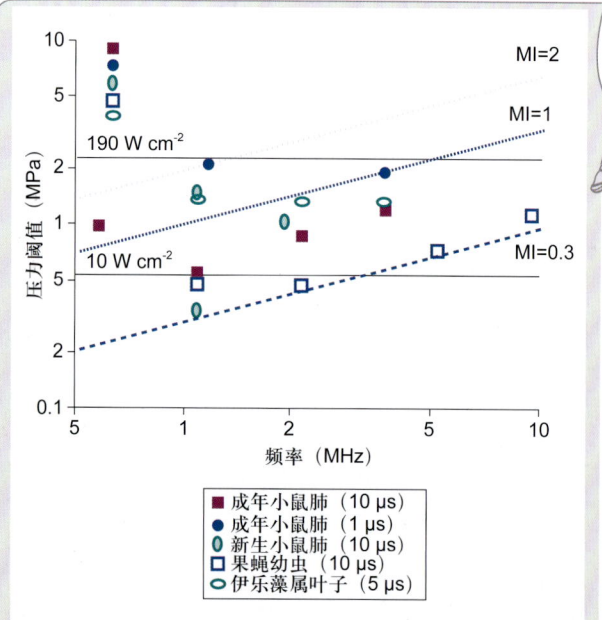

图2.9 低时间平均强度脉冲超声扫描的生物效应阈值

（With permission from American Institute of Ultrasound in Medicine.Consensus Report on Potential Bioeffects of Diagnostic Ultrasound.J Ultrasound Med.2008；27：503-515.）

数据显示根据峰值稀疏压力（p-，参加图2.1）测量的影响阈值作为暴露在超声频率中的一个功能使用。脉冲持续时间显示在图下方的括号中，作为参考也显示了机械指数（MI）和局部空间峰值、脉冲平均强度。

（八）气体的生物学效应概述

AIUM关于人体含气部位的生物效应声明包括以下几个结论。

- 目前超声诊断系统在体内外均可产生空化，并可引起动物组织渗血。

- 机械指数有助于判断发生空化效应的可能性，在预测空化时明显优于其他参数。

- 已经观察到关于动物模型肺损伤结果，表明损伤阈值很低，但对人类的影响尚未确定。

- 在无气体的情况下，损伤阈值较高（这点非常重要，因为超声检查主要是在不含气的组织中进行）。

AIUM关于哺乳动物组织中自然出现气体的生物效应声明

2015年3月25日批准

生物学上显著的不良非热效应已证实出现在用于诊断相关的含有稳定气体组织中。气体自然出现在出生后的肺和肠黏膜的褶皱中，这一声明涉及肺和腹部超声中遇到自然发生气体的情况，而另一个声明涉及含气造影剂的使用。

- 目前一些诊断超声设备的输出可引起实验动物的肺和肠道毛细血管出血。
- 自然产生气体相关的不良非热效应的阈值取决于组织特征和生理状态，包括麻醉和超声物理参数，如组织的衰减、暴露时间、超声波输出、频率、脉冲持续时间和脉冲重复频率。
- 机械指数[a]已帮助用户评估诊断相关的机械（非热）损伤的生物学效应，数值根据输出显示说明显示在屏幕上。
- 实验室哺乳动物出现肺毛细血管出血的机械指数（峰值稀疏压力振幅/频率的平方根）的最小阈值约为0.4，肠道阈值为机械指数=1.4。
- 这些观察结果对人体胸部或腹部超声检查的影响尚待确定。

注：[a]机械指数等于最大额定脉冲强度积分时的额定峰值稀疏压力（MPa）除以超声中心频率（MHz）的平方根。

资料来源：Reproduced with permission from American Institute of Ultrasound in Medicine.AIUM Statement on Mammalian Biological Effects of Heat：AIUM；2015.Available from：http://www.aium.org/oficialStatements/6.

五、显示输出标准

多个组织机构包括FDA、AIUM和NEMA已经发布诊断超声设备上实时显示声输出参数热指数和机械指数的标准，向用户提供热、机械指数信息。在超声检查期间实时显示机械指数和热指数将对潜在的生物效应作出更为正确的决策（图2.10）。该显示要求随着仪器输出的变化实时动态更新，操作人员应学会如何调节这些参数。输出显示标准需要注意以下要点。

- 超声波机械指数应在屏幕上清晰可见（或通过其他方式提醒操作者），机械指数超过0.4时开始出现。有些设备机械指数不能超过1的除外，不需要显示机械指数等生物效应指数。
- 当指数需要显示时，机械指数和热指数需要始终显示。
- 该标准还要求适当的默认输出设置在开机、新患者录入和改为胎儿检查时生效。之后，操作人员可以根据需要调整仪器输出，以获得临床有用的信息，同时尽量将以上参数值最小化。
- 如前所述，生物学效应指数不包括任何与扫查时间相关的因素，高效扫查仍是限制潜在生物效应的重要组成部分。

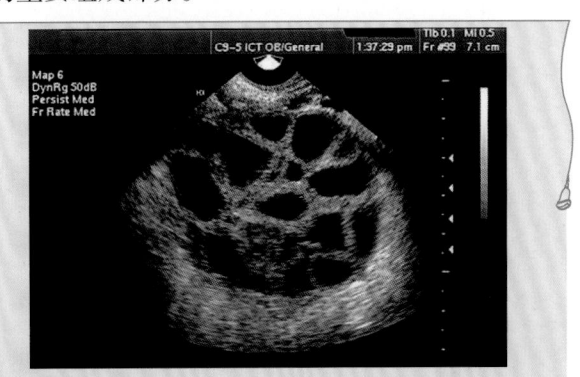

超声显示屏的典型外观，图右上角显示腔内超声探头的骨热指数和机械指数。

图2.10 显示生物学效应指数

AIUM关于诊断超声的安全声明

临床安全的谨慎使用声明

2012年4月1日批准

诊断超声自20世纪50年代末开始使用。鉴于其已知的益处和公认的医学诊断有效性，包括在人类妊娠期间的应用，AIUM在此讨论了此类应用的临床安全声明。目前尚无报道证实暴露于无造影剂的诊断超声仪器能独立引起患者的不良反应。在诊断相关的暴露中，已有哺乳动物的生物效应（如局限性肺出血）的报道，但这种效应的临床意义尚不清楚。超声应由合格的卫生专业技术人员操作为患者提供医疗服务。检查期间的超声辐照应尽可能低。

孕期谨慎使用声明

2012年4月1日批准

AIUM提倡负责任地使用诊断性超声，并强烈反对将超声用于非医用途。应用超声在没有医学指征的情况下检查胎儿，获取胎儿图像或确定胎儿性别是不恰当的，违反了医疗责任规定。超声应由合格的卫生专业技术人员操作为患者提供医疗服务。

AIUM关于诊断超声的安全声明

培训和研究的安全性声明

2012年4月1日批准

诊断超声自20世纪50年代末开始使用。截至目前尚无证据证实这种方式会对患者产生不良生物效应，在谨慎和保守的使用诊断超声过程中也尚未发现任何危害会妨碍教育和研究，但从正常诊断实践中获得的经验可能与延长辐照时间和改变辐照条件有关。因此，我们认为应提出下列建议：当以培训或研究为目的进行检查时，超声照射量应在研究/培训目标范围内尽可能低。此外，应告知受试者预期的暴露条件，以及这些条件与正常诊断实践的比较。重复和长时间暴露在一个单一对象应是合理的，并坚持谨慎和保守原则使用。

资料来源：Reproduced with permission from American Institute of Ultrasound in Medicine（AIUM）.Prudent use and clinical safety. Laurel, MD: AIUM; 2012.Available from: http://www.aium.org/oficialStatements/34.Approved April 1, 2012.Cited October 7, 2016; American Institute of Ultrasound in Medicine（AIUM）.Prudent use in pregnancy.Laurel, MD: AIUM; 2012.Available from: http://www.aium.org/oficialStatements/33.Approved April 1, 2012.Cited October 7, 2016; and American Institute of Ultrasound in Medicine（AIUM）.Safety in training and research.Laurel, MD: AIUM; 2012.Available from: http://www.aium.org/oficialStatements/36.Approved April 1, 2012.Cited October 7, 2016.

在医学超声安全文件中，AIUM建议操作者询问以下4个问题，以有效地利用输出显示。

- 正在进行的检查应使用哪个指标？
- 是否存在可能导致指标值读数过高或过低的因素？
- 在指标值已经很低的情况下，还能进一步降低吗？
- 如何在不影响扫查诊断质量的情况下将超声暴露降至最低？

超声检查人员和医师实时接收诊断超声波输出的数据，不仅要求他们了解超声通过组织传播时与组织相互作用的方式，还要求其评估潜在的不良生物效应。输出显示是一种可以用来指导超声检查和控制潜在不良反应的工具。它的热指数和机械指数为用户提供了更多的信息和更多的责任来限制输出。

六、通用的AIUM安全声明

考虑超声波生物效应的一些官方立场很重要。最重要的是得到官方声明高度认可的超声安全性。例如，2012年，AIUM重申了早期关于诊断性超声临床使用的声明，该声明中指出：目前的诊断设备暴露尽管并没有独立证实的不良影响，但谨慎使用对患者受益大于风险。AIUM也强烈反对在怀孕期间出于非医疗用途使用超声。评价诊断超声在研究中使用时，AIUM建议在非直接医疗目的进行超声照射时，应告知个人有关照射条件及这些条件与正常照射的关系。在大多数情况下，以研究为目的进行检查与正常诊断性检查一样，不会造成额外的风险。许多研究性检查可以与常规诊断性检查结合进行。

动物体内模型的效应由AIUM声明关于哺乳动物热生物学效应、微泡造影剂组织和自然气体组织概括总结。尚无独立证实的实验证据表明动物模型的损伤低于特定的规定水平（温度上升$<2℃$；机械指数<0.4）。机械指数值很严格，因不含气组织比含气组织表现出损伤水平要低得多。在无气体的情况下，即使机械指数为4.0，也未检测到生物效应。

七、流行病学

考虑生物效应的所有潜在原因，目前必须检查流行病学证据，这些证据在一定程度上充分证实超声的安全性。1988年Ziskin和Petitti回顾了当时进行的流行病学研究，并得出结论："在25年的广泛临床应用中，流行病学研究和调查没有发现诊断超声有任何不良影响的证据。"但在2008年，AIUM小组委员会对流行病学文献进行了回顾研究，修订了AIUM关于产科诊断超声安全性流行病学的声明。AIUM早期声明中没有证实与超声暴露有关的影响存在。然而，当前AIUM声明的区别是：尽管现在已经检测到一些可能的影响，但不能根据这一证据得出因果关系的结论。

流行病学研究很难进行，数据分析和结果解释尤为复杂。一些关于胎儿暴露于超声波下的流行病学研究声称检测到某些生物效应，也受到了指责。在加拿大一项涉及约120万次检查的一般性调查中，仅报道了一种未确定效应的迹象；然而，这是一个极低的发生率，也没有后续随访来确定影响的性质。此外，一项包括12.1万例胎儿检查的早期研究报告称没有影响。Moore等报道了低出生体重发生率的增加，而Stark等用不同的统计学方法研究同样数据，发现并没有显著增加。Scheidt等发现抓握异常和颈部强直放松。然而，考虑到对数据的统计处理，这些结果很难解释。Stark等发现这些孩子发生读写障碍的概率增加，但他们的出生体重低于平均水平。流行病学研究也存在一些普遍的问题，包括缺乏明确的暴露条件和胎龄，统计抽样的问题（阳性和阴性结果），以及使用较老的扫查系统，特别是胎儿多普勒超声。读写障碍筛查是两个随机试验的一部分，包括特殊的长期随访提示超声暴露和对照组之间没有统计学差异。

Ziskin与Petitti总结了影响流行病学证据评估的因素。主要应当意识到流行病学证据可用来确定暴露与生物效应之间的联系，但这并不能证明暴露导致了生物效应。关联强度是由关联的统计显著性确定的。Hill与Abramowicz等制定了以下7个判断因果关系的标准。

- 关联强度。
- 重复性和与先前相关研究的一致性。
- 对特定生物效应或暴露部位的特异性。
- 关于效应的经典因果关系。
- 存在剂量反应。
- 效应的合理性。
- 来自实验室研究的佐证。

当考虑这些因素时，不良生物效应和诊断超声暴露之间似乎没有明确的因果关系。

Newnham等在一项旨在确定超声在减少新生儿出生天数和早产率方面的研究中，报道了较高的宫内生长受限。因此，研究目的不是检测不良生物效应，但在随后的数据分析中发现了统计学上显著的影响。在试验组选择和暴露中，方法学的一些缺陷也较明显，但总的来说，可以从这个良好的随机临床试验结果中推断出一些关联。在一项病例对照研究中，Campbell等报道宫内照射增加儿童语言延迟的发生率更高，具有统计显著差异。在病例对照研究中相关性的证据不如前瞻性研究强，同时对延迟说话的判断是困难的。随后，Salvesen等对1107例在子宫内暴露的儿童和1033例对照组进行了研究，发现他们在说话迟缓、词汇量有限或口吃方面没有显著差异。

八、控制超声输出

关于潜在的生物效应，最重要的问题是医师或超声医师如何采取措施，使这些效应最小化。操作人员理解操作中涉及的风险是至关重要的，但如果没有能力操控超声系统的能量输出，这些知识的用途有限。一些特殊的方法可以用来限制超声暴露，同时保持诊断相关的图像质量。

超声系统的控制可分为直接控制和间接控制（表2.2）。直接控制是应用类型和输出强度。应用类型是广泛的系统控件，允许便捷地选择特定的检查类型。这些通常以图标的形式出现，由用户选择。这些默认设置有助于最大限度地减少超声诊断应用程序，优化成像参数所需的时间。这些设置应按指示使用（例如，不要将心脏设置用于胎儿检查）。输出强度（也称为"功率""输出"或"发射"）控制换能器发出的整体超声波功率。根据聚焦的不同，它的控制通常会对图像中所有点的强度产生不同程度的影响。应使用形成优化图像的最低输出强度，以达到最低的暴露强度。由操作者控制系统聚焦可改善图像质量，同时限制所需的声强度。正确的聚焦深度可以改善图像，而不需要增加声强。

表 2.2 优化超声输出：最低功率输出构建优化的图像

直接控制	
应用类型	示例：胎儿、心脏
输出强度	功率，输出，发射
聚焦	允许只在聚焦区增加输出强度
间接控制	
超声模式	
非扫描模式（在一个区域内沉积热量）	连续波多普勒、频谱或脉冲波多普勒、M型
扫描模式	B型或灰阶、彩色血流多普勒、能量多普勒
脉冲重复频率	增加每次脉冲能量 通常通过改变B模式下的最大成像深度或多普勒模式下的速度范围来控制
脉冲长度	增加多普勒取样容积
合适的换能器	高频：为深度需要输出更多；低频：为深度所需输出较少
增益控制	时间增益补偿可以在不增加输出的情况下改善图像，接收器增益在不增加输出的情况下可增加回波强度

许多间接控制通过决定超声能量在时间和空间上的分布，极大地影响了超声暴露。选择使用的超声模式（如B模式、脉冲多普勒、彩色多普勒），操作者控制声束扫描。非扫描模式沿单一路径沉积能量，并增加热能的可能。脉冲重复频率表示换能器被激发的频率。增加每秒脉冲次数会增加平均时

间强度。脉冲重复频率通常通过改变图像的最大深度来控制B模式或多普勒模式的速度范围。爆发长度（也称为脉冲长度或脉冲持续时间）控制每一次发射超声脉冲的准确持续时间。在相同脉冲重复频率的情况下增加脉冲持续时间将增加平均时间强度。对脉冲持续时间的控制可能不是很明显，例如，在频谱多普勒超声中，增加多普勒取样容积宽度会增加脉冲持续时间。

选择合适的换能器也将限制对高声功率的需求，尽管更高的频率提供了更好的空间分辨率，但组织的衰减随着超声频率的增加而增加，因此穿透可能会丢失。也许最重要的是接收器增益控制，接收器增益控制对声输出强度没有影响。因此，在提高声输出强度之前，应先增加接收器增益。应该注意的是，一些系统控制实际上与声输出强度相互作用，而没有直接控制。检查制造商是否提供接收器增益、时间增益补偿和声输出强度的单独控制。时间增益补偿可以在不增加输出的情况下改善图像质量。

一个训练有素的操作者是无法被取代的，输出显示的标准参数和要求只会帮助那些愿意使用和理解它们的人。在诊断扫描仪上实时显示机械和热指数将帮助临床医师评估和减少使用此类仪器的潜在风险，鼓励医师和超声医师学习更多关于如何减少潜在的生物学效应。

AIUM关于胎儿纪念影像的声明

2012.4.1

批准

AIUM 提倡在所有胎儿成像中负责任地使用诊断超声。患者为了缓解压力和心理安慰，对超声检查的压力越来越大，很大程度上是由于三维超声图像质量的提高，以及关于这些相关技术进步的大量信息。虽然只有初步的科学证据表明三维超声对亲子关系有积极的影响，但AIUM认为许多父母可能会为此进行检查。

这种"纪念影像"目前出现在各种设置中，包括以下几点。
- 在医学超声检查过程中给家长的图像或视频剪辑。
- 独立的商业胎儿成像机构，通常没有任何医师对获得的图像进行审查，也没有对获得图像的个体进行正规培训，这些图像被称为非医学视频。
- 在医疗机构的额外消费（办公室或医院），在医疗服务提供者和患者承保的合同范围之外。

AIUM 建议，经过适当培训和认证的医疗专业人员（持证医师、注册超声医师，或注册超声医师申请人），接受过专门的胎儿成像培训，可以进行所有的胎儿超声扫查。这些人员经过培训，以识别医学上的重要状况，如先天性异常、类似于病理改变的超声扫查伪影、避免超声暴露超过胎儿安全范围的技术。"有限医疗超声"的任何其他用途都可能构成无证行医。AIUM 再次强调，所有成像都需要适当的文件和由医师签署患者医疗记录的最终报告。

尽管超声用于医疗诊断的一般用途被认为是安全的，但超声能量可产生潜在的生物效应。超声生物效应可能是由于长时间的扫查，在没有医学指征的情况下不适当的使用彩色或脉冲多普勒超声，或过高的热或机械指数设置。AIUM 鼓励患者确保超声医师在胎儿成像方面接受过专门的培训，以确保获取最佳的结果。AIUM 还认为，除向患者提供图像或医疗记录副本的费用外，其他额外的费用安排可能违反美国医学会（American Medical Association）和美国妇产科医师学会（American College of Obstetricians and Gynecologists）的医学伦理原则。因此，AIUM 重申在怀孕中谨慎使用的声明，并建议只有上述第一种场景符合专业组织的伦理原则。

纪念图像市场在一定程度上是由过去的医疗方法推动的，用相关法律顾虑作为不给患者提供图像的理由。与患者分享图像不太可能造成有害的法医学影响，尽管这些问题需要进一步的分析和评估，但仍鼓励在进行产科超声检查时适当地与患者分享图像。

资料来源：Reproduced with permission from American Institute of Ultrasound in Medicine（AIUM）.Keepsake fetal imaging.Laurel，MD：AIUM；2012. Available from：http://www.aium.org/oficialStatements/31.Approved April 1，2012.Cited October 7，2016.

九、非医疗目的超声视频

值得关注的是，诊断性超声越来越多地用于孕妇的非医学扫描，以提供胎儿"纪念"视频。不幸的是，非医疗目的超声在孕中晚期被大力推广，这时骨钙化会增加热效应。此外，如果超声生物效应被证明是附加的，或者只是增加了生物效应的机会，有经济能力安排多次超声成像的妇女可能会使自己和胎儿面临更大的风险。如果这种超声检查没有临床效益，其效益-风险比显然为零。此外，由于通常使用的超声波设备与临床医师使用的诊断设备相同，消费者可能不知道没有生成、解释或转介给产科医师的医疗信息。FDA认为这是对医疗设备未经批准的使用，并建议用户参考AIUM关于纪念视频的声明。

（尹立雪，张清凤，丁戈琦，张红梅，王胰，李文华译；尹立雪审校）

参考文献

扫码观看

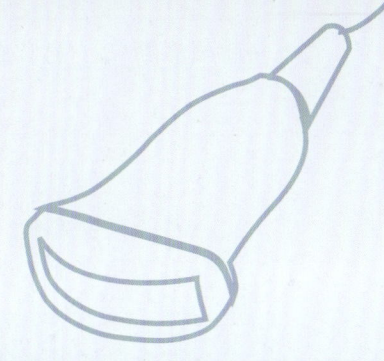

第三章　超声造影剂

Peter N. Burns

章节大纲

一、要求和类型
　　血池造影剂
二、微泡特异性成像的需求
　　（一）微泡特性与入射声压
　　（二）机械指数
三、非线性回波与谐波成像
　　（一）B型谐波成像
　　（二）谐波频谱与能量多普勒成像
　　（三）组织谐波成像
　　（四）反向脉冲成像
　　（五）反向脉冲多普勒成像

（六）平面波对比成像
（七）振幅和相位调制成像
（八）时域最大强度投影成像
四、微泡爆破：间歇性成像
　　（一）触发成像
　　（二）间歇性谐波能量多普勒
　　（三）爆破-再灌注成像
五、安全注意事项和监管状态
六、未来展望
七、总结

关键点总结

- 尽管起步艰难,但超声微泡造影剂历经20多年的发展后,终于走向了成熟。
- 超声造影剂需要满足的条件包括容易进入血管系统,在进行诊断性检查时具有稳定、毒性低的特点,且能改变受检组织超声成像的一个或多个声学特性。
- 超声微泡造影剂安全、有效,并且患者耐受性好。
- 微泡的造影剂特异性模式可以实时显示器官和肿瘤实质的灌注情况。发射脉冲的机械指数是微泡造影剂对于超声波响应的主要决定因素;只有在低机械指数下才能不破坏微泡,实现连续灌注成像。
- 超声及微泡的发展将为分子和细胞成像、强化疗法、药物和基因递送提供广阔的前景。

尽管起步艰难,但超声微泡造影剂历经20多年的发展后,终于走向了成熟。全球有50多个国家批准将微泡超声造影剂用于放射学适应证,美国于2016年加入了该行列,并且FDA批准将其用于成年人和儿童的肝脏诊断。微泡造影剂的研发开辟了许多超声诊断成像的新领域,并将逐步成为超声成像技术发展的重心。微泡由在血液中溶解度低的气体小球(如氟碳化合物)构成,其通常被覆薄壳以增加稳定性,薄壳通常由柔软的生物相容性材料制成,这些材料多选用脂类,也可选用蛋白质和聚合物。此类包膜微泡直径约3~5 μm,略小于红细胞的直径(图3.1),这样的大小使其可作为一种纯血池造影剂(图3.2)。悬浮微泡一般经手臂或手的外周静脉注射,全身剂量通常为0.2~2 mL,这一剂量内约含千万个微泡,大致相当于1 mL血液中红细胞的数量。经团注法注射造影剂可以使血液回声增加500到1000倍。大约5分钟后,微泡中的气体会扩散进入血液中,仅极少量的外壳物质被代谢。此外,通过生理盐水滴注微泡也可以获得持续长达20分钟的稳定增强效果。微泡造影剂首次使器官和病变的实时灌注成像成为可能。本章旨在为造影剂在这些适应证中的实际应用提供指导和参考。

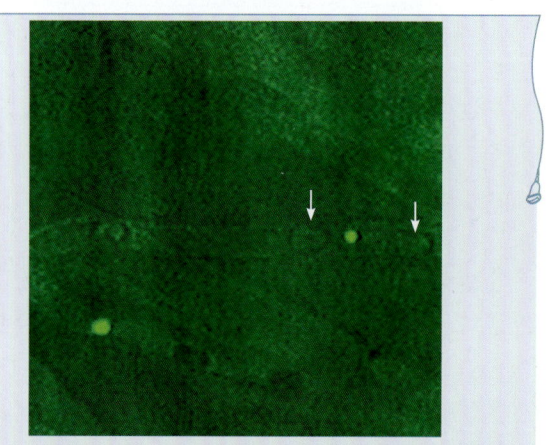

活体显微镜下观察到荧光标记的全氟丙烷微泡(Definity, Lantheus Medical Imaging, North Billerica, MA)在毛细血管中与周围的红细胞一起被运输(箭头)

图3.2 微泡作为对比剂要较大并停留在血液中

(Courtesy of J.Lindner, Oregon Health Sciences Center.)

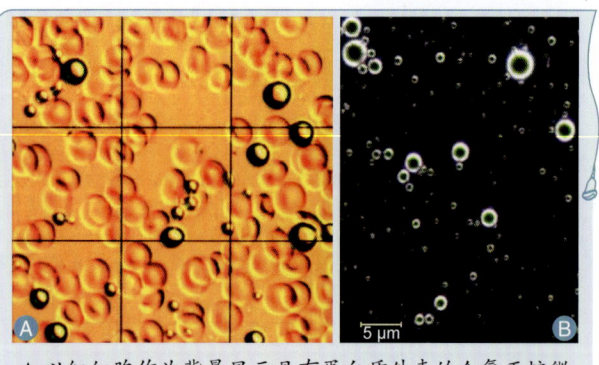

A.以红细胞作为背景显示具有蛋白质外壳的全氟丙烷微泡(Optison, GE Healthcare, Milwaukee, WI); B.暗视野显微镜下显示以脂质包裹的全氟丙烷微泡(Deinity, Lantheus Medical Imaging, North Billerica, MA)。

图3.1 超声造影剂

一、要求和类型

超声造影剂需要满足的条件包括容易进入血管系统,在进行诊断性检查时具有稳定、毒性低的特点,且能改变受检组织超声成像的一个或多个声学特性。尽管将超声造影剂通过动脉注射进行应用的设想具有合理性,但临床上对超声造影的需求是这些药物能够静脉给药,并完整地通过心脏和肺。上述严格规范在过去10年才得以满足,普遍采用的技术是将直径小于红细胞的气体微泡包裹起来,从而实现在肺和全身血管系统的自由循环。

超声造影剂进入血管系统内发挥作用,并最终在血管内代谢（"血池"造影剂），或者在血管相后被组织选择性摄取。在影响超声图像的组织特性中，最重要的是线性和非线性背向散射系数、衰减和声传播速度。大多数的造影剂通过尽可能地增加组织的背向散射来增强回声，同时尽可能地减少其在组织中的衰减，从而增强血液的回声。尤为重要的是，造影剂改变了血液回声的性质，因而可以实现选择性实时成像。

血池造影剂

1. 游离气体微泡

1968年，Gramiak和Shah首次使用气体微泡增强血液回声，在进行超声心动图检查时，其将搅拌过的生理盐水注入左心室后，在主动脉管腔内观察到了增强的回声。随后发现增强回声源于溶液震荡过程中或经导管尖端注射溶液过程中产生的游离气体微泡。化合物的震荡溶液，如吲哚菁绿和Renograin（已获准用于动脉内注射）也投入了临床应用。但游离气体微泡作为造影剂的应用仅限于心脏，包括评估瓣膜关闭不全、心内分流和心腔大小。上述方式产生的气体微泡的主要缺点在于直径较大，不能通过肺循环且不稳定，将在数秒钟内回到溶液中。目前，游离气体微泡除了偶尔在超声心动实验室中被用来识别分流外，很少用作造影剂。

2. 包裹气体微泡

为了克服游离气体微泡天然的不稳定性，人们研制了多种外壳包膜以获得更稳定的微泡（表3.1）。1980年，Carroll等将氮气微泡包裹在明胶内，然后将其注射到大腿接种VX2肿瘤的兔子的股动脉中。虽然发现肿瘤边缘有回声增强，但这种大直径的包膜气体微泡（80 μm）不能静脉给药。1984年，Feinstein等首次挑战制备直径与红细胞大小相当、并能顺利通过心脏和肺毛细血管网的包裹气体微泡。其通过超声波降解人血清白蛋白溶液产生气体微泡，经外周静脉注射后，可以在左侧心腔检测到该气体微泡。该造影剂随后被商业开发为Albunex（Mallinckrodt Medical，Inc.，St.Louis，MO）。

另一种稳定气体微泡的方法是在干粉溶解后添加脂质壳。Levovist（Schering AG，Berlin，Germany，中文名：利声显）是一种干燥混合物，包含99.9%的微晶半乳糖微粒和0.1%的棕榈酸。其在无菌水中溶解时半乳糖分解成微粒，为直径3~4 μm的气体微泡黏附提供不规则表面。被覆棕榈酸的微泡通过分离气/液界面来降低其溶解性，从而获得稳定性。这种气体微泡直径的中位数约为3 μm，第97百分位数约为6 μm，并且可以稳定地通过肺循环。该试剂与其前身Echovist（Schering）在化学上有关联，Echovist是一种大直径的半乳糖造影剂，可形成较大气体微泡，主要用于显示输卵管等非血管导管结构。大量有关Levovist的早期研究表明，它能够以足够的浓度通过肺循环，既可以增强彩色和频谱多普勒信号，也可以用于非线性成像模式（如反向脉冲成像）进行灰阶超声检查。虽然Levovist未能在美国获批，但欧盟、加拿大、日本和许多其他国家已批准其使用。Levovist开拓了静脉造影剂的许多临床应用方向，现在已经被所谓的"第二代"药物取代并不再销售。

表3.1 截至2016年一些超声造影剂的监管和市场状况

名称	公司/研发者	成分（外壳/气体）	监管/市场状况	
			心脏病适应证	放射学指征
Definity	Lantheus Medical Imaging	脂质/全氟丙烷	美国、加拿大批准使用	加拿大、中国、澳大利亚及美洲批准使用
SonoVue Lumason	Bracco	磷脂/六氟化硫	欧盟、加拿大批准使用	包括欧盟、加拿大、中国及美国等40多个国家在内批准使用
Optison	GE Healthcare	声振白蛋白/八氟丙烷	欧盟、美国及加拿大批准使用	暂停研发
Sonazoid	GE Healthcare and Daiichi Sankyo	脂质全氟丁烷	临床研发阶段	日本、韩国及挪威批准使用 欧盟、美国处于临床研发阶段
biSphere	Point Biomedical	双层聚合物/空气	暂停研发	暂停研发
Imagify	Acusphere	聚合物/全氟丁烷	临床研发阶段	暂停研发
PESDA	Porter	声振白蛋白/全氟化碳	非商业研究	暂停研发
BR55	Bracco	VEGFR-2靶向脂肽/全氟化碳		临床研发阶段

注：VEGFR，血管内皮生长因子受体。

3. 第二代造影剂

第二代造影剂旨在通过利用低溶解度气体（如全氟化碳）来增加背向散射强度并在血流中维持更长时间。这些较重的气体通过微泡外壳时扩散得更慢，在血液中的溶解度也更低。Optison（GE Healthcare，Milwaukee，WI）（图3.1A）是一种内部填充全氟丙烷气体、被覆白蛋白外壳的造影剂，它的大小与其前身Albunex相似，现今在欧盟、美国及加拿大均被批准用于心脏病学适应证。SonoVue（Bracco，Milan，Italy，中文名：声诺维）则是在磷脂外壳中填充六氟化硫气体，目前在欧盟、中国及其他一些国家可用于心脏病学及放射学适应证，而在美国它以Lumason为名被批准使用。Definity（Lantheus Medical Imaging，North Billerica，MA）（图3.1B）由柔韧的双脂壳包覆全氟丙烷微泡组成，即使在低剂量下也具有更好的稳定性及高增强特性，目前在加拿大、澳大利亚及一些中南美洲国家被批准用于心脏病学及放射学适应证，在美国被批准用于心脏病学适应证。最后，Sonazoid（Daiichi Sankyo，Tokyo，Japan and GE Healthcare，Milwaukee，WI，中文名：示卓安）由脂质外壳包覆全氟丁烷微球组成，目前在日本、韩国等国家被批准用于放射学适应证。值得注意的是，虽然这些微泡非常小，但其仍大于计算机断层扫描（computed tomography，CT）及MRI造影剂分子和微粒，后者能通过血管的有孔内皮细胞扩散至间质。因此，CT和磁共振增强图像经常显示"间质相"或"实质相"的增强，可用于识别高通透性的血管结构，如肿瘤新生血管相关的结构。而另一方面，微泡的大小与红细胞相当，故红细胞到达的地方微泡均可到达（图3.2），更重要的是，红细胞无法到达的地方微泡也无法到达。故微泡是临床放射学中第一种纯血池造影剂。

4. 选择性摄取造影剂

理想的血池造影剂应具有与血液本身相同的流体动力学，并最终从血池中代谢。如Definity、SonoVue及Optison等造影剂通常不会在血管系统外被检测到，因此很接近这种理想状态。然而，人们现已制备出了新型造影剂，可在代谢期间及在血池中均实现超声增强。如全氟辛基溴等胶体悬浮液滴和具有特定外壳特性的微泡造影剂可被网状内皮系统吸收，并最终在此被排泄。因此它们可提供肝脏实质的内部对比信息，识别库普弗细胞（Kupffer cells）的分布。Levovist和Sonazoid等造影剂从血管系统被清除后仍可使肝、脾实质在"延迟期"增强，从而检测出癌症等库普弗细胞缺乏的病灶。

超声造影剂的典型剂量大约为每公斤体重10+ μL微泡悬浮液，故全身剂量大约为0.1~1 mL。图3.3显示了外周静脉注射第二代造影剂后全身动脉血回声增强。在接下来的几分钟内，首次峰值出现，随后出现再循环及造影剂被清除时的廓清。通过使用生理盐水滴注或泵注气体微泡，可以获得持续长达20分钟的稳定增强。少量的氟碳化合物气体溶解入血，最终通过肺及肝脏排出。微量的外壳物质被分解为生物相容性成分，而常用造影剂分解产生的这些成分原本就存在于血液中。

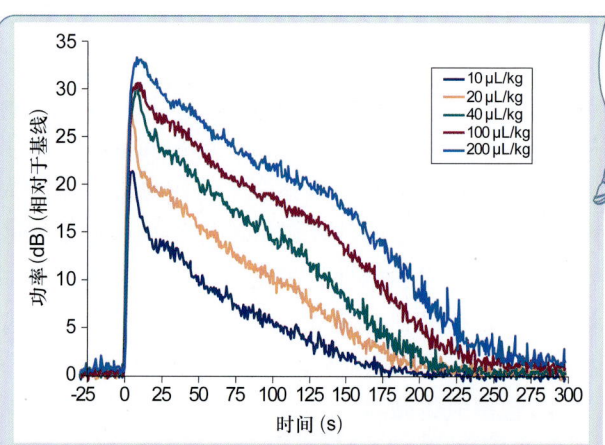

峰值强度为30dB时，相当于回声较基线增强1000倍。值得注意的是增加10倍的剂量并未使峰值强度产生等倍的增长，反而延长了廓清时间

图 3.3 Optison 的静脉推注剂量逐渐增加后动脉血回声增强情况

二、微泡特异性成像的需求

使用超声造影剂对实性器官进行诊断的主要目的之一就是在灌注水平（即小动脉与毛细血管水平）探测血流量。图3.3中峰值增强超过30 dB，相当于血液回声增强了1000倍。虽然数据惊人，但并非一定有助于超声灌注成像。以肝窦为例，灌注血流的回声常被周围肝实质的实性结构回声环绕，而肝实质的回声多数情况下总是高于增强后的血液回声。在非增强图像中血管显示为低回声，故增强回声的造影剂实际上降低了血液与周围组织的对比度，使血管的管腔显示得更不清楚。因此，亟须寻

找到一种实现肝内小血管血流显像的造影剂，或使血液回声显著高于周围组织，或可用于抑制无增强结构回声的成像方法。微泡特异性成像方法提供了这一可能性。

（一）微泡特性与入射声压

理解造影特异性成像模式并成功应用于临床的关键在于微泡造影剂与成像过程之间的独特相互作用。所有造影特异性成像的核心均在于控制并运用这种相互作用。与组织不同，微泡对超声波的散射依赖于成像过程中微泡所接触的声波振幅，据此微泡特性共分为3大类，并产生相应的3大类回声（表3.2）。微泡特性的类型主要取决于超声扫描仪产生的入射声场强度（更准确地说是峰值负压与频率）。在较低的入射声压（对应超声扫描仪的低发射功率）下，造影剂产生了线性背向散射增强，导致血液回声增强，这正符合造影剂制造者所预想的特性。随着扫描仪发射强度的增加，作用于微泡的入射负压超过约50～100 kPa（仍低于多数诊断扫查的使用水平），造影剂的背向散射开始出现非线性特征，如发射谐波。对这些现象的检测正是造影特异性成像模式的基础，如谐波成像、反向脉冲成像。最后，当峰值压力超过300 kPa（或0.3 MPa）并接近经典超声成像系统在常规B型成像下的发射水平时，微泡被声束破坏，同时产生强烈而短暂的回声，这种特性为最常用的灌注定量法奠定了基础。需要注意的是，在实际操作中，由于微泡的大小有所不同，并存在频率的额外影响，上述微泡特性的界限并不十分鲜明。此外，由于微泡的声学特性很大程度上取决于气体及外壳的组成成分，故不同类型的微泡特性也并不一致。

表3.2 一种脂质包覆氟碳化合物的典型造影剂在超声声场中的三种声学特性

峰值压力（近似值）	2MHz下的机械指数	微泡特性	声学特性	应用
<100 kPa	<0.07	线性振动	线性背向散射增强	多普勒信号增强
0.1～0.3 MPa	0.07～0.2	非线性振动	非线性背向散射	实时（低机械指数）灌注成像
>0.5 MPa	>0.4	破裂	瞬态非线性回波	触发式灌注或爆破－再灌注血流检测

综上所述，微泡在声场中存在三种特性，它们取决于所发射超声波束的振幅及频率。实际上，微泡在声束下的暴露情况最好通过超声扫描仪所显示的机械指数进行监测。在极低的机械指数下，微泡充当简单而强大的回声增强器，对频谱多普勒的增强效果最显著，但鲜少用于腹部器官。在稍高强度下（即常规诊断中使用的强度范围下限），微泡在发生非线性振动时发射出谐波。这些非线性回波能被造影特异性成像模式所探及，该模式通常有赖于调制相位和（或）振幅的低机械指数脉冲序列。反向脉冲成像即为此方法的一个例子。最后，在更高强度设置下（与常规检查时使用水平相当），微泡被刻意破坏，从而产生强烈而瞬时的回波。使用谐波能量多普勒探测这种回波是使微泡得以在极低浓度下显像的最敏感的方法之一，但代价是微泡会被破坏。由于组织再灌注周期长，故运用高机械指数成像间隙的"间隔延迟"来进行间歇性成像十分必要。因此，微泡爆破提供了一种在组织层面上量化灌注的独特方法。

（二）机械指数

由于一些与造影无关的原因，FDA要求在美国上市的超声仪器要在显示屏上标注组织所承受的标准化负压峰值估计值。当然，这一压强会随着声波穿过的组织及声束的振幅与几何形状而改变：衰减越多，组织中的峰值压强越小。超声扫描仪本身无法识别其被用于何种组织，因此所得出的指数定义并反映了多数组织在声束焦点处承受声压的大致情况。机械指数即被定义为以MPa为单位的稀疏压强峰值（即负压峰值）除以以MHz为单位的声波频率的平方根（译者注：机械指数是一个无量纲数）。这一数值与声波在单个负半周期内对微泡的机械做功量相关，并被认为可以反映声波在介质内引起空化效应的倾向。在临床超声系统中，这一指数通常为0.05～2.0。虽然每一帧图像仅显示一个值，但现实中整幅图像的实际机械指数值是变化的。在没有衰减的情况下，声束焦点处的机械指数值最大，而衰减则会使这一最大值位置向换能器方向偏移。此外，由于指数的计算是一个比较复杂的过程，且其本身只是一个对体内实际数值的估计值，故不同超声仪器显示的指数并不具有确切的可比性。例如，对于同一个患者进行检查时，一台机械指数为0.2的超声仪器导致的微泡破裂有可能多于另一台机械指数为0.3的超声仪器。因此，某一特定检查的仪器设置参数在不同制造商的仪器之间是不可通用的。尽管如此，机械指数仍是操作者预估造影剂微泡声学特性时最重要的参考指标。因此，它在超声仪器中通常被纳入造影模式的预置初始设置中，而输出功率调整常被放在操作者控制界面首位。造影模式中输出功率的典型初始设置低至常规成像使用的输出功率的1%~2%。

> **机械指数**
> - 定义为 $MI = \dfrac{P_{neg}}{\sqrt{f}}$，其中 P_{neg} 为声波负压峰值（MPa）；f 为声波频率（MHz）
> - 反映目标物（如微泡）在声场中受到的标准化负压峰值
> - 适用于声束焦点处
> - 随着图像深度变化而变化（随深度加深机械指数降低）
> - 随着图像中横向位置变化而变化（在扇形边缘机械指数降低）
> - 不同厂商的系统内机械指数估算方式不同

三、非线性回波与谐波成像

微泡在声场中的特性提供了两个重要证据。其一，图3.3中所示微泡的回声增强幅度远大于预期中血液内同等大小的稀疏散射体（译者注：如红细胞）所产生的回声增强幅度。其二，对早期造影剂声学特征的研究证实，衰减与散射的光谱峰值取决于声波的频率和微泡的大小。这些重要的发现揭示了微泡在声场中存在共振现象。超声波由交替出现的压缩波与稀疏波共同组成，当超声波传递至微泡时，微泡半径会随着声场的振动产生同步的周期性变化。就如同乐器的琴弦振动一般，这些振动具有一种固有的振动频率，即共振频率，使微泡可以非常高效地吸收与散射声波。参考水中游离气泡的线性振动，可以用一个简单的理论来预测直径为3 μm的气泡径向振动的共振频率（此直径正是典型的经肺微泡造影剂的中位直径），如图3.4所示，其共振频率大约为3 MHz，恰好约等于超声进行常规腹部扫查时所使用的中心频率。这种非同寻常的、幸运的巧合正解释了为何超声造影剂能如此高效，且能

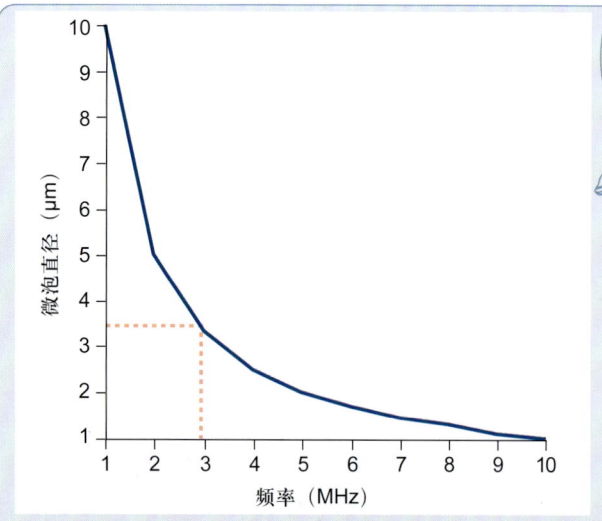

该图显示，超声场中微泡的谐振频率或固有频率取决于微泡的大小。对于直径为3.5 μm的微泡（静脉注射造影剂所需的大小），其共振频率约为3 MHz。

图 3.4　诊断性超声场中的微泡共振

以极低剂量给药。同时这也预示着微泡在声场中经历共振时可被诱导产生非线性运动，而这正是谐波成像的基本原理。

人们早就认识到，如果微泡在足够高的声压下被声场所"驱动"，其振荡偏移会达到一个临界值，此时微泡交替膨胀与收缩的大小不相等。1917年，超声成像的声学理论基础创始人Rayleigh爵士，出于对茶壶在水沸腾时发出的"吱吱"声好奇，首先对这一现象进行了研究。

这种非线性运动产生的声波（由微泡发出并被换能器检测到）包含谐波，就像乐器的共振弦一样，根据它们弯曲或拨动的方式不同，会产生包含泛音的音色（谐波的音乐术语），高于基本音的八度音阶。这一现象的根源是非线性效应，当振幅变大时，非线性效应开始影响微泡的振荡。当微泡被声波压缩时会变得更加坚硬，因此它的半径不会进一步减小。相反，在超声脉冲稀疏相，微泡变得不那么坚硬，因此微泡大小会有所增加（图3.5）。图3.6显示了微泡造影剂于3 Mhz的声波辐照后产生的回波频谱。尽管图中显示的造影剂是Optison，但大多数微泡造影剂的表现都类似。横轴为超声频率，纵轴为相对振幅。除了3 MHz的基波外，在发射频率的整数倍处出现一系列的回波，称为高次谐波。因此，有一个简单的方法区分微泡和组织：激发它们产生谐波，并优先检测这些谐波，而不是来自组织的基波。造影剂产生谐波的关键因素是声

波的入射压力、频率、微泡的尺寸分布，以及微泡外壳的机械性能（例如，坚硬的微泡外壳会抑制振荡，并减弱其非线性效应）。

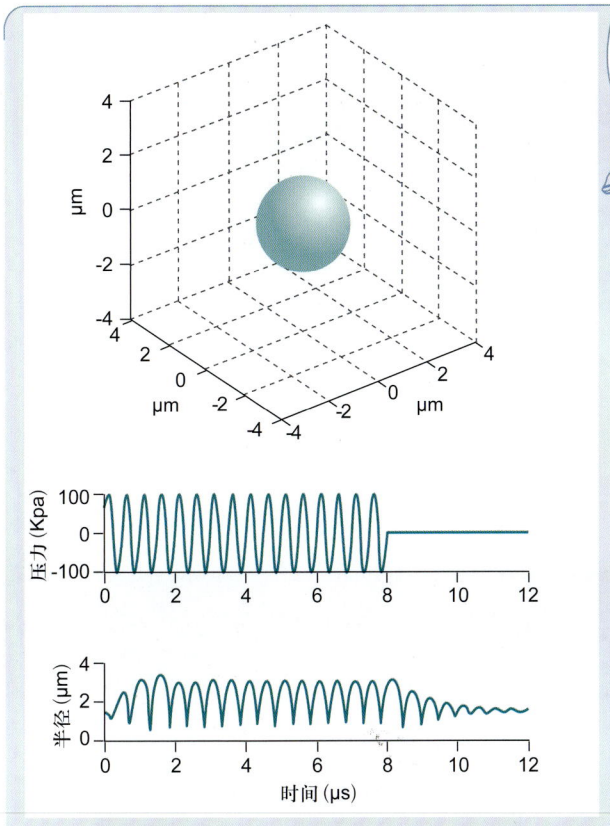

微泡对诊断声波的反应是非线性的（上图），当被声波压缩时，微泡变硬，半径只产生很小的变化（下图）。在声波的低压部分，微泡硬度降低，半径变化可以很大。这种非线性的响应导致在散射波中产生谐波。

图 3.5　声场中的微泡

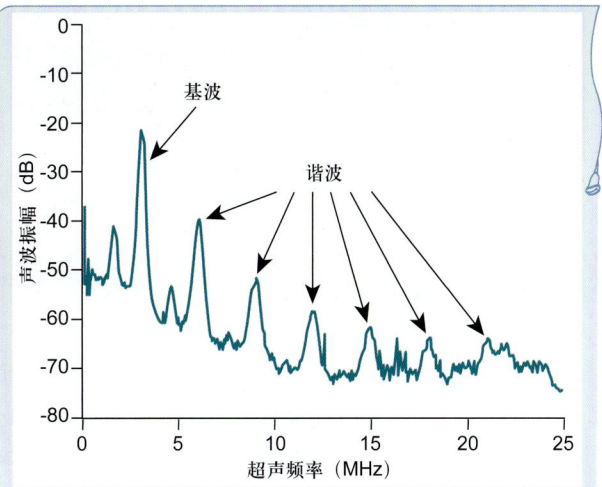

以3 MHz频率的声波对造影剂辐照，并分析回波的频率成分。回波中能量的最大峰值位于3 MHz基频，但在6 MHz，9 MHz，12 MHz，15 MHz和18 MHz处有明显的二次峰值，此外，也有一些峰值存在于上述谐波之间（称为"超谐波"）和基波以下（称为"亚谐波"）。二次谐波的振幅比主波或基波低约18 dB。谐波成像和多普勒成像的目的是分离和单独处理该信号。

图 3.6　超声造影剂 Optison 发射的谐波

（With permission from Becher H，Burns P.Handbook of contrast echocardiography: left ventricle function and myocardial perfusion.New York: Springer; 2000.）

（一）B 型谐波成像

基于谐波发射现象的多普勒方法及成像，称为谐波成像，目前被广泛应用于现代超声扫描仪中。在谐波模式下，系统通常以某一频率发射声波，但优先接收2倍于该频率的回波，即造影剂微泡产生的回波频率。通常，发射频率为1.5～3 MHz，而通过一个简单的中心频率在二次谐波处的射频带通滤波器筛选后的接收频率为3～6 MHz。谐波成像与常规超声成像所使用的阵列换能器相同，对于目前大多数超声系统而言，仅需要更新软件即可抑制来自实性组织和红细胞本身的回声。实时频谱多普勒及彩色多普勒谐波成像模式也已经应用于许多商用超声系统中。显然，要在如此大范围的频率内应用，换能器需要更合适的带宽。幸运的是，由于换能器阵列的带宽对常规超声成像性能有重要影响，近年来人们一直致力于增加换能器阵列的带宽，因此谐波成像模式不需要额外支付专用换能器的费用。

（二）谐波频谱与能量多普勒成像

如图 3.7，在谐波成像中，虽然仿体材料的回声会衰减，但并未消除，进而逆转了造影剂与其周围组织之间的对比度。这种效应的意义在于当血管中的微泡被来自组织的强回声所掩盖时能增加微泡的对比度。在频谱多普勒中，超声医师希望能够通过抑制组织回声来减少组织运动或血管壁运动形成的伪影（一种超声医师所熟悉的伪像，并且限制了对于运动血管中血流的检测）。频谱多普勒在体内测量表明，联合使用谐波成像和造影剂使信噪比提高了35 dB。这种方法能够检测被运动组织包绕的小血管（如冠状动脉的分支）中的血流；但它仍然是一种相对专业化的技术。

在常规彩色多普勒研究中，使用造影剂增加的回波信号并不抑制来自运动组织的闪烁杂波，反而因为接收了过量来自血液的增强回波而产生了一种"开花伪像"（图 3.8）。谐波能量多普勒成像通过抑制来自组织的信号有效地克服了上述杂波问题，进而可以更好地显示小血管的细节。将谐波成

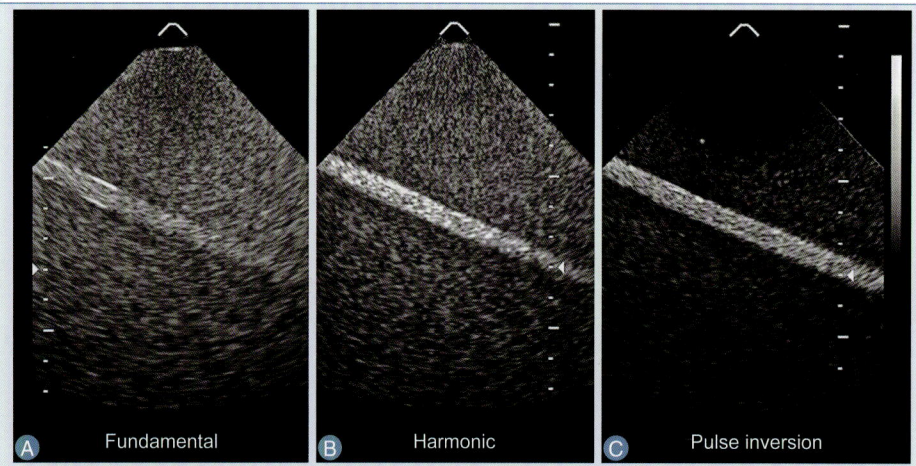

血管模型的体外图像,外被组织等效材料(生物凝胶和石墨),内含稳定的全氟碳造影剂。A.常规图像,机械指数=0.2;B.谐波成像,机械指数=0.2,提高了造影剂和组织之间的对比度;C.反向脉冲成像,机械指数=0.2,与常规成像和谐波成像比较,反向脉冲成像通过抑制来自静态组织的线性回波,提供了更好的造影剂和组织之间的对比度。

图 3.7　反向脉冲成像模式演示

(With permission from Becher H, Burns P.Handbook of contrast echocardiography: left ventricle function and myocardial perfusion.New York: Springer; 2000.)

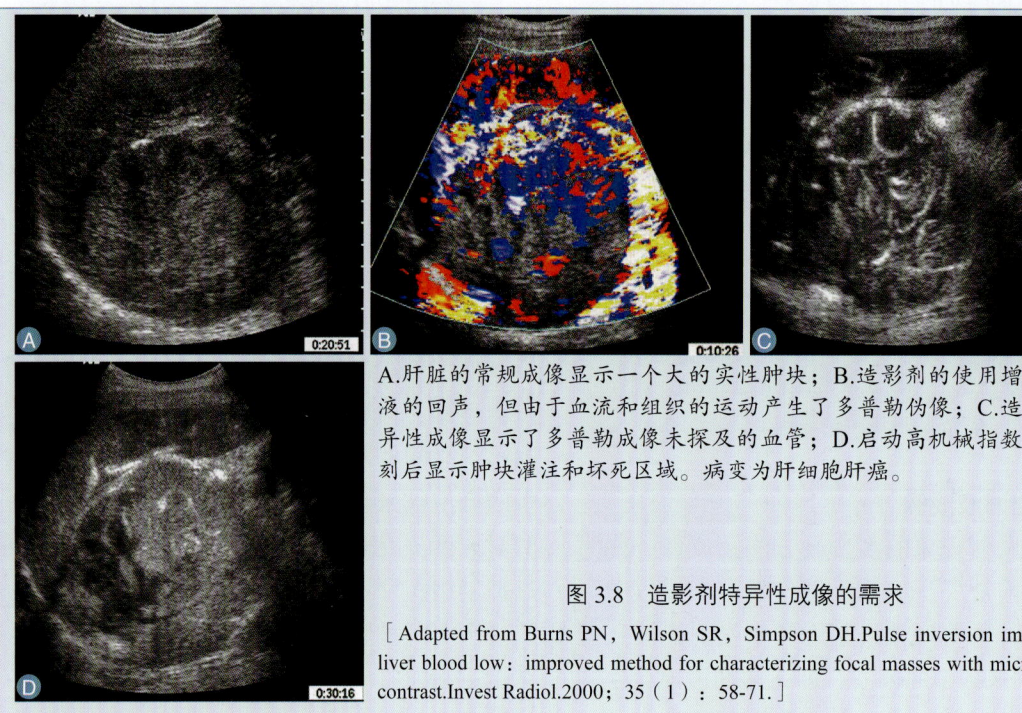

A.肝脏的常规成像显示一个大的实性肿块;B.造影剂的使用增加了血液的回声,但由于血流和组织的运动产生了多普勒伪像;C.造影剂特异性成像显示了多普勒成像未探及的血管;D.启动高机械指数成像片刻后显示肿块灌注和坏死区域。病变为肝细胞肝癌。

图 3.8　造影剂特异性成像的需求

[Adapted from Burns PN, Wilson SR, Simpson DH.Pulse inversion imaging of liver blood low: improved method for characterizing focal masses with microbubble contrast.Invest Radiol.2000; 35 (1): 58-71.]

像与能量多普勒成像相结合可以十分有效地检测随着心脏搏动或呼吸而运动的腹部器官内小血管的血流(图 3.9)。在一项研究中,对肾皮质区域的小动脉进行对比增强能量谐波成像,比较图像上的血流与组织学上的小动脉得出结论:该方法能够检测直径小于 40 μm 的血管中的血流——比相应成像的分辨率小约 10 倍,即使器官在正常呼吸下运动时也是如此。在心脏方面利用这种模式可以进行心肌灌注成像。

(三)组织谐波成像

在二次谐波成像中,超声扫描仪以某一频率发射声波,并接收 2 倍该频率的回波。由于声场中微泡的特殊表现,微泡回声的检测得以改善。然而,在谐波频率下接收到的任何非微泡来源的回波,都会明显降低上述方法的有效性。这些多余的声波可能来自换能器或其相关电子设备的非线性效应,因此一个良好的谐波成像系统必须有效地解决这些问题。然而,组织本身可以产生谐波并被换能器接

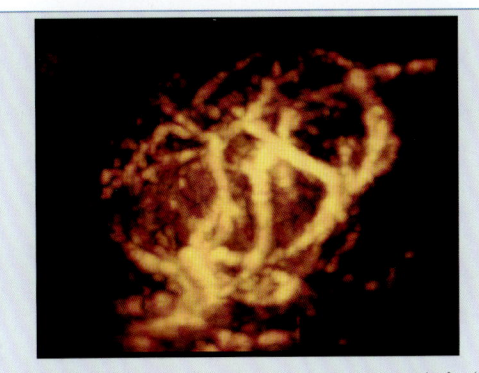

谐波能量多普勒清晰显示直径1 cm的种植性肿瘤（VX2癌）的增强血流信号的细节。

图3.9　造影剂特异性谐波成像

收。组织谐波产生于超声穿透组织的过程。同样，由于存在不对称性：致密相时声波更密集，因此更坚硬，故声波在此相位的传播速度较稀疏相稍快。虽然它的影响很小，但在入射波到达深层组织的时候也足以产生大量的谐波成分，所以当它被心肌等线性组织散射时产生的回波中存在谐波，该谐波与来自微泡的谐波一起被检测到。这正是实性组织在典型的谐波成像中不完全呈现黑色的原因，也因此降低了微泡与组织间的对比度，增加了组织灌注情况的检测难度。

虽然组织谐波不利于对比成像，但也并非毫无优势。在无造影剂参与的情况下，由组织谐波形成的图像有很多优于传统成像的特性，因此，许多超声扫描仪中将其常规设置为"默认"模式。其优势在于，组织谐波由波束穿透组织时产生，不同于传统波束产生于换能器表面。利用组织谐波成像可以减少浅层数厘米组织产生的伪像，如混响伪像。组织谐波成像可抑制旁瓣和其他低水平信号的干扰，从而成了多数情况下的常规选择方法，尤其在观察囊性结构时。然而，在造影相关研究中，组织谐波因限制了组织内微泡的显示，而被视为一种伪像，减少伪像则需要明确组织与微泡之间谐波的差异。首先，组织谐波成像需要较高的峰值压强，因此需要较高的机械指数。而通常情况下，使用低机械指数造影仅显现微泡的谐波信号。其次，在高机械指数下的组织谐波信号连续且持久，但微泡在高机械指数条件下易发生破裂，仅产生瞬时的谐波信号。

（四）反向脉冲成像

早期谐波成像存在一些问题。首先，换能器带宽的分割会降低图像的分辨率。其次，当接收到的回波较弱时（通常情况下是来自于微泡），发射频率和接收频率之间的重叠区域占据回波中的较大部分，因此，谐波成像中的对比度取决于源自微泡的回波强度。在实际操作中，这种情况迫使在谐波模式下使用高机械指数，但是组织的谐波会进一步降低信号的对比度。这还会导致微泡在瞬间发生不可逆性破裂。微泡进入实时超声扫描平面中仅能产生瞬时的回波，随即消失。因此，血管在扫描平面中无法显示出管壁连续的谐波图像，仅呈现出点状回声（图3.10）。

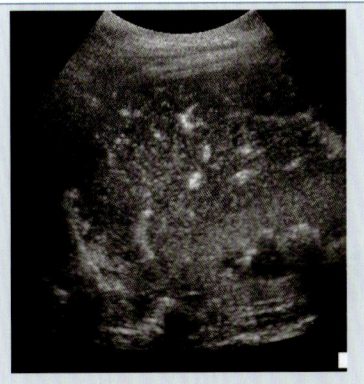

高机械指数超声会破坏进入扫描平面内的微泡，因此大血管呈现出点状回声。

图3.10　B型谐波成像观察偶发性血管瘤患者的血管表现

（With permission from Becher H, Burns P.Handbook of contrast echocardiography：left ventricle function and myocardial perfusion.New York：Springer；2000.）

反向脉冲成像解决了谐波成像中对比度和分辨率之间的冲突，并提供了更高的灵敏性，从而可以对器官（如肝脏）中的微泡进行低入射声能、无损、连续成像。该方法还依赖于声场中超声微泡的非对称性振荡，在换能器的整个带宽上检测回波的"偶次"非线性成分。在反向脉冲（也称为"相位反转"）成像中，两个脉冲信号快速、连续发射进入组织，第二个脉冲信号是第一个脉冲信号的镜像（图3.11）：即脉冲信号经历了180°的相位变化。超声扫描仪检测这两个连续脉冲信号并进行叠加。正常组织的脉冲信号以线性方式呈现，两个反相脉冲信号叠加为零。而非线性成分（如微泡）的脉冲信号，由于微泡半径随时间发生非对称性变化，两个脉冲信号不再互为镜像，即这两个脉冲信号的叠加不再为0。此时，回波信号由微泡产生而非组织产生。从数学角度看，叠加的脉冲信号包含非线性"偶"谐波信号，包括二次谐波。反相脉冲

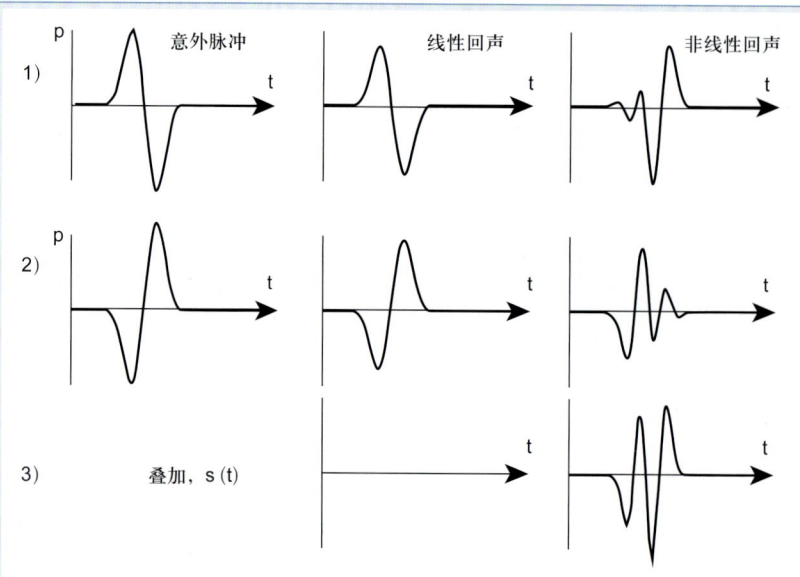

超声脉冲信号被发射到体内,换能器接收到造影剂和组织的回声。第二个脉冲和第一个脉冲完全相反,两个脉冲以相同的方向传输,换能器将两个回声叠加。来自组织的线性回声彼此相反,在叠加时抵消为0,而微泡回声不再完全相反,其偶次非线性部分在叠加时互相加强,从而产生强烈的谐波信号。

图 3.11 反向脉冲成像的基本原理

在检测微泡谐波时利用滤波方法的优势之一是突破了带宽的限制,通过这种方式可以获得换能器发射声波的全部频率,即提供全频带——微泡回声的高分辨率图像。图3.12说明了反向脉冲成像如何比谐波成像更好地抑制线性回声,并且在换能器的全带宽上均有效,显示出比谐波模式更好的图像分辨率。此检测方法可以更高效地分离微泡的回声,从而可以在低、非破坏性强度下检测到较弱的微泡回声。然而,应该注意的是,随着机械指数的增加,组织谐波使得组织更亮。事实上,反向脉冲成像目前是很多系统用于组织谐波成像的首选方法。因此,最佳反向脉冲对比成像通常在低机械指数下进行。反向脉冲成像的原理也是很多商业上命名成像模式的基础,如相干对比成像、整体谐波成像和相位反转成像。

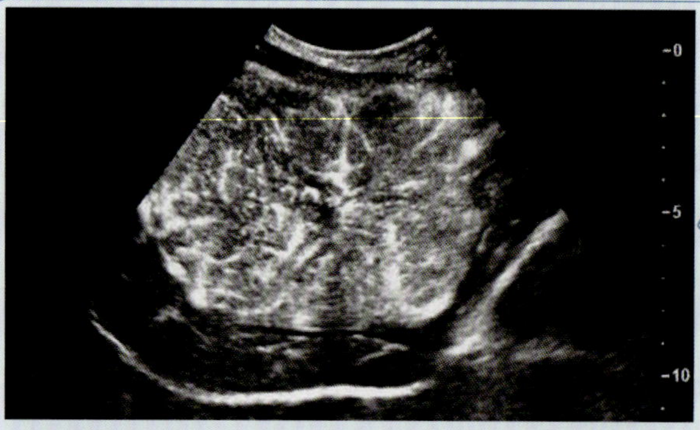

(五)反向脉冲多普勒成像

尽管反向脉冲成像较谐波成像在抑制静态组织方面有所改进,但其仍存在对运动组织产生的信号过于敏感的问题。这是因为组织运动引起脉冲之间的线性信号发生轻微变化,因此它们无法完全抵消。此外,在高机械指数的条件下,非线性传播也会导致谐波回声出现在反向脉冲图像中,即使来自线性散射结构(如肝实质)也是如此。虽然组织运动产生的伪像可通过缩短脉冲重复间隔来减弱,但是非线性组织回声会遮盖微泡回声而减弱微泡的增强效果,尤其在高机械指数的情况下。反向脉冲多普勒可通过均一化反向脉冲的方法来解决这些问题。该技术将反向脉冲成像的非线性检测性能与能量多普勒的运动识别性能相结合。根据操作者的需要,使用多个交替极性的发射脉冲并应用多普勒信号处理技术来区分微泡回声和运动组织回声和(或)组织的谐波。尽管此方法的代价是在帧率方面有所降低,但对组织与造影剂的对比度和信噪比性能方面进行了改善。此方法能够检测非常微弱的谐波信号,特别表现在心肌的实时灌注成像上。通过将机械指数降至0.1甚至更低,微泡在稳定的非线

该图像的空间分辨率与传统成像的空间分辨率相当,反映出宽频造影特异性成像的优势。

图 3.12 低机械指数条件下富血供肝脏占位动脉期的实时反向脉冲图像

性振荡下,发出连续的谐波信号。由于机械指数很低,微泡很少被破坏,因此可以实现实时成像。因为这种方法需要持续、稳定的非线性振荡,全氟碳微泡效果最好。

(六)平面波对比成像

在临床实践中,逐行成像的反向脉冲多普勒作为一种低帧率的临床扫描模式在大多数系统中已经被废弃。然而,逐行波束成形技术并不是获取超声图像的唯一方法。传统模式中,通过采用单一非聚焦的平面波,连续向100个方向聚焦扫描,单一的脉冲信号就可以作用于整个声场形成超声图像。然后在所有换能器元件上同时接收来自单位体积组织的回声,并进行处理以提取声场中每个位置的回声。尽管质量有所下降,单一的超声脉冲信号最终获得了简单的图像。因此,成像帧率可以不小于5 kHz的脉冲重复频率。虽然对计算机处理要求高,但这种"基于软件的波束形成术"的方法优势巨大,其中一个优势在于它为多普勒成像提供了在不影响帧率的条件下发送长脉冲群的方案。反向脉冲多普勒显像已经在此类系统中应用,并取得了显著的结果:在注射造影剂后可以提供帧率在100 Hz以上的实时灌注、成像和彩色多普勒图像。

(七)振幅和相位调制成像

当接收器接收到反向脉冲序列的信号时,将组织的反向脉冲信号叠加为零,保留微泡的非线性回声信号。反转相位法并不是改变或调节传输脉冲信号的唯一手段。例如,通过改变连续传输中脉冲幅度并增强回声信号进行补偿,同样可以消除线性脉冲信号,仅保留来源于微泡的非线性回声信号。确切地说,由特定的脉冲序列产生的非线性成分可通过数学方法确定,并针对特定应用优化造影剂特异性成像模式。目前,几乎所有的造影剂特异性成像模式的诊断系统都采用了多脉冲调制处理技术,如功率调制的反向脉冲成像或对比脉冲序列成像。只要将负压峰值保持在低水平(小于100 kPa左右),使微泡不受脉冲信号干扰,就可以在许多器官中实现实时灌注成像,如心肌、肝脏、肾脏、皮肤、前列腺及乳腺(即使是在运动的组织)。由于提高灌注显像性能的标准之一是完全抑制背景组织,所以许多造影剂特异性成像在造影剂注射前图像非常黑,因而很难扫查患者实现成像。因此,双幅显像,即低机械指数条件下的基础图像实时显示(或叠加)在增强图像旁,已成为定位小病灶或引导介入设备(如穿刺针或消融针)的首选方法。穿刺针或消融针的回声在基础图像中可见,而在增强图像上被抑制(图3.13)。尽管在过去的数年中,商业化超声系统中低机械指数、实时、微泡特异性成像技术已经趋于成熟,但相关临床应用仍在不断延伸,尤其是在肿瘤成像方面,这反过来又对成像方法提出新的挑战。

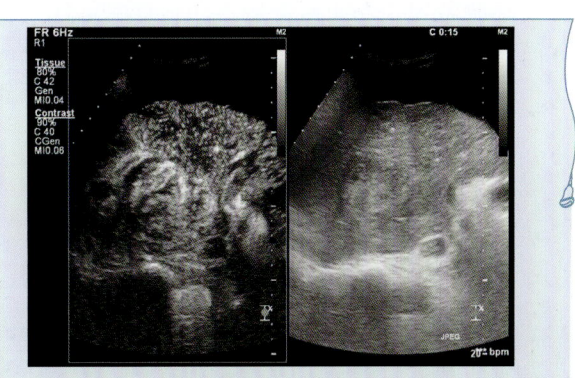

同时显示了低机械指数实时常规图像(右),与低机械指数造影剂特异性图像(左)。这对于确定小病变的特征和引导介入设备十分有益。这里的增强成像模式结合了相位和振幅调制。

图3.13 双幅成像

(八)时域最大强度投影成像

造影剂特异性成像在临床上备受关注的优势在于它可以非常灵敏地实时检测和显示来自单个微泡的信号。通过形成一张快闪图片显示明亮物体的运动轨迹,微泡可被用于追踪微血管的形态。这被称为时域最大强度投影成像,可以获得数秒钟或一次屏气时间内记录血管形态的详细图片。通常最大强度投影过程始发于一次爆破,以破坏扫描平面内的微泡(图3.14)。当其他微泡重新进入扫查平面时,图像在选定的100毫秒到几秒钟的时间段内被整合,从而显示微泡的轨迹。此外,这些图像还可以提供一些动态信息,例如,显示肝脏病变的动脉期增强模式为向心性还是离心性。

四、微泡爆破:间歇性成像

随着入射声压的增加,共振微泡的振荡变得更加剧烈,在入射超声的稀疏相,一些微泡的半径增加了5倍以上。此原理类似一位优秀女高音可以通过唱歌产生的共振打碎酒杯，如果在更高振幅超声的共振下，微泡的外壳将受到不可逆性破坏。近期一项使用帧率高达每秒2500万张照片的相机录制高速视频研究后，获得关于微泡破裂过程的精确物理图像（图3.15）。从中可以确定的是微泡壳消失（不是立即消失，而是在一段时间之后，时长取决于微泡成分）并释放出游离气体，形成高效的声散射体，在短时间内产生强烈的非线性信号。此过程曾被误认为是一种类似气球爆炸样的能量释放，并被错误命名为"受激声发射"。它有两层含义：一方面，间歇性成像代表一种非常灵敏的微泡检测方法，但是，由于它会导致微泡爆破，因此无法连续执行此过程，事实上，微泡填充一个典型的微血管床大约需要5~10秒。每隔几秒用高机械指数进行灌注成像的技术称为"触发"或"间歇延迟"成像。另一方面，固定时间间隔的间歇性成像可以在超声下追踪一个区域的微泡灌注程度，通过显示进入扫描平面的血流量，间歇成像提供了一种测量组织灌注的独特方法。

（一）触发成像

谐波成像的早期研究发现，通过按下扫描仪上的"冻结"按钮，中断超声造影图像的采集可以提高造影剂的有效性。这种成像方法效果显著以至于采用谐波成像首次获得的心肌灌注超声图像十分可靠。这种现象是超声声场作用的结果，如果声波的峰值压力足够高，则可以通过破坏微泡的外壳来损毁微泡。微泡被破坏时，会释放能量，从而产生一种强烈、瞬态、富含谐波的回声。这个过程有时被错误地称为"受激声发射"。该回声本质上是瞬态的，这一现象可用于对其进行检测。有一种简单的检测方法是从爆破图像中减去在声波作用之前或声波作用开始后瞬间获得的基线图像（更有效）。这种方法需要离线处理存储的超声图像，以及可以在做减法之前对齐超声图像的软件，并且仅在极少数情况下有用。

（二）间歇性谐波能量多普勒

能量多普勒成像是作为一种检测目标运动的方法而开发的，如血管中的红细胞等。它的原理是通过一种简单的脉冲-脉冲的减影方法工作，这种方法需要沿图像的每条扫描线连续发送两个或多个脉冲，然后比较每条扫描线接收到的成对回波序列：如果回波相同，则不显示任何内容，如果回波有变化（由于脉冲之间的组织运动），则显示颜色，并且颜色的饱和度与回波变化的幅度相关。这种方法

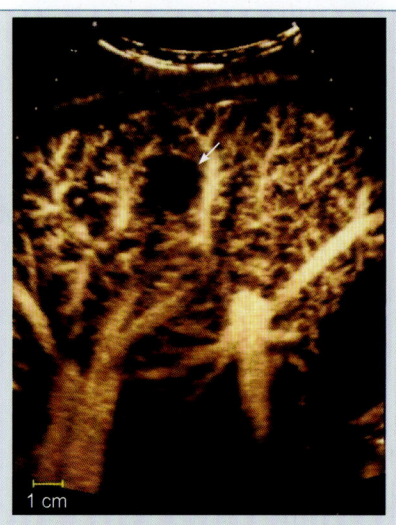

FIG. 3.14 Temporal Maximum Intensity Projection Image of Normal Liver Vasculature Shows Accumulated Enhancement in 11 Seconds After Contrast Material Arrives in Liver. Note depiction of vessel structure to fifth-order branching. Focal unenhanced region *(arrow)* is a slowly perfusing hemangioma.

（Reproduced with permission from Wilson SR, Jang HJ, Kim TK, et al. Real-time temporal maximum-intensityprojection imaging of hepatic lesions with contrast-enhanced sonography. AJR Am J Roentgenol. 2008;190[3]:691-695. 注：版权方要求保留英文。）

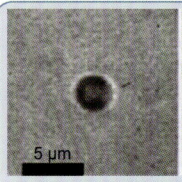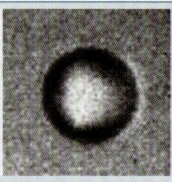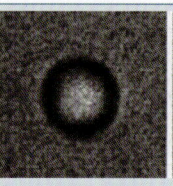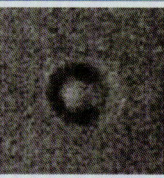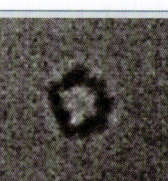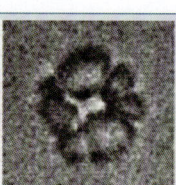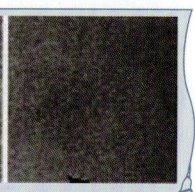

捕获图像的时间大于50纳秒。用2.4 MHz超声（负压峰值为1.1 MPa；机械指数＝0.7）对微泡进行爆破。微泡的初始直径为3 μm，并在第一次膨胀后的压缩过程中破碎。产生的微泡碎片在超声中看不到，因为它们要么完全溶解，要么低于光学分辨率。

图3.15 加州大学戴维斯分校的研究人员用高速相机观察到的造影剂碎片

（Courtesy of James Chomas, Paul Dayton, Kathy Ferrara, University of California, Davis CA.）

虽然不是为检测微泡破裂而设计的，但非常适合高机械指数的"爆破"成像。第一个脉冲接收到来自微泡的回波，而第二个脉冲没有接收到来自微泡的回波，前后相较，就会产生一个强信号。从某种意义上说，能量多普勒可以被认为是对换能器检测到的射频回波进行逐行减法处理。有趣的是，如果使用高机械指数使微泡破裂，则反向脉冲成像（低机械指数时最常用的方法）变得等同于能量多普勒成像。回顾图3.11，可以很容易看出，如果没有来自第二个脉冲的回波（因为微泡消失了），则两个微泡回波之和等于它们的差值，这是由能量多普勒检测获得的。所以，第二个发射脉冲反转的事实对于消失的微泡已经无关紧要。因此在高机械指数的情况下，无论微泡是否移动，能量多普勒或反向脉冲多普勒都是检测微泡的灵敏方法。

这种成像方法已经应用于一些成像模式中，可以特异性检测在延迟相被库普弗细胞吞噬的微泡（如Levovist和Sonazoid）分布情况。在造影剂离开血管系统几分钟后，用探头缓慢扫查肝脏；这种情况下，高机械指数的脉冲会破坏切面内的微泡，并在图像中检测到。图3.16显示无微泡摄取的区域代表了缺乏库普弗细胞的胆管癌。这种方法的首选模式是反向脉冲——它兼有成像分辨率高的优势和组织谐波背景强的劣势——或能量多普勒模式，又被称为谐波能量血管成像或造影剂检测成像。许多系统提供的低机械指数的"监控"模式，可用于在扫描期间提供造影剂特异性成像或基础的肝脏图像，当与高机械指数造影模式联合时，有助于保持扫描平面与感兴趣区域一致。

（三）爆破-再灌注成像

通过破坏微泡和监测被检区域内组织的微泡灌注情况，超声造影为测量微血管灌注提供了一种独特、无创、有效的方法。在爆破-再灌注成像方法中，微泡以稳定的速率注入，直到整个血管系统实现稳定增强。接着微泡被高机械指数的声波迅速爆破，从而将其从扫描平面上清除（图3.17）。随即，新的微泡开始涌入，它们填充的速度与局部血液的流速和流量有关，这些参数可以从这一过程的物理模型中提取出来。此类测量的一个重要应用是评估肿瘤和其他器官对靶向血管治疗的反应。在癌症治疗中，科学家已经提出了大量针对肿瘤进展中增殖血管的新治疗策略，这其中包括专门用于抑制血管自身生成转化的药物。这种抗血管生成或破坏血管的药物具有关闭肿瘤循环系统和抑制其进一步生长的作用。它们本身不会杀死癌细胞，因此即使肿瘤对于这类药物有应答，肿瘤体积通常也不会缩小，故需要进行功能测试来确定药物反应。迄今为止，积累的大量经验表明，动态超声造影具有高灵敏性、便携性和纯血管内示踪剂的优势，是疗效检测的有力工具；造影剂的临床应用已经纳入到当前的欧洲指南。

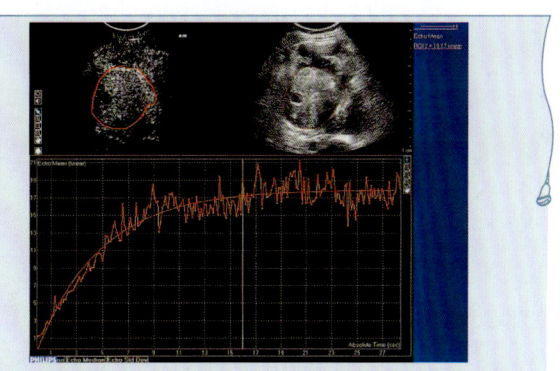

一例体积较大的肾细胞癌病灶在持续静脉输注Definity的过程中，产生的双幅造影图像（右侧为常规图像，左侧为同步超声造影图像）。分析软件（QLAB、Philips Ultrasound、Bothell WA）测量影像回放记录中感兴趣区域的廓清。初始斜率越陡，流速越大；渐近线越高，血管体积越大。因此，爆破-再灌注成像可以量化肿瘤的血供和相应血管容积的变化。

图3.17　爆破-再灌注成像用于量化接受抗血管生成治疗的肾细胞癌患者的病灶血流

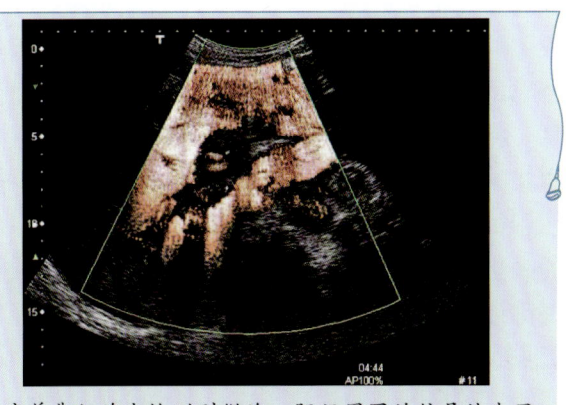

在库普弗细胞内检测到微泡，肝门周围的信号缺失显示了在造影前图像中未检测到的胆管癌。

图3.16　应用高机械指数的能量多普勒破坏微泡以检测肝脏延迟相的Levovist微泡

五、安全注意事项和监管状态

患者接受超声造影检查的方式与常规超声检

查相同。然而，当使用声波破坏位于微血管中的微泡，以及人为采用声波和微泡穿透细胞膜进行药物输送和其他治疗时，可能会引发潜在的危险。当微泡产生短暂的爆破回声时会释放其在声场期间所存储的能量。这种能量会破坏周围的组织吗？已知在较高的暴露水平下，声波在组织中会产生生物效应，而且其阈值已被广泛研究。当血管中存在微泡时，这些阈值会改变吗？尽管超声造影剂作为药物的安全性已经满足了许多国家监管机构最严格的要求，但公正地说，当微泡出现在局部组织时，超声与组织之间的相互作用还有很多需要研究的地方。

这些相互作用中最极端者被称为惯性空化，它是指由于超声暴露而导致液体中气腔的快速形成、增长和塌陷。在研制微泡造影剂之前，学者对其进行了广泛的研究。事实上，大多数用于描述造影剂微泡的数学模型最初是用来描述空化的。当足够强度的声波在穿过液体时，稀疏相的声波可以将液体介质撕裂，并在液体内形成球形空腔。随后，在声波的致密相，这些空腔迅速塌缩，可以将大量能量集中到一个非常小的体积中，从而将塌缩中心的温度提高到数千K，形成自由基，甚至释放电磁辐射。对于超声诊断中潜在的空化诱导生物效应的担忧，促进了许多相关实验研究的进行，其中许多研究评估了造影剂微泡的存在是否可以作为空化种子，增强生物效应。这项工作已通过Ter Haar与世界医学和生物学超声联合会（World Federation for Ultrasound in Medicine and Biology）的评审。尽管已经有实验表明在血液中注入造影剂会降低空化和相关生物效应（如溶血、血小板溶解）的阈值，但尚未发现在临床低机械指数检查中的微泡浓度和超声暴露水平会使上述效应发生。尽管如此，谨慎的做法是将合理最低剂量原则扩展到超声造影成像。超声造影检查应使患者暴露于最低的机械指数、最短的总声学暴露时间、最低的造影剂剂量，以及获得足够诊断信息的最高超声频率。

与此同时，全球已进行了至少800万次、临床诊断需求的微泡造影剂注射；它们的耐受性非常好，并且具有出色的安全性记录。事实上，上市后的监测表明，主要的严重不良事件是过敏反应。据统计，美国批准用于心脏适应证的全氟微球和欧洲批准的六氟化硫微球的过敏反应发生率均为1/7000。这一概率与大多数可注射镇痛剂和抗生素相当，但低于其他成像造影剂，如CT成像中使用的造影剂。2006年在欧洲进行的一项针对腹部诊断的23 000多次微泡造影剂注射的研究显示，没有死亡病例，有两起严重不良事件，严重不良事件的发生率低于1：10 000。尽管美国FDA对放射学指征刚批准不久，但超声心动图实验室在超声造影方面拥有丰富的经验。2008年，Kusnetzky及其同事回顾了单中心的超过18 671例在危急时接受超声心动图检查的住院患者，并报道在该组中使用造影剂对病死率没有影响。2008年，Main及其同事分析了4 300 966例住院期间静息状态下接受经胸超声心动图检查的患者的登记数据，其中58 254例接受了造影剂Definity。各组之间的急性粗病死率没有差异，但多变量分析显示，在接受超声心动图检查的患者中，接受造影剂检查的患者在1天内死亡的可能性比未接受造影剂检查的患者低24%。此后，FDA废弃了在严重心肺功能损害患者中谨慎使用微泡造影剂的通知。鉴于微泡造影剂使用有巨大益处，且不良事件发生率极低，从而可以得出结论，超声造影已经可以在超声诊断实践中发挥重要作用。2016年FDA批准在儿科人群中使用微泡造影剂时（儿童不是提交的档案中关键研究的一部分），凭此可推测，FDA默认超声造影剂的应用有益于减少患儿对X射线，以及CT和MRI造影剂的暴露。

六、未来展望

微泡技术的发展正在两个互补的领域进行：仪器和微泡。首先，三维成像和其他应用的快速成像的发展将对造影剂的研究产生重大影响。在灌注成像的同时，基于平面波的超速成像可以利用气泡特有的矢量多普勒方法从大血管中获取定量血流信息。将大血管从组织灌注中分离出来是对所有造影模式的挑战，这很可能首先由超声影像实现。尽管使用机械扫描换能器可实现三维造影成像，但缓慢的采集速率意味着丢失了增强的动态特征，后者是关键诊断特征。另一方面，二维矩阵阵列换能器可提供实时容积增强成像。在一种新兴的应用中，它们能够观察肿瘤的治疗反应。考虑到肿瘤灌注的异质性，研究证实单平面采图是不可靠的；实时三维成像解决了这个问题，从而可以快速评估非常大的肿瘤（图3.18）。

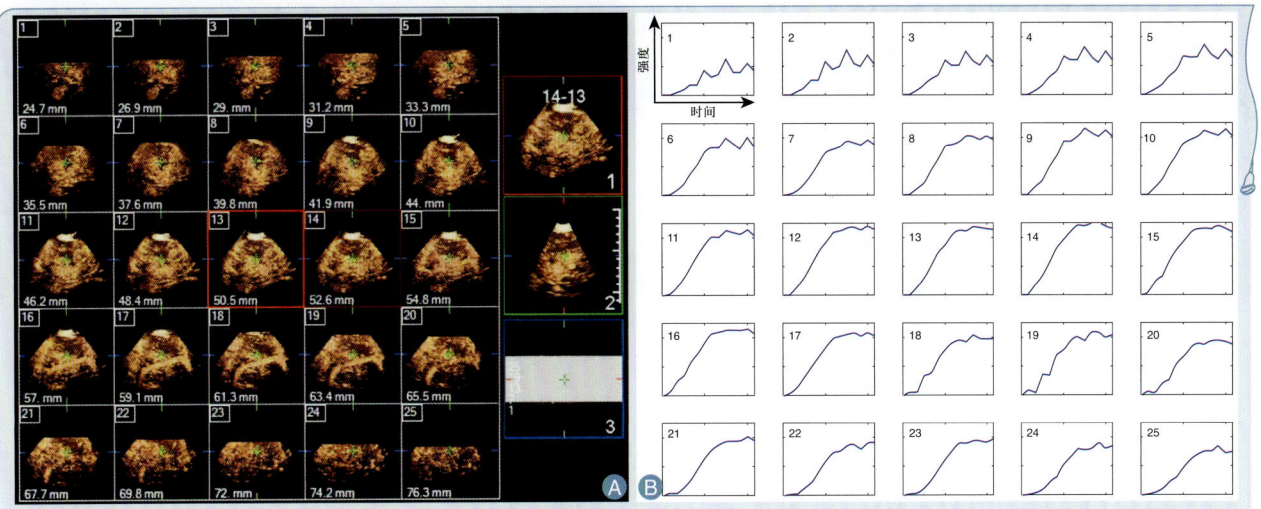

通过低机械指数造影剂特异性成像技术对肾细胞癌患者病灶（约5 cm×5 cm×8 cm）进行间距2.1 mm的25个伪平行面同时成像。A.静脉输注的微泡剂在声学破坏后，从10 Hz、60容积序列中获取的单容积采集；B.同时测量25个采集面中每一个的时间-强度灌注曲线，总采集时间约为15秒，造影剂是Definity。

图3.18　用9000-阵元阵列超声换能器在2～4 MHz的谐波范围内进行实时、四维肿瘤对比成像

在增强影像中，微泡通过靶向激活特定的细胞或分子获得潜在的功能信息。这时，微泡会附着在血管内皮细胞上，这些细胞与炎症（动脉粥样硬化）或细胞增殖（癌症）等疾病过程有关。微泡通过配体，如肽和抗体，连接到细胞脂质膜的表面。研究证明血管细胞黏附分子（vascular cell adhesion molecule，VCAM）（一种炎症标志物）和血管内皮生长因子（vascular endothelial growth factor，VEGF）受体2（一种血管增殖标志物）等因子的抗体可以有效地使微泡选择性地"黏"于内皮细胞表面（图3.19）。此类新型造影剂正在积极地临床研发中，相应的分子成像在识别靶标和评估新疗法的有效性方面具有潜在的应用价值。此外，微泡可被用作治疗本身的增效剂。高强度聚焦超声治疗中，微泡可以集中热损伤并降低组织热损伤的阈值。微泡还可以打开或穿透内皮层，甚至是血脑屏障，使药物能够进入声束选定的组织区域。药物可以在血液中循环，也可以融入微泡本身。在后一种情况下，不能在血液中存活的质粒DNA，可以携带在微泡壳中，并通过声学破坏释放。细胞膜附近游离气体的振荡可使DNA进入到细胞内。这种潜在的新型基因治疗方式已经成功转染内皮细胞和肌细胞。最后，可以通过注入液态纳米液滴（气体造影剂的前体）来克服内皮细胞自身的屏障，使其扩散到间质中，然后使用外部声能将其激活为气体，这种方法具有针对性和可检测性，可用于增强治疗。

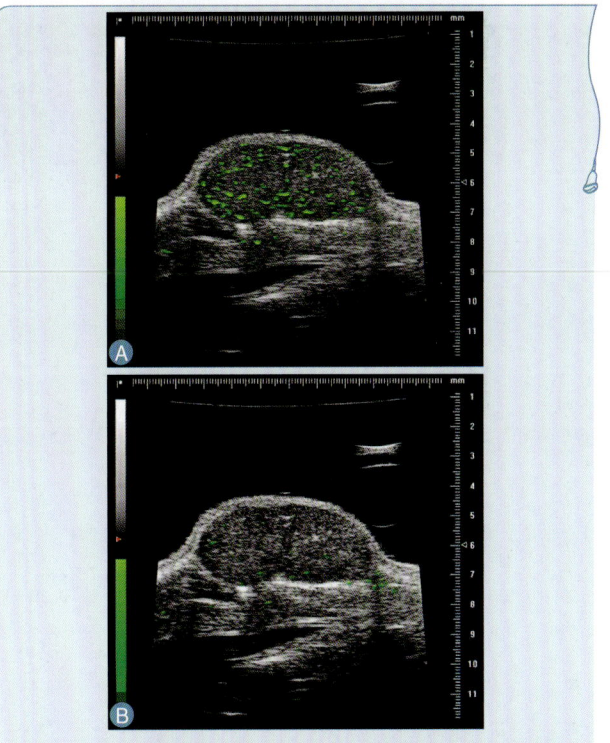

图片显示了小鼠皮下种植人类黑色素瘤（细胞MeWo）在注射血管内皮生长因子受体2（VEGFR-2）靶向微泡后的40 MHz图像。A.微泡已离开循环系统，显像的是黏附在受体上的靶标，微泡特异性信号显示为绿色；B.爆破后，微泡回声消失。这两个图像之间微泡信号的差异量化了示踪剂与目标受体的黏附。比例单位是mm。

图3.19　血管内皮生长因子受体2（VEGFR-2）靶向微泡的分子超声成像

[Reproduced with permission from Rychak JJ, Graba J, Cheung AM, et al.Microultrasound molecular imaging of vascular endothelial growth factor receptor 2 in a mouse model of tumor angiogenesis.Mol Imaging.2007；6（5）：289-296.]

将微泡应用于分子和细胞探针、探查与药物和基因递送的靶标、微创治疗的局部增效剂都处于起步阶段。未来几年，可能会看到超声成像与一系列独特的注射制剂前所未有的结合，这将推动现有的多功能成像模式步入诊断和治疗的最前沿。

七、总结

超声微泡造影剂安全、有效，且患者耐受性良好。它们提供了一种经临床批准的放射学独有的血池造影剂。与其他形式的造影剂不同，微泡在其成像过程中物理性状发生改变。了解微泡暴露于声波时的表现是进行有效超声造影检查的关键。必须基于造影剂的特性和检查需求选择适当的造影剂特异性成像方法。机械指数是微泡造影剂对超声响应的主要决定因素。低机械指数谐波和多脉冲成像为全氟碳造影剂提供了实时的、造影剂特异性的灌注成像。超声及微泡的发展将为分子和细胞成像、强化疗法、药物和基因传递提供广阔的前景。

（钱林学，胡向东，奉颖，宋欣昕，井好雨，陈启阳译；钱林学审校）

参考文献

扫码观看

第四章 儿科介入超声

Neil Johnson and Allison Aguado

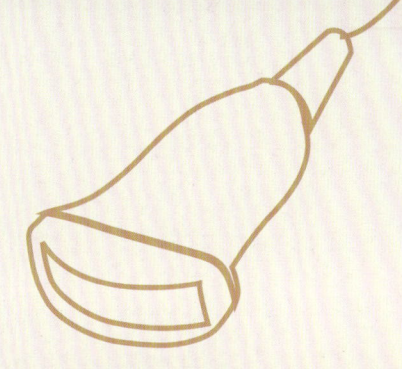

章节大纲

- 一、基本原则
  - （一）患者
  - （二）人员和设备
- 二、引导方法
  - 多模态介入操作间
- 三、超声技术
  - （一）仪器和探头
  - （二）单人操作和双人操作
  - （三）徒手穿刺和穿刺架引导
  - （四）彩色多普勒超声
- 四、徒手穿刺技术
  - （一）穿刺针定位
  - （二）进针后定位穿刺针
  - （三）进针角度调整
  - （四）非同一平面进针调整
  - （五）徒手穿刺超声介入辅助训练
- 五、穿刺针、导丝、导管和活检装置
  - （一）千叶针
  - （二）引流导管
  - （三）穿刺器具选择
  - （四）活检装置
- 六、解剖学
  - （一）膈肌
  - （二）结肠或肠道
- 七、镇静
- 八、局部麻醉技术
  - 超声引导下深部局部麻醉管理
- 九、抗生素
- 十、常规操作流程
  - （一）术前讨论和术前准备
  - （二）凝血功能检查
  - （三）目标和期望
  - （四）镇静前进行首次超声检查
  - （五）婴儿的导管固定
  - （六）术后管理与随访
- 十一、具体流程
  - （一）脓肿引流
  - （二）经直肠引流
  - （三）经外周静脉穿刺的中心静脉导管
  - （四）中心静脉通路
  - （五）胸腔和腹腔引流
  - （六）经皮经肝胆管造影和引流
  - （七）纵隔肿物活检
  - （八）阑尾脓肿引流
  - （九）脏器内病灶活检
  - （十）肌肉骨骼系统手术操作
  - （十一）头颈部病变
- 十二、笔者注释

关键点总结

- 对儿科介入超声医师来说，了解儿童与父母的不同治疗需求是必要的。
- 介入引导可在多模态介入操作间进行，不同穿刺部位需要的模态不尽相同。
- 尽管可以使用穿刺引导器具，但增加了手术费用。因此，通常提倡单人徒手穿刺技术，穿刺前应仔细考虑解剖结构和重要结构如肋骨、大血管、膈肌、肠管等，再选择进针点。
- 尽管介入科医师有许多穿刺针和器具可供选择，但操作前应十分熟悉这些器具的适用度和局限性。
- 12岁以下的儿童很少会在侵入性操作中配合，因此，需要十分熟悉儿科镇静，以及配备专业医护人员和足够的复苏设备。
- 通常，器官或肌肉表面的覆盖物，如胸膜、腹膜、肌束膜或深筋膜传导疼痛感觉。因此，局部麻醉在这些深部区域显得尤其重要。
- 介入操作如脓肿引流、经外周静脉穿刺的中心静脉导管（peripherally inserted central catheter, PICC）、胸腔引流、经皮胆道造影、靶器官病变活体组织检查（简称活检）、肌肉骨骼介入都可以受益于超声引导。

一、基本原则

（一）患者

和许多成年人患者不同，大多数患儿身体健康，没有冠状动脉、外周血管或脑血管病等多种并发症。患者越小，越适合使用超声作为介入操作的引导工具，至少适用于介入操作的初始入路评估阶段。以诊治成年人疾病为主的医师往往认为婴儿接受介入操作是脆弱且危险的。然而，实际上儿童能耐受那些可能导致成年人严重并发症的一些不利条件，如pH、肌酐、氧分压及镇静水平。儿科患者通常不关心疾病和治疗的细节，除了病情最严重的患者外，所有患者都只想离开影像科，尽可能多地玩耍、尽可能少地焦虑和不适。相反，父母往往比孩子更难管理。所以，从开始沟通，就必须了解父母和孩子的不同需求。

（二）人员和设备

适合的超声仪和经验丰富的助手是成功且安全的儿科介入所必需的。虽然大多数介入放射科医师能够对儿童进行基本的超声引导介入操作，但有些病例并不适合没有经验或经验不足者。在尝试具有挑战性手术之前，不仅需要仔细、分级学习，包括使用训练模型，还需要掌握局部解剖知识或者精进相关的解剖知识。

就其性质而言，介入操作的时机并不总是可预测或方便的，临时去超声科借超声仪通常会招致埋怨。尽管存在不便，介入科医师应该保证有最先进的超声仪可用。理想的情况是在介入操作间配备专用介入超声仪。一些主要的儿科放射科已将介入操作间移至手术室。介入放射治疗和手术室的整合通常会促使介入放射医师和外科医师之间的合作增加，特别是在传统手术过程中涉及术中超声辅助时。

二、引导方法

CT对于某些操作来说是必要的，尤其是对于涉及骨骼的操作。但在大多数其他情况下，超声引导入路，超声或透视监测导丝和导管放置是理想的（表4.1）。超声可用于CT诊间，以辅助主要由CT引导的操作。最近，接受CT检查儿童的辐射剂量引起了极大的争议，因此可以使用超声来降低对CT的需求。

多模态介入操作间

最近，安装在具有虚拟三维引导的先进血管造影设备上的锥形束CT软件，使得超声引导入路、类似CT的三维成像，建立在三维成像上的实时引导刻度线和传统透视整合于同一介入操作间，以利完成复杂的介入操作。

MRI引导在儿科不常见。图4.1展示了多模态引导的一个示例。

三、超声技术

（一）仪器和探头

探头的选择至关重要。大多数儿童体型小且皮下脂肪较薄，因此可以使用高频探头。在肋骨周围进行操作，如胸膜腔穿刺术，适合使用小的扇形探头。血管通路操作使用线阵高频探头最佳。彩色多普勒可用于识别主要血管。具有良好近场分辨率的探头定位浅表病变，以及对腹膜、深筋膜或器官包膜进行操作前的精准局部麻醉。

（二）单人操作和双人操作

经验不足的操作者通常需要一位技术员或医师进行超声检查。这种双人操作模式应该尽量避免。虽然大量且单纯的积液可以通过这种方式得到引流，但在小器官或毗邻重要解剖结构时，准确布针所需要的技能永远无法通过这种方式实现。一个医师一手拿探头另一手持穿刺针或其他器具，远远优于两名操作者进行操作时用"现在我的针在哪里？"进行口头交流。

（三）徒手穿刺和穿刺架引导

大多数超声设备制造商都提设计良好的穿刺架与探头匹配，使预定的穿刺路径可以显示。这些穿刺架有助于将针具保持在超声束平面内，可用于穿刺路径简单或入路窗宽的病变。多数穿刺架在使用时需要一次性无菌包，从而增加了操作成本。尽管许多医师采用灵活的徒手穿刺技术，在超声引导下由膀胱充盈后的前切面进针，但使用专用的引导针具经直肠脓肿引流是有优势的。

徒手穿刺更难学习，但穿刺路径更灵活。当穿刺针与声束形成45°～90°角度时，即使是30G（gauge，G）的细针也能轻易显示。徒手引导允许

表 4.1 介入操作中 CT 与超声引导比较

	CT	超声
电离辐射	当前儿童的辐射剂量是儿科影像学中的一个重要问题，尤其是可能需要多次扫描的介入手术	无
扫描平面	通常仅限于初始横断面图像（膈肌附近尤其困难）	无限制，骨骼和气体除外
分辨率	高，但是儿童脂肪不足会限制显示	高，积液包膜除外
便利性	较难安排	好
花费	高	中等
监测	需重复扫描；非实时；导丝扭曲后恢复困难	实时
气体和肠管	好，对比度高	差

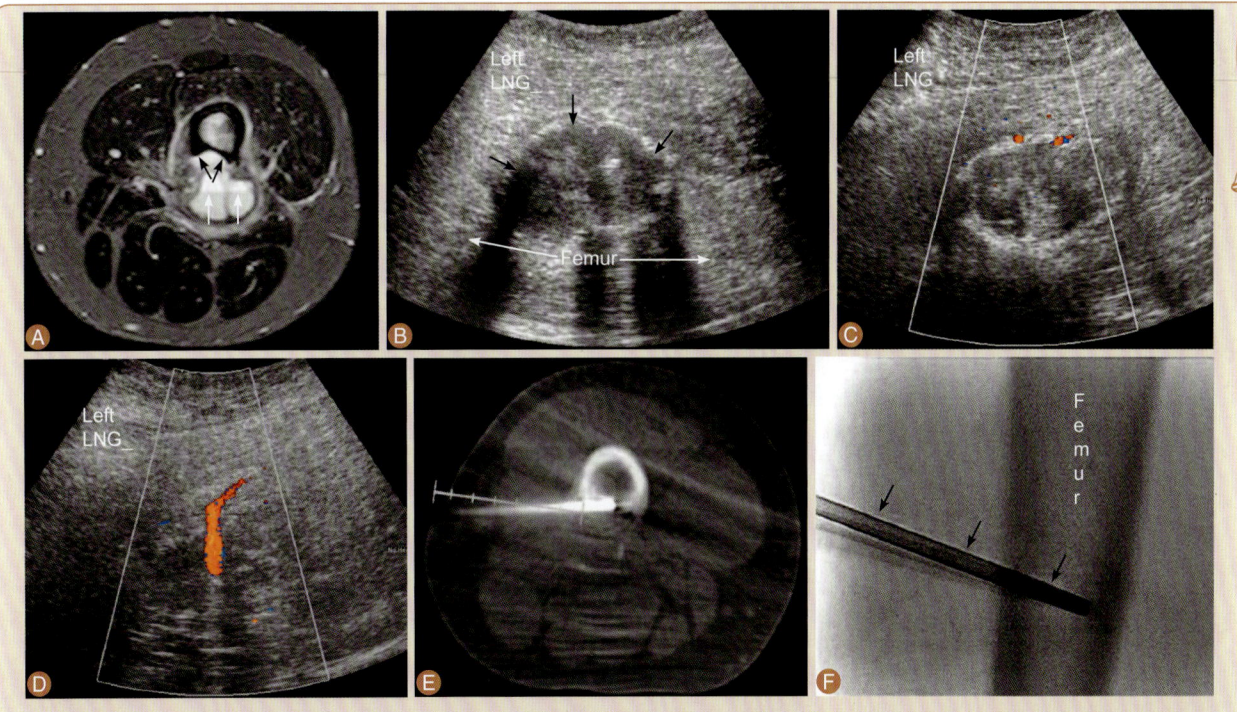

一例15岁患者，左侧大腿疼痛3个月，最初按膝关节运动损伤治疗。A.左股骨中部的横向短T反转回复序列磁共振图像，黑箭头显示后部骨皮质破坏，白箭头显示液-液平面；B.纵向（纵断面）超声图像显示病变的软组织成分（黑箭头），Femur为股骨；C.彩色多普勒超声显示少量内部血流信号；D.可见一条较粗大的周围供血动脉，在活检过程中予以避开；E.水平位锥形束CT显示初始引导刻度线和骨活检装置进入后骨皮质，获得软组织样本，用于冰冻切片分析，以最大限度地降低恶性病变更具侵袭性的活检风险，冰冻切片显示良性病变；F.用常规透视引导从病变的所有象限获取更多标本。

图 4.1　多模态介入操作引导股骨后皮质动脉瘤样骨囊肿活检

操作者发挥探头形状的最大优势，调整穿刺针或活检器具，在到达穿刺目标前避开穿刺路径上的其他重要结构。徒手穿刺使得在腹膜、胸膜和其他敏感结构上进行精准局部麻醉给药变得更容易。

（四）彩色多普勒超声

彩色多普勒被提倡用于在介入操作过程中显示移动的针头。但根据经验，当彩色多普勒激活时，灰阶图像质量会降低，而且闪烁伪像可能掩盖针尖显示。可以使用各种针跟踪器具来增强显示穿刺针，但除了Yueh（Cook，Bloomington，IN）和Skater（InterV，Stenlose，Denmark）类型的在导管尖端有小孔的带鞘器具，其他这些器具都增加了复杂性和费用。如果学习了精确的超声技术，通常不需要这些器具。

四、徒手穿刺技术

徒手穿刺技术要求一手拿探头，另一手持穿刺针或活检器具。介入科医师需要能够使用任意一只手持穿刺针或探头。例如，一份肝活检的标本可通过右手持探头放在前腹壁上，左手持针从患儿右侧平行进针获得。进行左侧活检最好用左手持探头，右手持针从左侧进入。通过反复练习和掌握一些简单的规则，使用非优势手持针操作并不困难。

（一）穿刺针定位

徒手穿刺需要学习的最重要的技术是穿刺针定位。这些规则同样适用于探头附近或离探头有一定距离的进针点（图4.2）。充分考虑解剖结构和重要结构，如肋骨、大血管、膈肌和肠道后，再选择进针点。用手指压迫标记的皮肤进针点（图4.3），可以精确定位进针点。确定进针点后，最后核查可以通过将探头准确放置在标记点上方进行"针眼视图"，以确保不会出现意外情况，如纵隔活检时的内乳动脉、腹腔穿刺或腹腔脓肿引流时的腹壁下动脉。除非有特别的定位，否则可能会被忽略。一旦选择好进针路径，在适当应用局部麻醉剂后，放置穿刺针或活检器具，使之自皮肤朝向穿刺目标。穿刺针和探头需要精确地保持在同一平面上。在进行初始放置之前，可以通过直接向下观察探头和针的顶部来核查（图4.4）。在放置针之前，应测量并记住穿刺目标的深度。

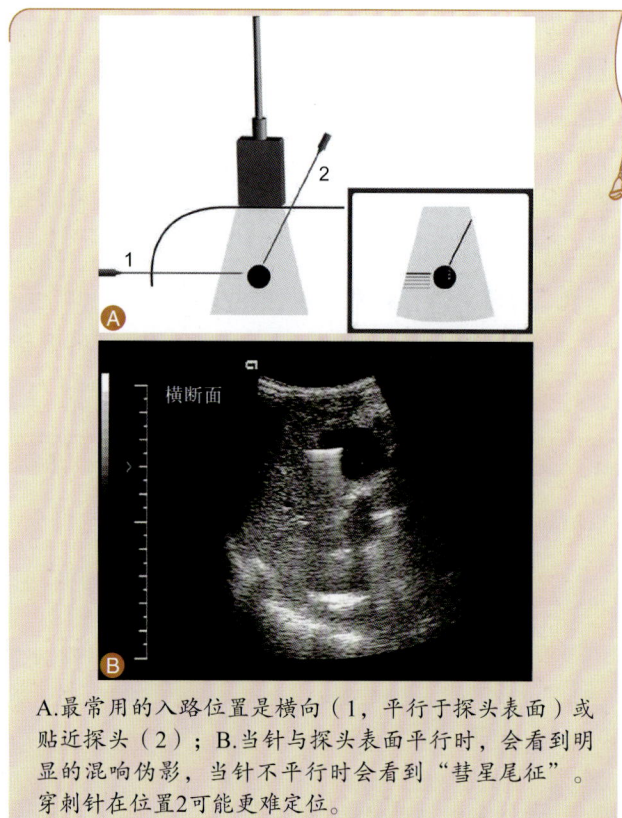

A.最常用的入路位置是横向（1，平行于探头表面）或贴近探头（2）；B.当针与探头表面平行时，会看到明显的混响伪影，当针不平行时会看到"彗星尾征"。穿刺针在位置2可能更难定位。

图4.2 常用入路

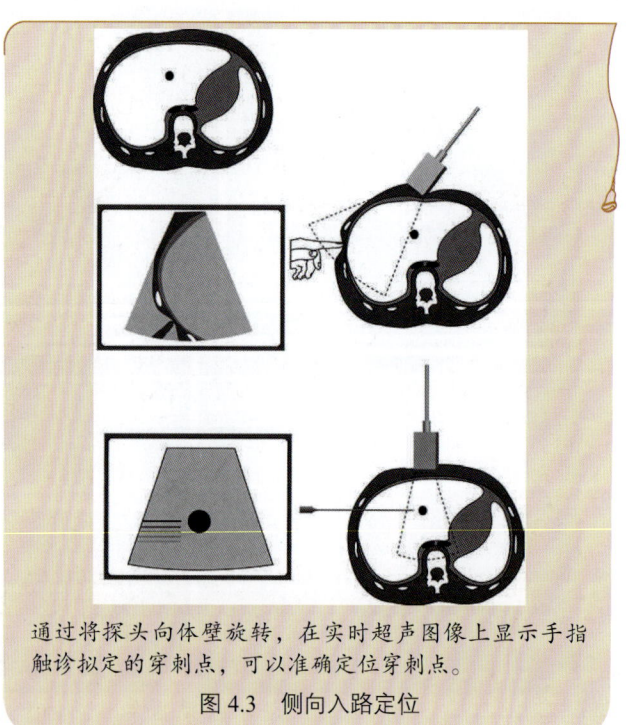

通过将探头向体壁旋转，在实时超声图像上显示手指触诊拟定的穿刺点，可以准确定位穿刺点。

图4.3 侧向入路定位

在超声的实时监视下，先将穿刺针推进到目标距离的一半左右。如有必要，可以在针上用无菌条标记预先规划好的进针距离。经验不足的操作者通常有一种无法控制的继续进针的想法，希望它能神

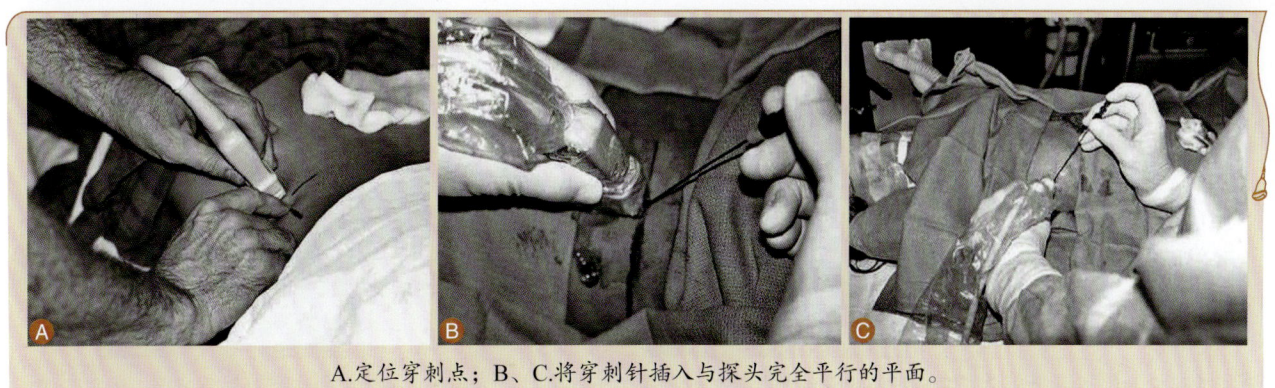

A.定位穿刺点；B、C.将穿刺针插入与探头完全平行的平面。

图 4.4　穿刺针校准

奇地让穿刺针显示。经常诊治成年人的放射科医师可能不会意识到幼儿和婴儿所需的进针距离较短。

（二）进针后定位穿刺针

根据经验，保证穿刺针从进针起一直可见是可能的。如果不能，则在继续操作之前必须先定位针位。闭上一只眼向下观察探头连接线，检查探头和针是否相互平行。如果两者不平行，调整探头的位置，而不是针的位置。一旦探头和针平行，将探头保持在该平面内并移动，使之在针平面内来回移动几毫米（图4.5）。用拇指、食指和中指握持和移动探头，同时将无名指和小拇指或小鱼际边缘紧贴患者皮肤，并将探头锚定在患者身上。操作中较为重要的一点在于不要粗暴地进针和拔出，或试图在复杂的方向或角度上同时移动针和探头。这种定位针尖的尝试可能有希望，但通常是无效的。

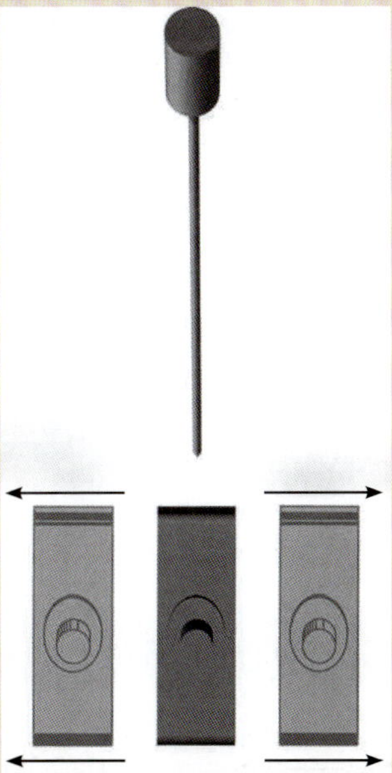

如果针的全长不可见，则可能与探头平面成斜角，导致对针尖位置的错误判断（图4.6）。通常，只需将探头小角度旋转即可获得整个针杆的图像。

操作时穿刺针定位必须是一个深思熟虑且目标明确的过程，包括来回移动探头，然后以较小的角度调整和旋转其位置，直到整个针可见。

如果穿刺针和穿刺目标可见，且针指向目标，则只需要继续向目标进针。针可能需要短促的猛刺才能进入目标，尤其是当靶区是胆囊、肾盏或胆管等正常结构时。儿童的器官和组织界面柔软且易推移，有时当针尖前进时会"漂"离针尖，但刺穿此类器官或结构所需的短促猛刺必须始终保持可控并有目的。特殊情况如胶原蛋白紊乱和梅干腹综合征会导致器官或结构穿刺更加困难。

最常见的问题是，要么针没有指向穿刺目标，要么穿刺目标没在扫描平面上。

（三）进针角度调整

当在同一超声切面上观察到针与靶目标，但进针角度不正确，若此时针位于器官深部，不要直接调整进针角度。这样做，特别是使用坚硬的活检针，可能会造成严重出血和其他并发症。正确的做法是将针退至皮下，调整进针角度，在超声实时监测下重新进针（图4.7）。

如果探头不垂直，有时难以判断进针角度该如何调整。遵循简单的规则往往是有效的，即根据探头线缆的位置移动针（图4.7D，图4.7E）。关键在于在超声监视器的图像上准确识别探头方向的一侧。在开始操作之前，通过在探头表面移动手指，注意手指在屏幕出现的位置来确定图像

穿刺针插入后，如果在超声图像上未显示，则探头在针的平面内前后平移，不要旋转，直到穿刺针显示。实际所需的移动量远小于图中所示，通常只有几毫米。

图 4.5　探头移动

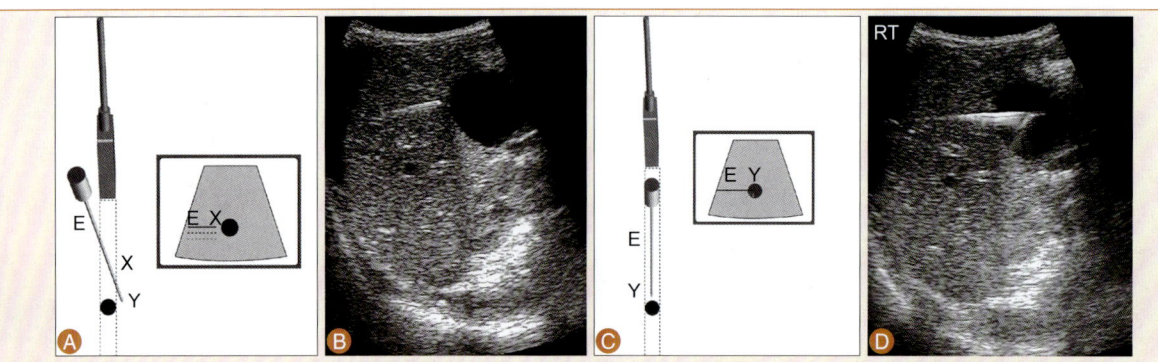

A.这种不在探头平面的位置导致针的视图缩短（E-X），误认为针尖位置在X点，而针尖的实际位置在Y点；B.胆囊穿刺时针柄部分偏离探头平面视图；C.针精确位于探头平面内，穿刺针（E-Y）清晰可见；D.图像上清晰显示针尖位于胆囊里。通常，在穿破胆囊之前，针尖需要准确定位，这些图像是胆囊穿刺成功后获取的，用于说明目的。

图 4.6 穿刺针位置不在探头平面

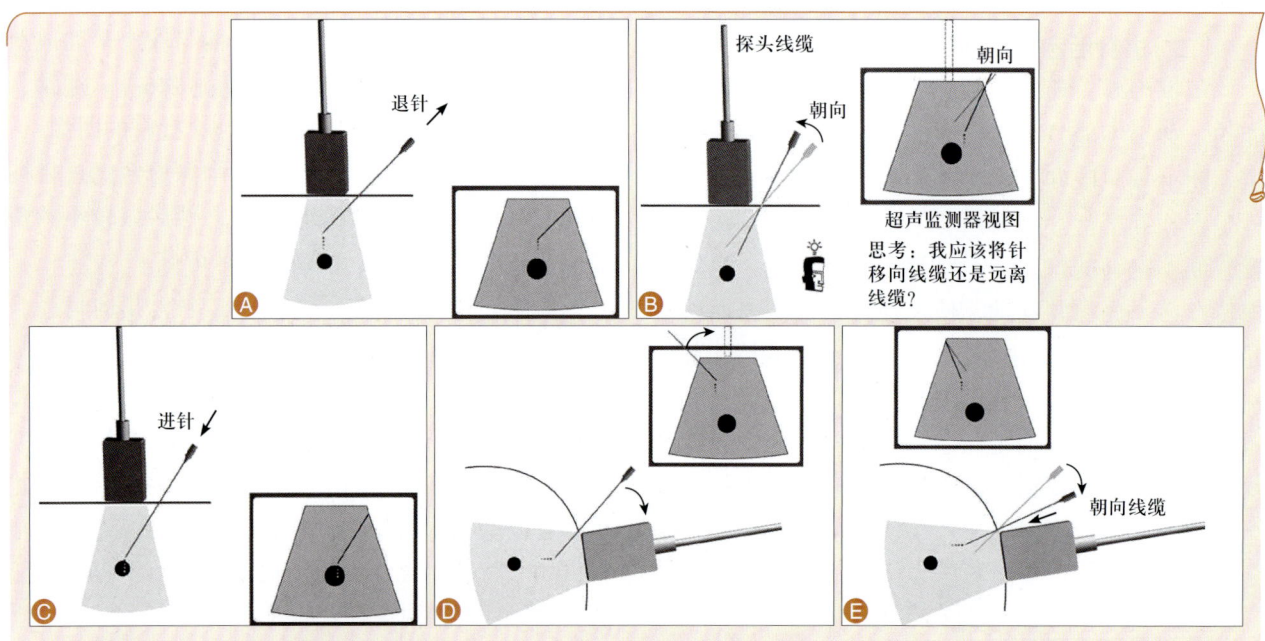

A.如果针的位置不在正确角度上，应部分退针；B.以探头线缆为参照移动针的中心位置；C.以正确的角度重新进针；D、E.以探头线缆为参照，适用于探头和针的任意位置。

图 4.7 改变进针角度

的方向。否则，当针的图像应该在屏幕图像的一侧而实际进针方向在另一侧时，针可能刺向主动脉或其他重要结构。

（四）非同一平面进针调整

如果超声图像上可以看到针，但看不到靶目标，可在平行于针的平面两侧做扇形扫查，直到发现靶目标。记住移动探头显示靶目标的方向，将针退至皮下，然后将探头移动方向与针尖在皮下软组织中移动方向调整一致，重新进针。

（五）徒手穿刺超声介入辅助训练

超声介入徒手操作技术可以在不同的体模上进行练习。最方便实用的体模是由火鸡胸和各种材料组成，如牛肾、橄榄、鸡尾酒洋葱，或把注满水的手术手套的手指而制成的人工囊肿。将火鸡胸放入水中，这些材料被填充在胸大肌和胸小肌之间。

五、穿刺针、导丝、导管和活检装置

许多针具和装置是可用的，每名医师应该选择并非常熟悉这些器具的性能。

（一）千叶针

千叶针是一类相对安全、实用、灵活的细针（一般为22G），用于诊断性对比研究或靶目标的初始穿刺，特别是目标靠近重要结构时。如果后续

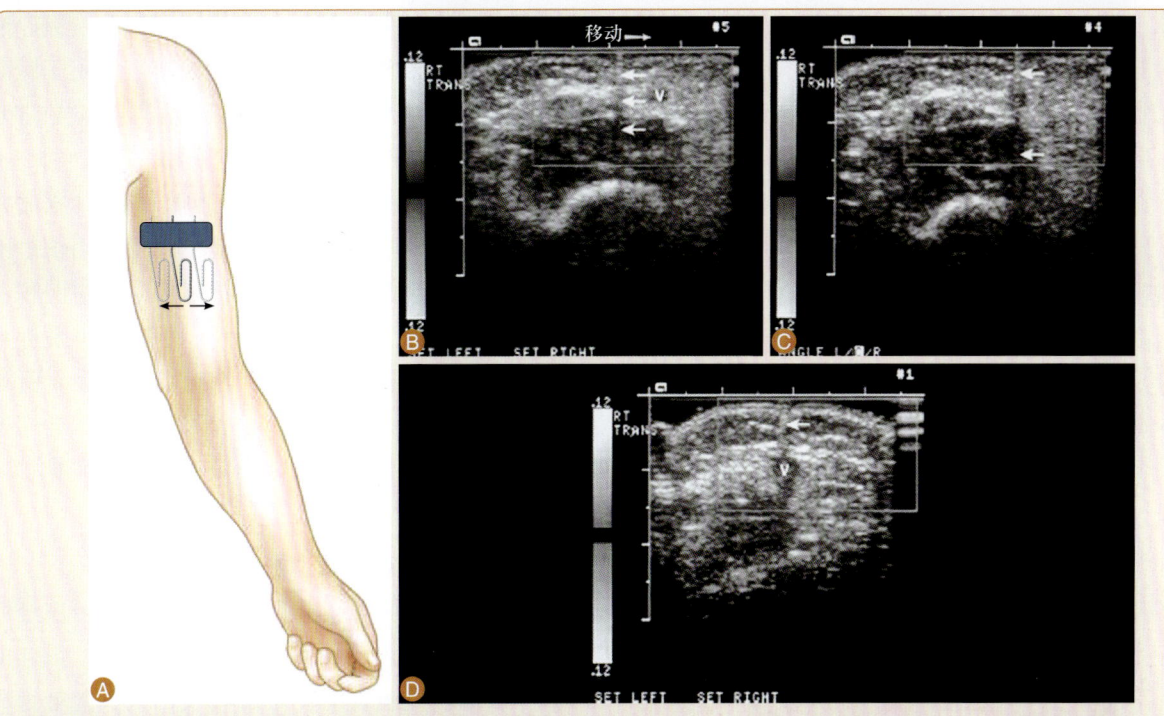

探头横切于目标静脉（图A），将部分展开的回形针置于探头与皮肤之间，前后移动（图B、图C）对静脉进行定位，以便准确进行皮下局部麻醉。为避免声束宽度误差，需将探头横切于进针路径。细的回形针伪像（箭头）定位静脉（V）。请注意，使用止血带时，尤其在小婴儿（图B～图D），彩色多普勒超声可能不显示血流信号。绑得很紧的止血带甚至会阻断婴儿的动脉血流，导致PICC置管误穿入动脉。如果未被识别，是非常危险的。

图4.11　PICC前准确定位深静脉位置的技术

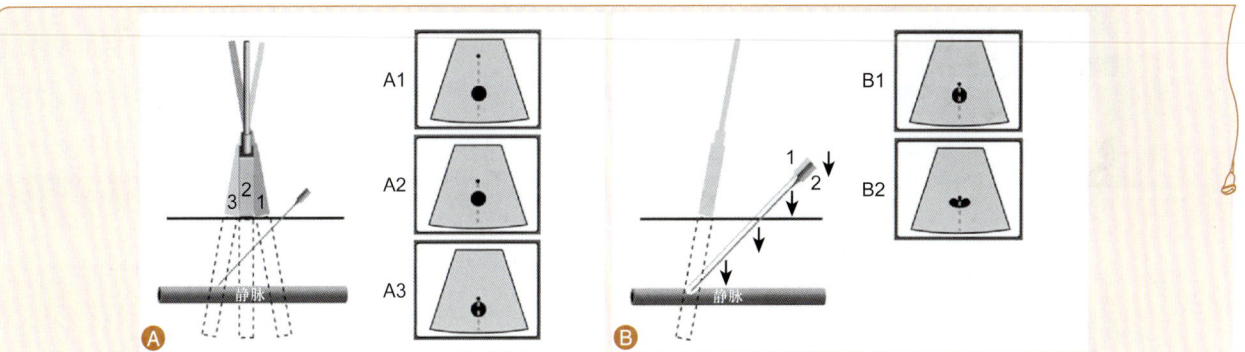

A.当针向静脉推进时，探头横切并前后摆动（A1~A3），以便在针尖向静脉推进时顺序追踪，示意图仅描绘了穿刺针即将进入静脉的位置（位置3）；B.卡住并刺穿静脉，如果简单地向前推进，针很容易滑至静脉一侧，尤其是试图穿刺肱静脉时，深静脉周围疏松的软组织使静脉滑出针的路径，当针尖位置正确时，靠近静脉前壁（B1），轻轻向下移动针头，而不试图刺破静脉，用针尖"卡住"静脉（B2），一旦针尖卡住静脉，快速的推力会刺穿静脉前后壁，小心的回撤通常会使静脉血通过针回流，从而成功完成PICC。

图4.12　静脉附近的针尖定位

（四）中心静脉通路

中心静脉通路装置植入术是最常见的血管介入手术之一。中心静脉通路多用于传染病、透析、移植和肿瘤患者。中心静脉通路首选右侧颈内静脉（right internal jugular vein，RIJV），因其较粗大，贴近皮肤，并提供了与上腔静脉间短而直的路径。透析导管或者肾功能衰竭患者应尽量使用RIJV，以避免损伤锁骨下静脉和左头臂静脉，这对于上臂透析通路的成功至关重要。与锁骨下静脉相比，RIJV还可以避免气胸的风险，降低症状性中心静脉狭窄的发生率。使用RIJV还可以避免导管夹闭综合征，这种综合征仅见于锁骨下静脉通路中，导管在肋锁间隙受到挤压产生狭窄造成导管不通畅，甚至导致导管断裂。与非影像引导的仅靠手术体表标记（如颈动脉、胸锁乳突肌）相比，超声引导可以提高RIJV置管的成功率，减少穿刺次数，降低颈动脉穿刺率，缩短手术时间。

超声引导可精确的斜行进入颈内静脉，使中心静脉导管的置入更平顺，从而最大限度地减少导管弯曲或夹闭阻塞风险。

（五）胸腔和腹腔引流

超声引导下诊断性胸腔积液抽吸是一种常见而有效的方法。如果及早进行简单置管引流，混杂的胸腔积液或脓胸可以完全治愈，但胸膜具有显著的增厚和产生纤维蛋白的能力。这些感染后的积液通常会形成分隔，很难用简单的导管技术引流。CT通常难以显示这些分隔，因此临床医师往往认为肺炎引起的积液应该比较容易引流。通过胸膜注入溶栓剂，常用的是组织型纤溶酶原激活物（tPA），用以改变稠厚液体的物理性状，现已成为一种常规操作。用于脓胸引流的导管需要经常进行胸部X线片、超声或CT术后复查，以确保积液不再复发（图4.14）。

用于诊断和（或）治疗的腹腔积液引流通常并不困难，甚至可以在床旁用极少或者不用镇静剂和良好的局部麻醉来实现。经下腹部穿刺腹腔积液时，必须准确定位并标记腹壁下血管，如果进行"简单"的抽吸操作造成损伤，可能导致大量且难以控制的出血进入腹腔积液。有时腹腔碎屑会堵塞引流管，此时需要通过较大力晃动穿刺针和导管或者通过导丝清除堵塞的碎片（动图4.2，动图4.3）。

（六）经皮经肝胆管造影和引流

有或无胆管扩张的患儿均可成功进行经皮经肝胆管造影术。超声引导千叶针抵达汇管区。最佳的诊断穿刺部位是胆管中、外1/3的交界处，此处远离门脉主干和肝动脉。如果胆管扩张，可以用常规的超声引导技术将针直接引导至胆管内。如果诊断性检查显示胆管狭窄或者完全梗阻，尤其是肝移植患者，应在能够调整针道和角度的穿刺点对目标胆管进行导管引流。在超声引导下对儿童肝移植患者轻度扩张的胆管进行穿刺是超声引导下要求最高的手术之一（图4.15）。

（七）纵隔肿物活检

淋巴瘤是一种常见的儿童恶性肿瘤，通常表现为纵隔肿块。在许多病例中，就诊时，颈部、腹部、腋窝淋巴结病可以通过外科淋巴结活检进行组织学诊断。然而，在某些情况下，由于气道受压导致患儿呼吸困难，且没有合适的肿大淋巴结可供活检。这些患儿中的很多人伴有平躺时呼吸窘迫。纵

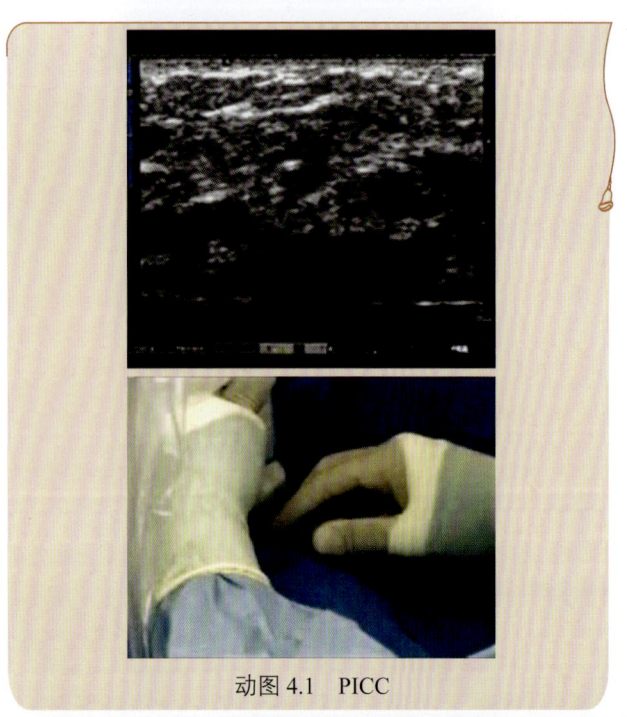

动图4.1　PICC

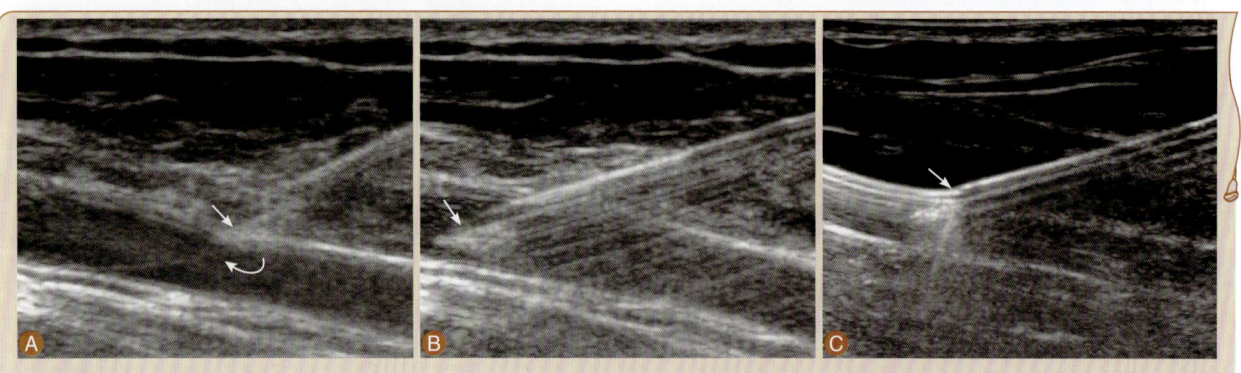

A.即将进入静脉（弯箭头）的针尖（直箭头）；B.针尖（箭头，伴有混响伪影）已进入静脉；C.导丝经过针尖（箭头）并可见其清晰地进入静脉。

图4.13　PICC纵断面图像

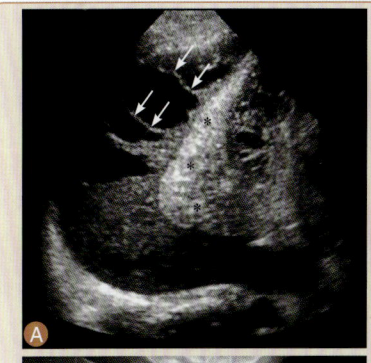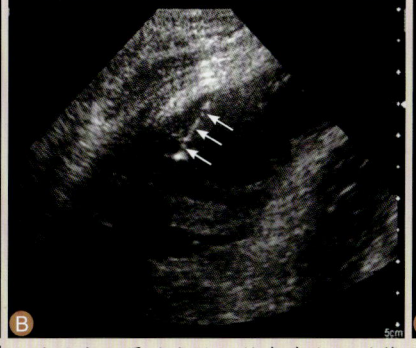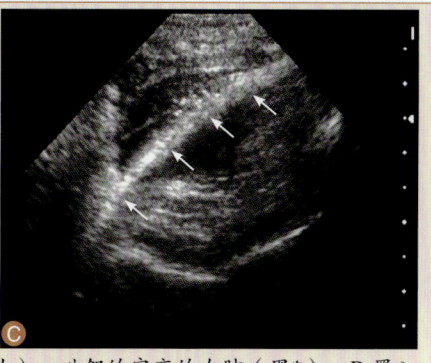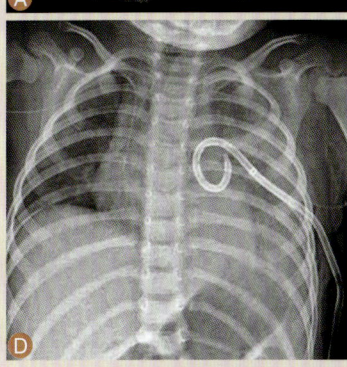

A.胸腔内稠厚的炎性纤维条索分隔（箭头）、毗邻的实变的左肺（黑*）；B.置入脓胸的穿刺针（箭头）；C.置入左侧胸腔的引流管（箭头）用于注入组织型纤溶酶原激活物和引流脓液，这是一种非常有效的联合治疗方法，以前是通过开胸手术治疗此类疾病；D.胸部X线片显示左侧胸腔引流管位置。

图4.14　超声引导下脓胸治疗

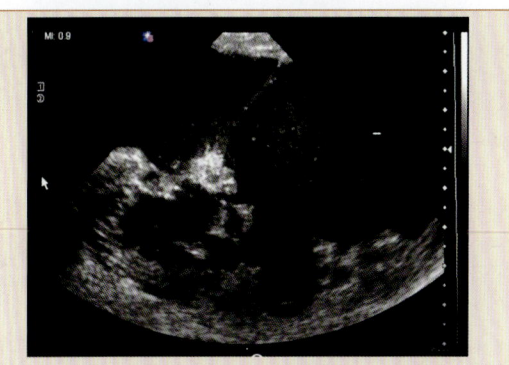

动图4.2　在诊治抽吸带有大量沉渣的血性腹水时，沉渣碎片黏附在引流管上并阻塞引流管（1）

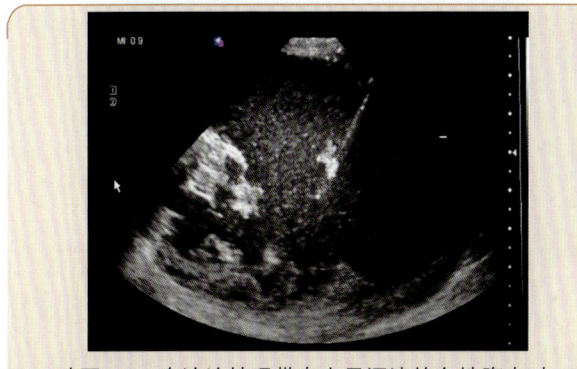

动图4.3　在诊治抽吸带有大量沉渣的血性腹水时，沉渣碎片黏附在引流管上并阻塞引流管（2）

隔肿块可以快速增大，导致患儿在接受CT检查时尚可平躺，几个小时后由于气道受压呼吸窘迫却不能再平躺。此时，超声引导下纵隔肿块穿刺活检通常是最安全的选择。急诊放疗和类固醇治疗也能使肿块缩小，但这些方案可能导致对淋巴瘤细胞无法分型，这对于治疗决策和预后至关重要。

这些患者在手术室以半卧位进行操作，需要有经验的麻醉师监护和镇静。通常采用大剂量的局部麻醉和少量的静脉镇静，尽可能避免气管插管。

多普勒超声可用于定位和避开内乳动静脉。采用扇形小凸阵探头在超声引导下通过肋间旁隙可显示肿块。活检前必须清晰显示大血管和肺。可以在极低的并发症风险条件下获得充足的穿刺样本（图4.16）。

（八）阑尾脓肿引流

文献报道很好地记录了超声引导下早期阑尾相关脓肿的引流术。阑尾腹腔镜手术切除后偶尔发生继发性脓肿，这通常是由残留或未被识别的粪石引起的。超声引导下置管也可用于引流这些继发性脓肿。在下面这个案例中，我们能够通过超声精确定位残留的粪石，并引流脓肿，然后进一步置入导管鞘（Cook，Bloomington，IN），通过取石球囊经鞘管取回粪石（图4.17，动图4.4）。

（九）脏器内病灶活检

超声引导的非占位性脏器实质活检，如对怀疑肝脏或肾脏功能异常的活检，已是一项成熟规范的手术操作。而脏器内病灶的活检则要求更高。每个病例必须基于其具体情况进行评估，在对靠近膈肌或器官内外重要脉管系统的病灶活检时应尤为谨慎。图4.18

和图4.19对两例这样的靶病灶活检进行了说明。

（十）肌肉骨骼系统手术操作

尽管CT或锥形束CT是深部骨骼系统手术操作常用的引导方式，超声仍可用于某些骨膜或软骨相关病变（图4.1，图4.20，动图4.5～动图4.7）。

使用类固醇注射对幼年型类风湿性关节炎等疾病中的特定关节进行局部治疗时，膝关节等大关节的注射可在无影像引导下完成，但风湿病学家更多地推荐患者在影像引导下进行类固醇注射治疗较小或技术难度高的关节，如距下关节、颞下颌关节或指间关节。超声引导可用于这些小关节的精确穿刺。超声引导下对腱鞘的类固醇注射也是一项有价值的操作应用（图4.21，动图4.8）。

一些深部的异物可在超声引导下取出（图4.22）。需要注意的是，超声引导下的操作应在伤口被开放探查前于急诊室或手术室内完成，否则气体将减弱

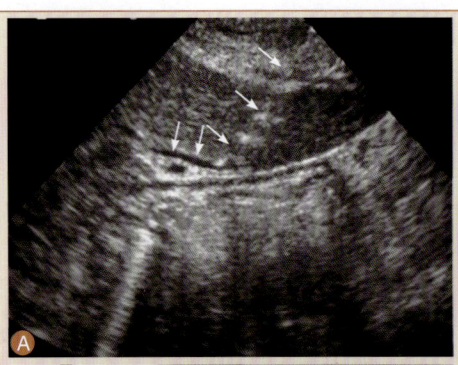
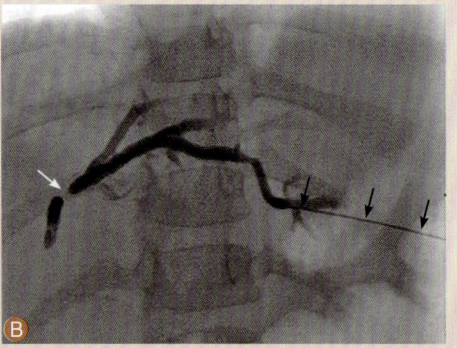
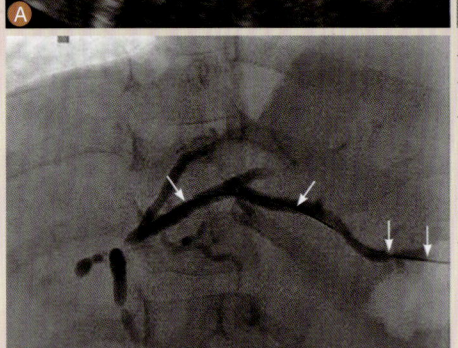

A.超声引导穿刺针（箭头）的置入，针尖即将进入轻度扩张的左支胆管；B.造影下透射检查显示穿刺针（黑箭头）位于胆管内、胆管重度狭窄部位（白箭头）；C.超声对穿刺角度的精准引导使Cope导丝（箭头）得以顺利进入胆管，后通过同一路径对狭窄部位进行球囊扩张并放置支架。

图4.15　肝移植术后胆道梗阻的穿刺引流

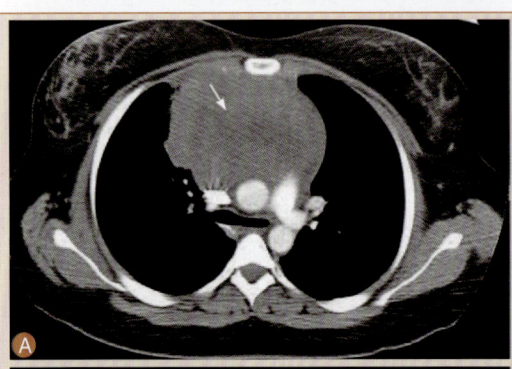
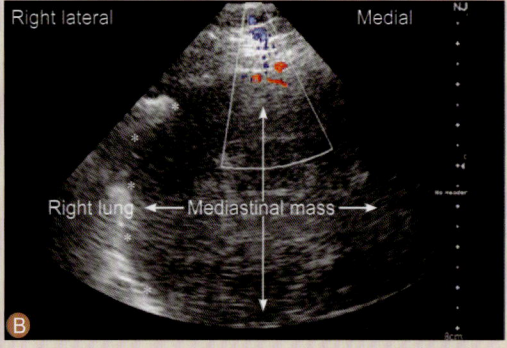
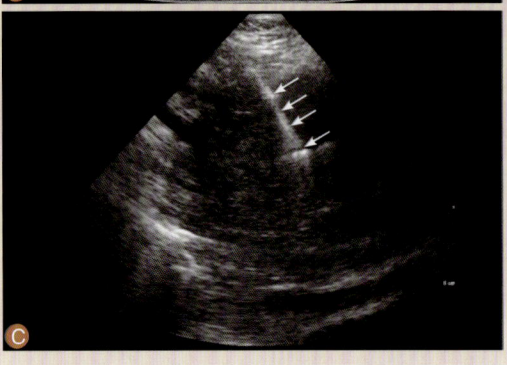

A.穿刺前1天的CT显示巨大肿块压迫气管隆嵴，箭头为超声引导下活检的穿刺路径；B.彩色多普勒超声定位肿块，并定位大血管及内乳血管；C.肿块内的自动活检装置（箭头）。取多条活检标本，以获得足够的组织对该B细胞淋巴瘤进行进一步的细胞分型研究。Right lateral：右外侧；Medial：内侧；Right lung：右肺；Mediastinal mass：纵隔肿物。

图4.16　巨大纵隔肿物的活检

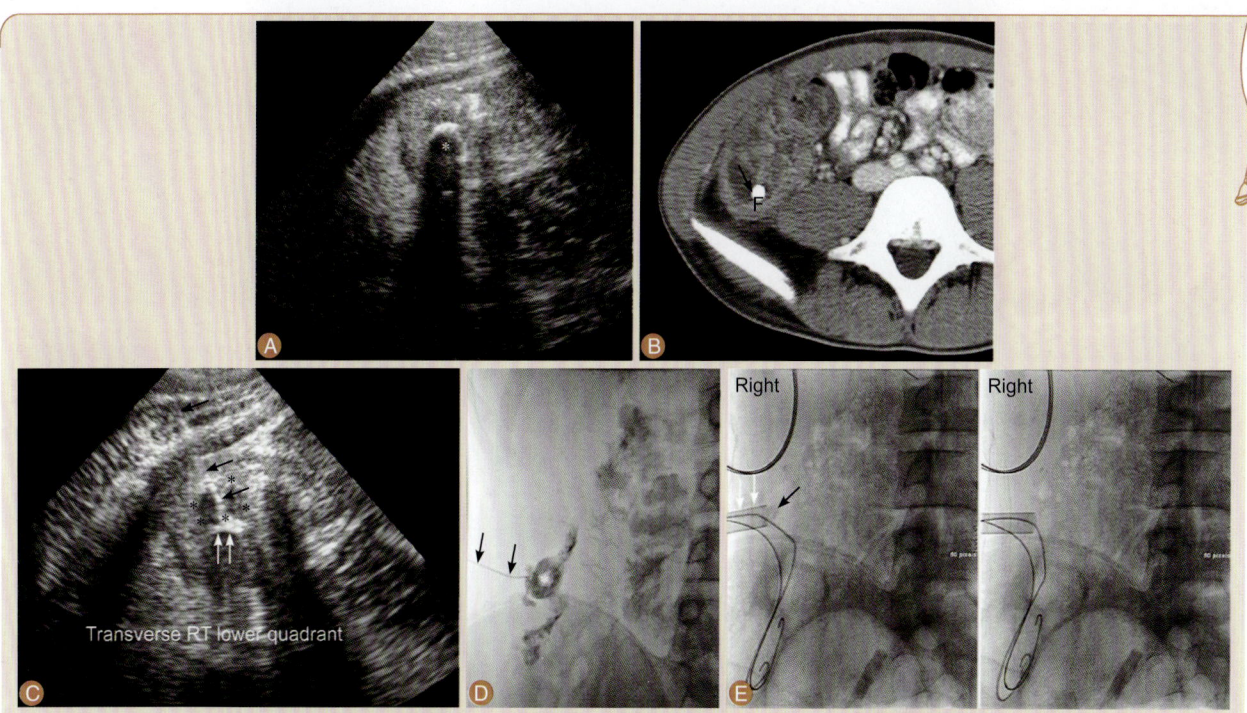

A.右下腹探及强回声残留肠石（＊）；B.CT显示与超声对应的同一区域，黑箭头为随后超声引导下穿刺的路径；C.超声引导下穿刺针（黑箭头）进入肠石周围脓肿（黑＊），白箭头为肠石的前表面；D.造影下透射检查显示紧邻肠石（白＊）的导管鞘（黑箭头）；E.透射检查显示间歇成像引导下在导管鞘（白箭头）内抓取肠石（黑箭头）并通过导管鞘将其移除的过程。Transverse RT lower quadrant：右下腹横断面。

图 4.17 残留肠石引起的阑尾术后脓肿的引流

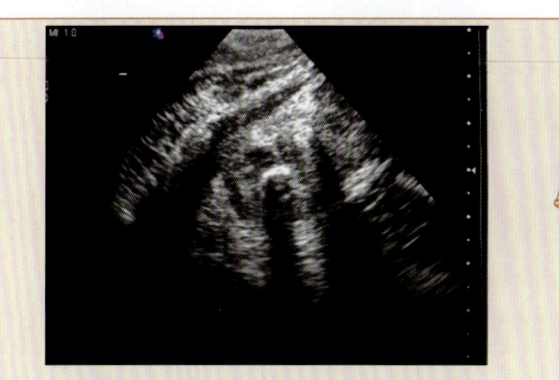

动图4.4 导管触及阑尾脓肿内的肠石

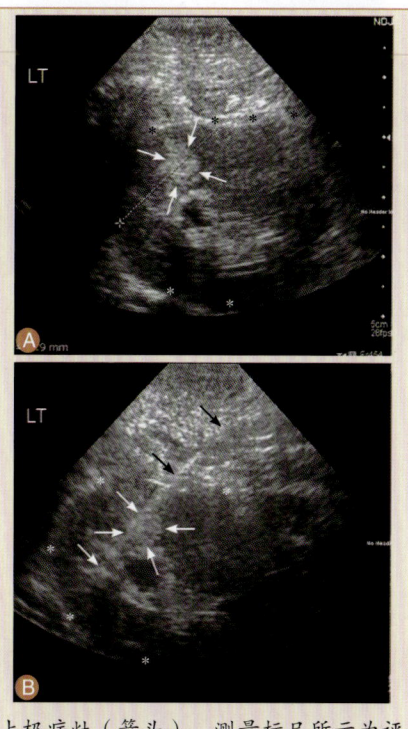

A.左肾上极病灶（箭头），测量标尺所示为评估活检的深度，以避免穿刺邻近的膈肌（白＊）和脾脏。黑＊表示肾脏后缘；B.活检针（黑箭头）穿过病灶（白箭头），止于膈肌附近，白＊表示肾脏的上极。LT：左。

图 4.18 对脑原始神经外胚层肿瘤治疗后继发性肾细胞癌的患者进行左肾上极病灶活检

超声显示异物的能力，当出现此情况时，应取消超声引导下操作，重新择期完成。

（十一）头颈部病变

某些脉管及淋巴管畸形适合超声引导下穿刺和治疗，治疗通常使用硬化剂。眼眶淋巴管畸形难以通过手术治疗，但对经皮超声引导下的硬化治疗反应良好（图4.23）。

舌下囊肿是由含唾液的囊肿组成的一种罕见病变，最常见的原因是外伤或舌下腺管阻塞。舌下腺管持续分泌唾液，而下颌下腺管和腮腺管仅在进食等刺激时分泌，因此舌下腺更容易形成舌下囊肿。

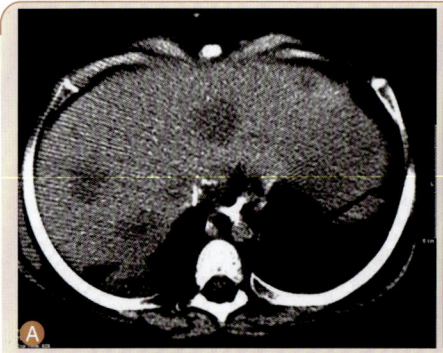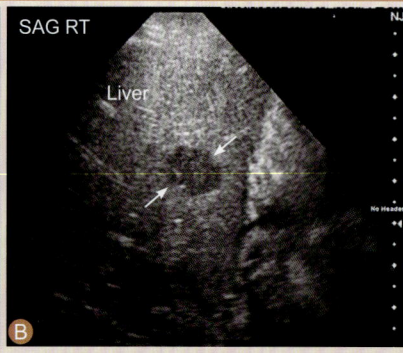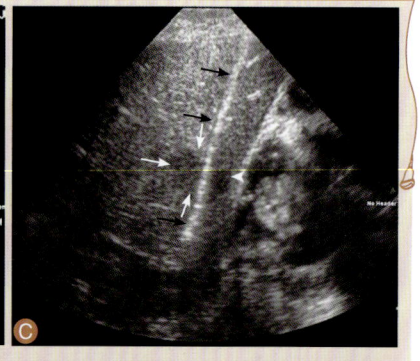

A.CT显示移植肝内的病灶，病例被证实为淋巴组织增生性疾病；B.活检前超声图像，白箭头指示靶病灶；C.活检针（黑箭头）清晰地穿过病灶（白箭头）。SAG RT：矢状面右侧；Liver：肝脏。

图4.19　肝脏靶病灶的活检

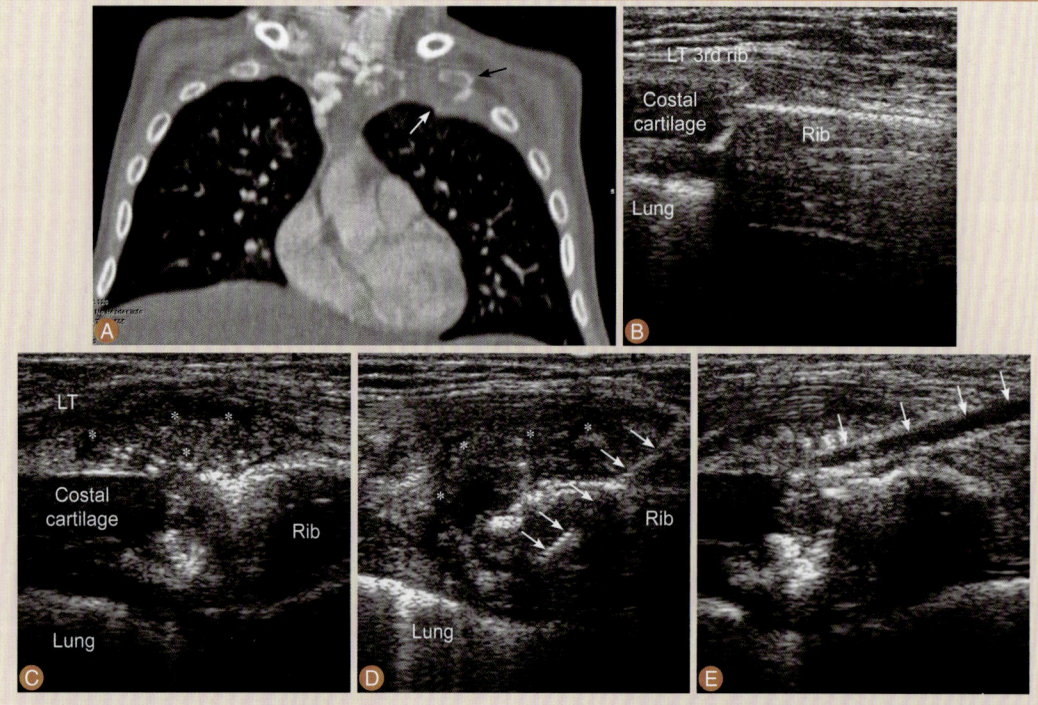

A.冠状面重建CT显示左侧第二肋软骨连结增大，白/黑箭头指示病灶，初步怀疑该病灶为恶性病变；B.正常的左侧第3肋骨和肋软骨；C.包围第二肋软骨连结的复杂积液（白*），后被证实为脓肿；D.受侵肋骨（白*）内的骨活检装置（箭头）；E.将改良后的14G静脉留置针（箭头）置入脓肿内，成功引流出脓肿。LT 3rd rib：左侧第3肋骨；Costal cartilage：肋软骨；Rib：肋骨；Lung：肺。

图4.20　戈谢病患者左侧肋软骨连结骨髓炎和脓肿的诊断性抽液和置管引流

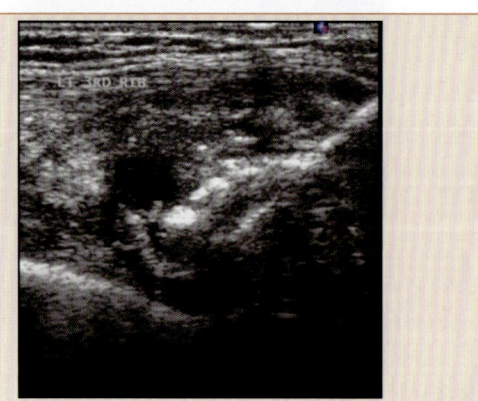 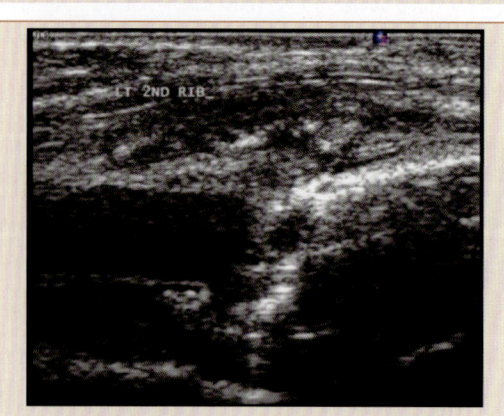

动图4.5　戈谢病患者肋骨活检　　　　　　　　　动图4.6　戈谢病肋骨骨髓炎引流管推进

超声和透射引导下的硬化治疗可成功应用于潜突型舌下腺囊肿（图4.24）。

十二、笔者注释

笔者谨以此章纪念William（Bill）Shiels医师。Shiels医师是一位极度热爱介入超声的革新者，也是本书第四版中本章的合著者。他在儿科介入放射学领域开创了很多创新技术，常涉及超声引导和监测。他建立了一个广受欢迎的训练模型系统，并创办了北美放射学会年会（Radiological Society of North America，RSNA）的年度"实践"专题会议，多年来保持着对其的积极领导。他启发激励了许多年轻的儿科介入科医师，也将经验教授给了我们所有人。所有接触过他的人都会记住这位独特而鼓舞人心的医师。感谢你，Bill。

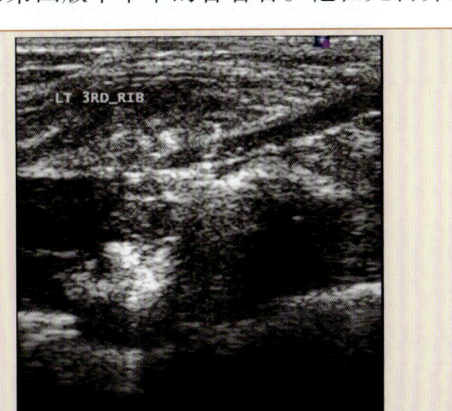

动图4.7 戈谢病肋骨活检前显示脓液和可移位的肋骨

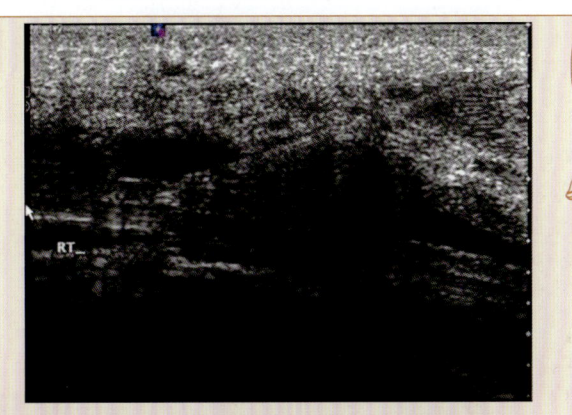

动图4.8 幼年型类风湿性关节炎腱鞘类固醇注射

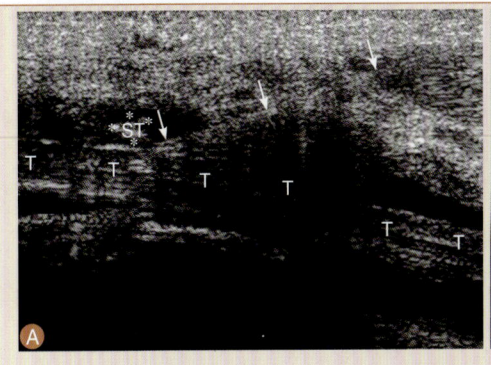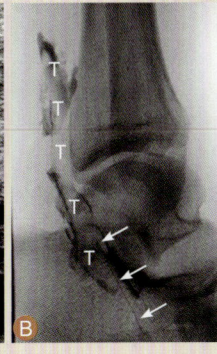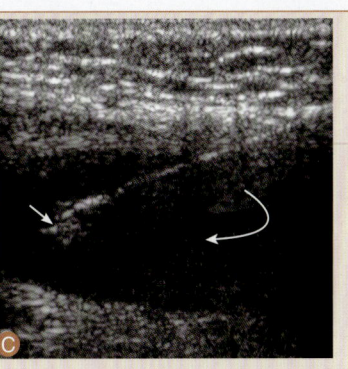

A.穿刺针（箭头）置入腱鞘内积液中，注射类固醇前，很容易识别出肌腱（T），在推注药物时，能即刻清晰辨认推注出针尖的长效结晶类固醇化合物（ST）；B.关节造影检查确认针尖（箭头）在鞘内，但不在肌腱（T）内；C.超声下清晰显示不同患者膝关节积液（弯箭头）内的针尖（直箭头）。

图4.21 幼年型类风湿性关节炎患者胫骨后肌腱鞘炎类固醇内注射的给药指导

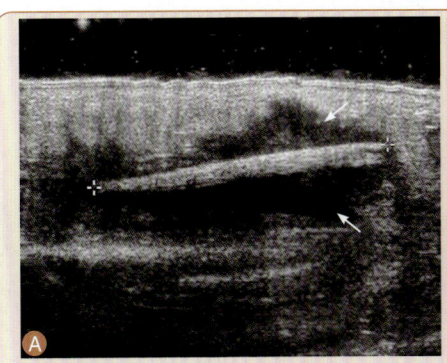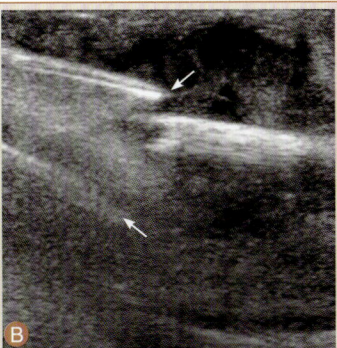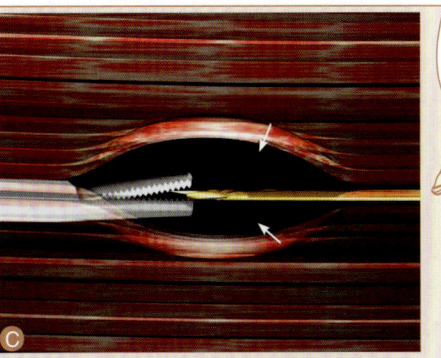

A.超声显示木质异物（测量标尺）位于皮下组织中，被脓液包围（箭头）；B.超声实时监测下，止血钳张开钳口（箭头）接近异物；C.示意图展示止血钳夹住异物。

图4.22 超声辅助清除足部皮下组织中的木质异物

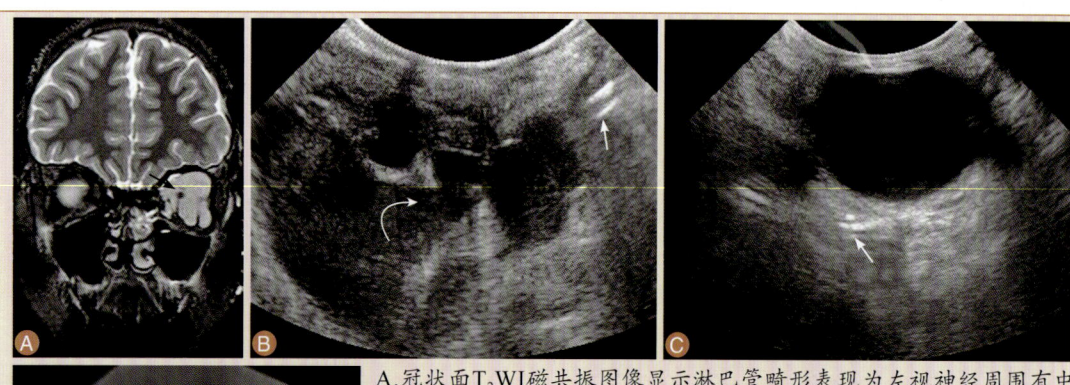

A.冠状面 T_2WI 磁共振图像显示淋巴管畸形表现为左视神经周围有中等强度信号液体（箭头）；B.左眼眶的纵断面图像显示 14G 静脉留置针（直箭头）即将进入淋巴管畸形中的大囊（弯箭头）；C.横断面图像显示抽出淋巴管畸形内的液体后左眼眶淋巴管畸形内的 5F 猪尾导管（箭头），无回声区为眼球；D.透射下检查显示用于眼眶淋巴管畸形大囊硬化治疗的 5F 猪尾导管（箭头）位置正常。

图 4.23 超声引导成功治疗一例 13 岁男孩左眼眶淋巴管畸形

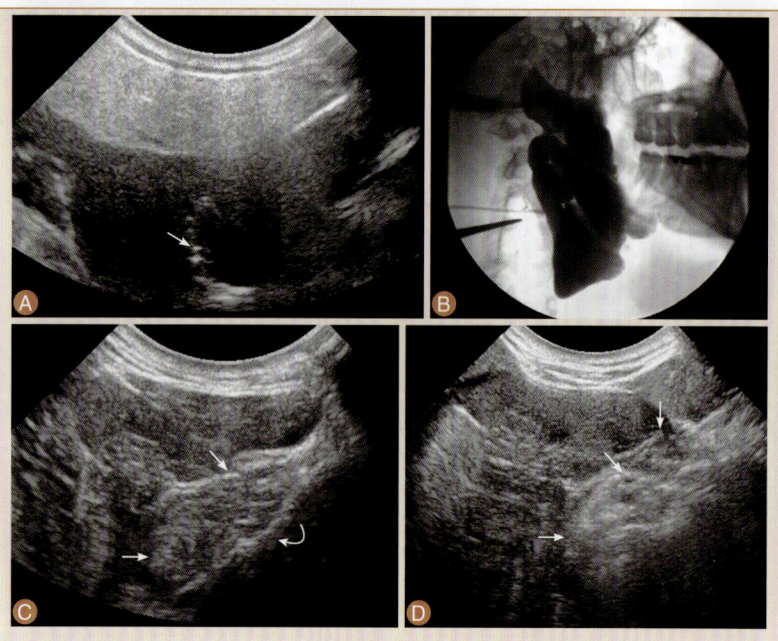

A.纵断面图像显示低回声液体中见一 5F 猪尾导管（箭头）；B.透射下检查显示造影剂注入囊肿内；C.消融前，横断面图像显示左侧舌下腺（直箭头）紧贴左侧下颌骨（弯箭头）；D.乙醇注射消融过程中，左侧舌下腺（直箭头）的回声增强。

图 4.24 经皮治疗左侧颈部潜突型舌下腺囊肿

（石文媛，赵齐羽，周路遥，许丹霞，徐彬，高元瑾，丁茜，梁宇光，丁娇娇译；石文媛，赵齐羽审校）

参考文献

扫码观看

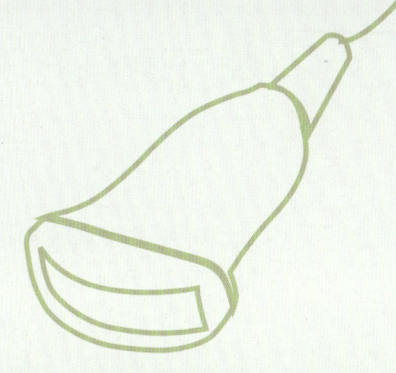

第五章　超声引导下胸部、腹部和盆腔活检

Theodora A. Potretzke, Thomas D. Atwell, J. William Charboneau and Carl Reading

章节大纲

一、经皮穿刺活检
　（一）适应证和禁忌证
　（二）抗血栓治疗的围介入期管理
　（三）影像引导方式
　（四）穿刺针选择
　（五）步骤与方法
　（六）穿刺针显示
　（七）具体脏器应用
　（八）并发症
二、超声引导置管引流术
　（一）适应证和禁忌证
　（二）影像引导方式
　（三）引流管选择
　（四）患者准备
　（五）诊断性抽液
　（六）引流管放置
　（七）引流步骤
　（八）置管后护理
　（九）引流管拔除
　（十）腹部和盆腔脓肿：概述
　（十一）具体脏器应用
三、经皮穿刺囊肿治疗
　（一）肾囊肿
　（二）肝囊肿
　（三）卵巢囊肿

关键点总结

- 超声影像因其能够实时显示穿刺针，以及对全身多脏器进行多切面扫查成像并监视、引导穿刺，故已成为穿刺活检和液体引流的主要引导方式。
- 有效的围介入期抗血栓治疗管理，需要了解具体抗血栓药物的特点，并平衡好中断抗凝药导致血栓栓塞事件的风险与介入操作潜在出血风险。
- 超声通常为浅表部位活检、腹腔穿刺术、胸膜腔穿刺术和大多数腹部实质性脏器活检（包括肝脏、肾脏和脾脏）提供优质的引导。CT引导常用于肾上腺、腹膜后和一些盆腔深部活检或深部引流管的放置。
- 熟知一步法技术（套管针技术）和两步法技术（导丝置换技术）有助于超声引导下引流管放置。

经皮穿刺活检和置管引流是临床重要的诊疗方法，超声因其能够实时显示针道并对全身多部位进行多切面扫查成像和引导穿刺，成为穿刺活检和液体引流的最主要的影像引导方式。为了在临床规范开展，需要了解这些介入技术的常用基本方法，以及在临床的总体应用和具体脏器使用状况。

一、经皮穿刺活检

超声引导活检因其费用相对低廉、应用范围广泛，已成为国内外影像引导下获得组织学诊断的最重要的方法之一，是一种安全、精准地诊断全身恶性肿瘤和良性病变的介入技术。此外，微创的组织学诊断避免了以诊断为目的外科手术，减少了住院时间及辅助诊断的检查次数，从而降低患者经济负担，并且在无电离辐射的实时超声引导下进行，使操作更加安全。

（一）适应证和禁忌证

穿刺活检主要针对可疑恶性肿瘤进行，用于对恶性肿瘤的初步诊断、转移性疾病的确诊、获得肿瘤分子表达谱并指导靶向药物的筛选。另外，可用于评判移植供体器官是否存在器质性病变或移植后器官是否存在排异反应，以及偶尔用于明确偶然发现肿块的性质。

经皮穿刺活检的相对禁忌证，包括严重的无法纠正的凝血障碍、无安全的穿刺路径及无法配合的患者。详细了解病史，是评估患者是否存在先天性凝血功能障碍（第一个相对禁忌证）最有价值的信息，包括出血倾向、需要输血或出血性体质的家族史。另外，必须了解患者近期抗凝药物的使用情况。

第二个相对禁忌证是无安全的穿刺活检路径。经过脾静脉或肝外门静脉等大血管的穿刺路径，会增加出血风险。尽管使用细针（21G）经过胃肠道穿刺活检可以安全获取标本，但不经过胃肠道的穿刺路径更可取。经腹水进行活检的安全性已被证实，但活检前引流腹水可能会提高靶目标穿刺的可操作性。

第三个相对禁忌证是患者无法配合。在穿刺针进针过程中，患者不自主地活动会增加意外损伤和出血的风险，此状况在儿科患者中尤其常见，可能需要在更深的镇静状态下进行穿刺。

（二）抗血栓治疗的围介入期管理

围介入期抗血栓治疗有效的管理，取决于对出血性并发症和血栓性并发症之间平衡的理解。即对使用抗血栓药物的患者进行活检或引流导致出血的潜在风险与停止使用血液稀释剂发生血栓事件的风险之间平衡的把握。1%~4%停用阿司匹林或华法林而未进行桥接治疗的手术患者，发生了严重血栓栓塞事件，包括心肌梗死和缺血性卒中。虽然抗血栓治疗围介入操作期的管理，最好是与相关临床科室医师共同商定，但通常是由介入操作医师对使用抗血栓药物的患者是否及何时进行介入操作做出最终的判定。因此，介入科医师必须通晓常见抗凝药物/抗血小板药物及介入相关的出血风险。然而，停用任何治疗性药物都应由相关临床医师下达医嘱，故而临床医师通常应与影像科医师/介入科医师讨论操作相关出血风险后进行。

虽然相关机构和协会就围手术期抗栓治疗管理提出了指南建议，但在临床实践中仍难以达成真正的共识和一致意见。这主要是由于抗血小板药物和抗凝药物的种类不断增多，以及陆续发表的文献显示一些手术的出血风险比以往认为的要低。一般情况下，笔者的做法倾向于放宽指征，即在某些患者拟行低风险介入手术（浅表部位活检如甲状腺和浅表淋巴、胸膜腔穿刺、腹腔穿刺及浅表脓肿置管引流），以及拟行低风险介入操作时，尤其在急诊情况下，可不停用抗血栓药物。

在住院及门诊患者中，最常见的抗血栓药物是抗血小板药物（阿司匹林和氯吡格雷）、维生素K拮抗剂（华法林）和凝血因子抑制剂[肝素（普通或低分子量）]。其他抗凝机制的抗凝剂如直接凝血酶抑制剂（达比加群酯等）、直接Ⅹa因子抑制剂（磺达肝癸钠等）和糖蛋白（GP）Ⅱb/Ⅲa抑制剂（阿昔单抗等）的应用逐渐增多，并在临床经常遇到。熟悉这些药物的作用机制和代谢对于临床决策很重要。例如，直接凝血酶抑制剂达比加群的半衰期是12~14小时，但经肾脏代谢排出。因此，对于肾功能不全患者如进行非急诊深部组织活检，术前停药期应延长[6~7天 $vs.$ 4~5天（如肾功能正常）]。

对于低风险手术，如胸膜腔穿刺术和腹腔穿刺术，笔者发现使用治疗性抗凝剂或阿司匹林对出血风险影响很小。凝血功能障碍和血小板减少症患者（国际标准化比值>1.6和（或）血小板$<50 \times 10^9/L$）在胸膜腔穿刺术或腹腔穿刺术后的出血并发症发生率很低（<1%），患者经常因这些手术获益颇多，因此，笔者单位在对大多数患者进行这些手术前已经取消了常规全血细胞计数，并只有在发生血栓栓塞事件的风险较低时要求停用华法林。如果患者在手术期间服用华法林，术前24小时内需检验国际标准化比值，以确保其不存在超治疗剂量状态。介入科医师可以根据自己的要求补充其他检验，但笔者发现这几乎不需要。笔者在进行胸膜腔穿刺术或腹腔穿刺术时阿司匹林也可以继续服用，浅表组织活检和浅表部位置管也一样不需停用。

高风险手术包括肝脏和肾脏活检，肠系膜、腹膜后或盆腔深部淋巴结活检及深部脓肿置管引流。尽管相比于其他手术被称为"高风险"，术后出血的真正风险也很低。

肾实质活检是穿刺后出血风险最高的，报道严重出血发生率为0.3%~6.6%。移植肝和移植肾活检出血发生率通常较低，在笔者医院分别是0.5%和0.2%。如果一个较高风险的活检是非急诊或者择期的，并且发生血栓栓塞事件的风险是可接受的低水平，阿司匹林提前5天停药，在活检后24小时恢复用药。然而，根据笔者的临床经验，近期应用阿司匹林与严重术后出血几乎无任何相关性。在一项纳入15 181例经皮穿刺活检病例的研究中，活检前10天内服用阿司匹林的患者出血发生率为0.6%，未服用阿司匹林为0.4%（$p=0.34$）。另一项纳入585例近期服用阿司匹林患者进行肝脏穿刺活检的研究中，严重出血风险发生率为0.3%（与未服用阿司匹林的0.5%无显著性差异）。因此，笔者后续对服用阿司匹林的患者进行了许多实质脏器活检，几乎没有因为应用阿司匹林而推迟或取消操作。这种做法的例外情况包括选择性穿刺活检，尤其是方便接受重新安排手术时间的本地患者，以及已知存在出血高风险情况的肾活检。虽然服用阿司匹林的患者行肾脏或移植肾活检后严重出血的发生率比未服用阿司匹林的患者略高（1.0% $vs.$ 0.6%），但没有显著性统计学差异（$p=0.08$）。对于华法林和阿司匹林，如果条件允许，建议高风险活检前停药。停药时间华法林为5天（国际标准化比值≤1.5），静脉注射治疗剂量的普通肝素为4小时，治疗剂量的低分子肝素为24小时，预防剂量的普通或低分子肝素为12~24小时。

如果拟行较高风险手术的患者，病史提示有出血性疾病但其未服用抗凝药物时，需检验凝血酶原时间、活化部分凝血活酶时间和血小板计数。出血时间测量在确定出血风险方面价值不确定；在多数情况下，没有很好的证据支持出血时间对预测出血的价值。对于粗针活检或引流，建议的阈值是血小板$>50 \times 10^9/L$和国际标准化比值≤1.6，但超出这些指标的患者也可进行活检，具体由操作的放射科医师和相关的临床医师权衡风险和获益后决定。数据显示，血小板计数$\leq 50 \times 10^9/L$是肝脏穿刺活检后大出血的一个具有统计学意义的危险因素（2.2% $vs.$ 0.5% 严重出血率，$p=0.04$）。值得注意的是，在同一组研究中，国际标准化比值≥1.6（$n=43$，1.6~1.9）的患者没有一个有明显的活检后出血。

一些凝血障碍性疾病可以通过输注相应的血液制品来纠正，尽管这对某些操作（如胸膜腔穿刺术）术后出血发生率的影响难以预测。然而，对于较高风险活检术，仍然认为，在可能的情况下，血小板减少和凝血功能障碍患者通过输血达到前面提

到的血小板 $>50\times 10^9$/L 和国际标准化比值 ≤1.6 的阈值是有好处的。去氨加压素可用于尿毒症患者，以改善血小板活性功能。据报道，出血高风险患者活检后可采用针道栓塞控制出血，这些患者活检的必要性大于任何风险，但在操作中并未常规采用。

（三）影像引导方式

超声和CT均可作为经皮穿刺介入操作的引导方式，具体方法的选择取决于多方面因素，包括病变大小和部位、病灶在两种影像显示的相对清晰度、仪器设备适用性和操作者个人偏好。

1. 超声

超声作为经皮介入操作的引导手段具有多种优势，如设备普及方便使用、相对价廉且便于携带、无电离辐射、几乎可以在任何解剖平面上进行扫查引导。但其最大的优势在于能够实时显示穿刺针针尖经过组织进入靶目标的动态过程，使得穿刺进针更加精准有把握，穿刺路径上避开重要结构。此外，CDFI有助于操作医师识别病灶的血管特征，并避开穿刺路径内的血管，预防穿刺进针时的相关并发症。

超声引导可用于全身众多器官和部位的活检，尤其适用于消瘦至中等身材患者体表或中等深度的病变，如大网膜病变（动图5.1），以及易受呼吸运动影响的器官（如肝脏、肾脏）内的病变（动图5.2）。在后一种情况下，实时超声引导的优势在于穿刺活检过程中靶目标能够全程显示。由于超声声束遇到骨骼或空气界面时几乎全反射，因此对于位于骨骼或含气肠道内部及后方的病变无法显示。

理论上，任何超声影像清晰显示的病灶都可以在超声引导下进行穿刺活检。在笔者单位临床应用

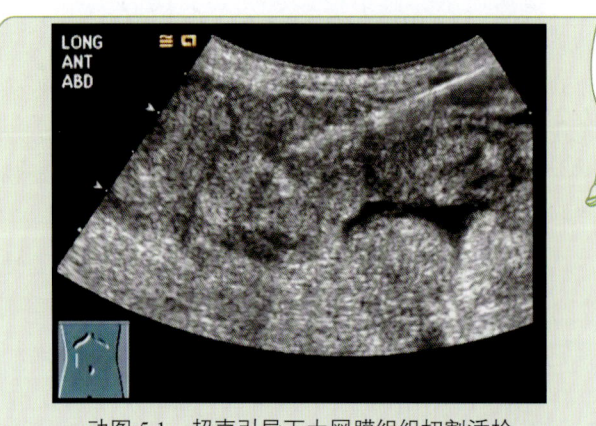

动图 5.1　超声引导下大网膜组织切割活检

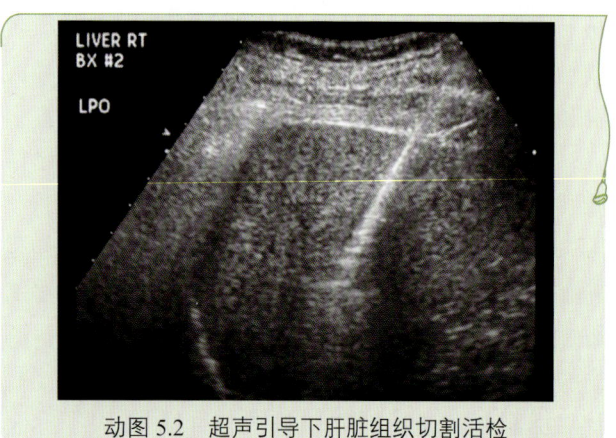

动图 5.2　超声引导下肝脏组织切割活检

中，大多数的肝脏和肾脏的穿刺活检，以及甲状腺和甲状旁腺的活检是在超声引导下进行，浅表淋巴结也特别适合在实时超声引导下活检。如果病变显示足够清晰，偶尔会在超声引导下对胰腺（尤其是胰腺移植）及腹盆腔等其他部位进行活检。

与CT相比，超声引导下穿刺的操作过程耗时更少且性价比高，准确性高，假阴性率低。

2.CT

CT是公认的对于全身大部分部位经皮穿刺的一种精准引导方法，它对皮肤表面和靶病变之间的结构有很高的空间分辨率，并能提供针尖位置的精准图像。此外，位于腹部深处或骨骼内的病变，CT比超声显示更清楚。由于CT成像能清晰显示盆腔、肾上腺、胰腺、腹膜后和骨骼等脏器结构，因此在临床实践中，这些部位的活检通常是在CT引导下进行。

回顾以往，CT因不能连续动态显示穿刺针进针过程和活检过程，限制了其在临床的应用。在过去的十年中，CT透视已经可以实时显示穿刺针位置，减少了介入手术的操作时间，但代价是增加了辐射剂量。

（四）穿刺针选择

市售的各种不同口径、长度和尖端设计的穿刺针可用于经皮穿刺活检。穿刺针的口径指的是外径，规格数值越低代表穿刺针口径越大。理论上，穿刺针可以分为小口径针（20G或更细）及大口径针（19G或更粗）。小口径针用于获取细胞以进行细胞学分析检查，一般是指细针抽吸活检（fine-needle aspiration，FNA），但也可以获取少许组织进行组织学检查。使用细针，也可以对肠管后方的肿块进行穿刺且感染的可能性很低。小口径针采集的小样本也适用于明确患者既往原发性恶性肿瘤的

复发或转移情况，即使样本量较少，病理科医师参考原始肿瘤组织病理样片，通常可对活检样本做出准确的诊断。

大口径针能获取更多的组织样本量，用于更详细深入的组织学和细胞学病理分析。对于某些类型的恶性肿瘤（如淋巴瘤）、许多良性病变及大部分慢性弥漫性实质性疾病（如肝硬化、肾小球肾炎、移植肾排异反应），为了达到诊断和进一步分型的目的，有必要采用大口径的穿刺针以获取充足的组织标本。大口径针获取的组织样本通常也可加做"印片"标本，即把载玻片轻压在组织标本上，将细胞样本黏附在载玻片上用于细胞学分析。

在选择穿刺针的口径和类型时，需要考虑参与活检标本分析解释的病理学专家的偏好和专业水平。细胞病理学家专门从事细胞样本分析，根据提供的细胞标本进行诊断，但一些医疗机构不开展细胞病理学诊断。而组织病理学家通常更倾向于使用大的活检标本进行分析，例如，对转移性病灶粗针活检获取的较大样本，往往比微小的样本或细胞学抽吸物样本更能可靠地判断出恶性肿瘤的来源，进而帮助肿瘤科医师制定后续治疗方案。

（五）步骤与方法

在进行任何有创操作前，需告知患者手术操作过程、风险、替代诊疗方案及获益，取得患者理解并签署知情同意。操作医师必须与患者沟通解释，以解除患者对活检时可能出现的疼痛和并发症的顾虑。经过沟通后，患者的所有问题都应得到充分的解答。

穿刺活检操作常在门诊进行，在皮肤消毒铺巾后，进针点处适当局部麻醉可以减轻疼痛，故而操作时患者多无明显不适。如果术中需要静脉输液或给药，则在活检操作前建立好静脉通路，但通常不需要预先用药。如需静脉注射镇静剂和镇痛药，如咪达唑仑或芬太尼，必须在征得患者及家属同意后方可使用。对于出血高风险的患者，明智的做法是在穿刺前选用较粗的血管建立静脉通道，或增加一条静脉通路。

探头灭菌的方法有两种，一是使用无菌探头套覆盖包裹探头达到无菌状态，尽管覆盖后可能会降低图像质量并影响探头的把持；二就是直接对探头本身进行消毒，灭菌后的探头可直接放在消毒的皮肤上，用无菌凝胶作为声学耦合剂。活检后，探头在双醛类杀菌溶液中浸泡10分钟。

大多数超声引导下活检都是在连续实时的超声显示监视下进行，配套的精准穿刺引导装置已经在临床使用。穿刺时将穿刺支架安装在探头上，沿着穿刺支架导槽进针点到靶目标的预选穿刺角度，将穿刺针沿预设角度引导线引导穿刺进针至不同深度（图5.1A，图5.1B）。许多影像科医师更喜欢超声引导"徒手"穿刺技术，即在不使用穿刺引导架的情况下，将穿刺针从皮肤直接插入探头显示的超声影像视野中（图5.1C），在实时超声监视（动图5.3，动图5.4）引导下将穿刺针进至靶病灶。

对比这两种活检技术，可以体会到经穿刺支架引导的方法所提供的技术的简便性，能缩短活检的操作时间，尤其对初学者而言。而在穿刺过程中因患者活动尤其是呼吸运动可能造成进针偏移时，徒手技术对于术者进行进针方向的细微调整具有更大的灵活性。

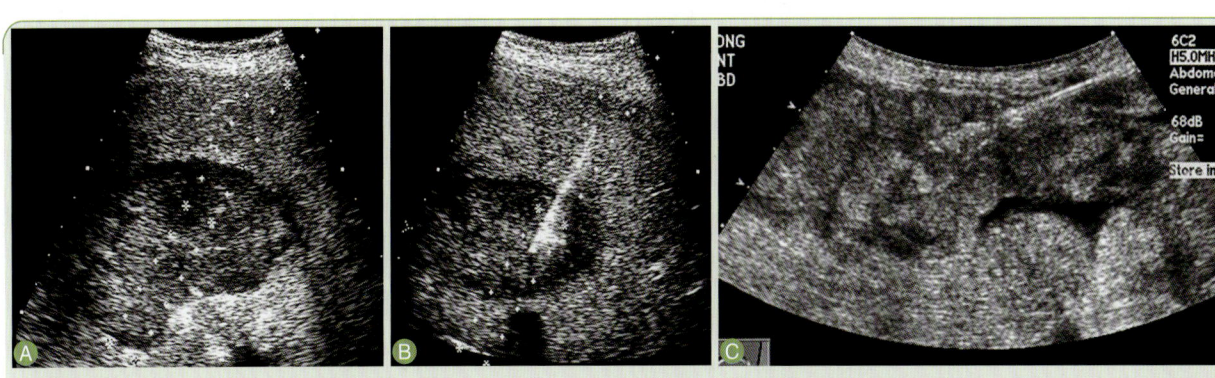

A.超声图像显示肝右叶肿块和穿刺引导线（+和*）；B.穿刺针位于预设角度引导线内，针尖位于肿块内；C.增厚网膜的超声引导徒手活检。

图5.1 超声引导经穿刺支架穿刺活检与超声引导徒手穿刺活检

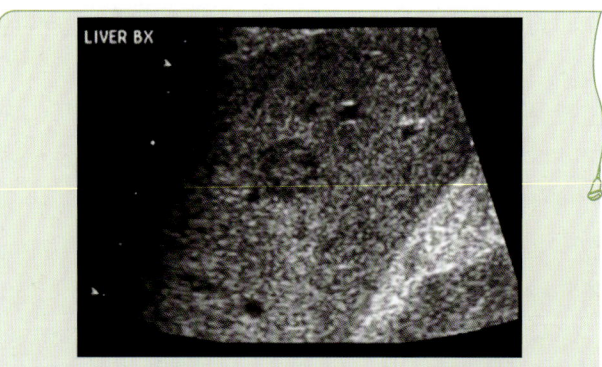

动图5.3 超声引导下肝脏病灶"徒手"穿刺活检（1）

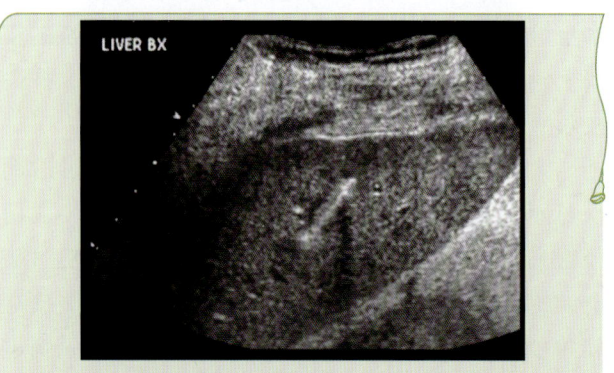

动图5.4 超声引导下肝脏病灶"徒手"穿刺活检（2）

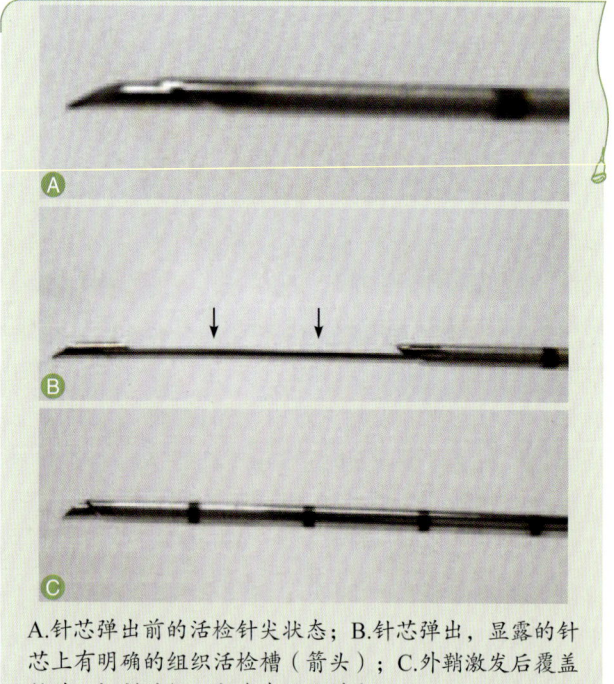

A.针芯弹出前的活检针尖状态；B.针芯弹出，显露的针芯上有明确的组织活检槽（箭头）；C.外鞘激发后覆盖针芯，切割的组织留存在活检槽内。

图5.2 带针芯组织切割活检针

细针抽吸活检是通过将针尖插入目标病灶并在其内快速"提插"，将细胞样本采集到穿刺细针内腔。一些活检针的末端设计连有一个注射器，可以在活检针管腔内形成负压，通过负压吸引以增加细胞样本的采集量。

粗针活检使用典型的弹射式组织活检装置（活检"枪"），将针尖弹射推进至目标病灶的边缘，用以获取组织条标本。操作时要仔细关注活检枪的弹出距离，避免伤及深部结构。一些活检装置可以先手动将针芯在病灶内推进至所需深度，再激发弹射切割鞘，使针鞘沿针芯弹出切割组织取材，而此时的穿刺针位置是固定不动的（图5.2）。

多数情况下，穿刺活检是用一把穿刺枪对病灶进行一针或多针穿刺取材。偶尔采用的同轴穿刺方式需要使用两根针，即先将较粗的引导针穿刺置入病灶，然后拔出针芯，沿引导针针鞘放置一根更长、更细的穿刺针进行活检，可以在无须调整引导针的情况下获取多条样本。尽管在操作过程中存在经引导针针道带入气体而干扰声像图的可能，但此同轴穿刺技术仅需穿刺一次脏器被膜便可获得大量组织标本。虽然直觉认为这种同轴穿刺技术应该能减少出血并发症，但在实际应用中尚未得到确切的证据，这可能与引导针外径较粗或位于器官内的时间较长有关，可能存在脏器被膜撕裂的风险。

当活检完成后，患者通常应在操作科室观察相应的时间，具体留观时间依据介入手术的风险而定，如果担心存在潜在的并发症，则需延长留观时间。在许多医疗中心，患者留观期间就可以得到初步的细胞学诊断结果，如果初步结果不确定，可考虑在患者留观期间进行再次活检。对于粗针活检所取组织样本的快速初步诊断，当初步细胞学分析不能明确诊断时，可进行冰冻切片分析诊断。在这种情况下，若需要永久固定标本或特殊染色检查，可能就需要更多的标本量。

（六）穿刺针显示

超声作为穿刺活检的影像引导方法，其最大的优势之一在于能够动态实时显示穿刺针尖的行进路程。但对于许多放射科医师而言，这恰恰是进行超声引导穿刺活检时技术上的最困之处。初学者可以选择在自制的超声活检模型上练习，来训练超声引导穿刺过程所需的协调性。

超声影像上针尖显示不清的最常见原因是针尖和探头的对位不准。为整体显示穿刺针，穿刺针和超声探头的中央声束必须在同一平面内，如此方可显示完整的穿刺针长轴。虽然在使用制式的配套穿刺引导支架引导穿刺时很少出现对位不准情况，但在使用徒手技术穿刺时，做到穿刺针平行放置于中央声束是具有挑战性的，尤其是当放射科医师专注于超声图像时。多数情况下，影像医师可以简单地通过观察体表处穿刺针与探头的对位情况，先对穿刺路径偏移进行粗略校正（图5.3），然后微调穿刺针使之与超声图像对齐。

在穿刺过程中，摆动或快速提插活检针可提高针的可视性。这种摆动方式会使穿刺针相邻的软组织发生移位，从而使穿刺针的轨迹较在静止平面中显示更加清晰。如果使用同轴针活检，则可以通过"摇动"或提插移动位于较粗引导针鞘内的较细活检针，以增强针道显示。

通过增加活检针的反射率，也可以提高穿刺针的可视性。粗针比细针显示更清晰，保持针尖斜面朝向探头方向也可以增加针尖显示的清晰度。一些文献报道CDFI有助于显示穿刺针的移动，但在临床实践中尚未将多普勒超声常规应用于此方面。另外，穿刺针尖上刻痕打磨及使用螺旋形穿刺套管针等针具设计上的改进，亦可增强针尖的可视性，针对超声引导设计的增强反射型穿刺针已经市售。但是，只要穿刺针和探头在同一平面良好对位，绝大多数的穿刺针就可以在超声上清晰显示。

被活检的背景脏器的实质回声也会影响活检针的显示度，如果实质是相对低回声，如肝、肾或脾，穿刺针的回声通常很容易显示。相反，在相对高回声的脏器或软组织背景下，针尖的回声通常不易被显示，这在肥胖患者的肿块活检或被掺杂脂肪的组织包裹的肿块（如腹膜后）活检中尤其常见。

线阵探头或凸阵探头，因其均有良好的近场分辨率而常用于引导介入操作，能够显示位于不太深的组织内的穿刺针。超声声束的聚焦区域也应置于近场，以便更好地显示穿刺针。如果透声窗较小或深部病灶需近乎垂直角度进针时，通常使用扇形探头。

活检针的清晰显示是保证超声引导穿刺活检成功的一个重要因素。上述提及的各种技术可用于提高穿刺针的显示清晰度，但丰富的实时扫查经验才是超声引导活检成功的关键因素。

（七）具体脏器应用

1. 肝脏

肝脏是经皮穿刺活检最常应用的腹部脏器。常见的适应证包括转移性病变的非手术确诊、影像特征不典型的肝脏局灶性病变的定性，以及对肝实质弥漫性疾病的诊断，尽管在笔者机构因弹性成像在肝纤维化评估中的应用越来越多，肝实质的随机肝活检病例逐渐减少。较大的或表浅的肝占位病变活检最易实现，根据经验，对深部病变和<1cm的病变也可以做到精准穿刺活检（图5.4）。

在笔者临床应用中，由于超声对穿刺针的实时显示优势，肝脏活检几乎全部在超声引导下进行，这种优势在呼吸及膈肌移动导致肝脏显著运动时体现更加明显。

肝左叶和肝右叶下段的病变，通常经肋缘下入路活检。位于近膈顶的病变对传统的CT引导下活检提出了技术挑战，但在经肋间动态实时斜向扫查的超声引导下，可以实现对该部位肿瘤的精准靶向穿刺。虽然肋间入路可能会经过胸膜腔，但超声能够清晰地显示并避开含气肺组织，很少会损伤肺。当选用肋间入路时，通常让患者采用左后斜位而非仰卧位以改善肝脏的显像，这种体位还可以避免选择从右侧进针穿刺时患者看到穿刺进针操作过程。由于在整个穿刺活检过程中肿瘤和穿刺针都应该保持在超声视

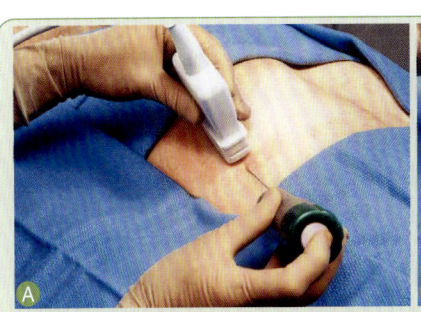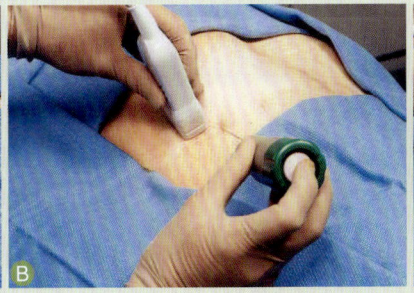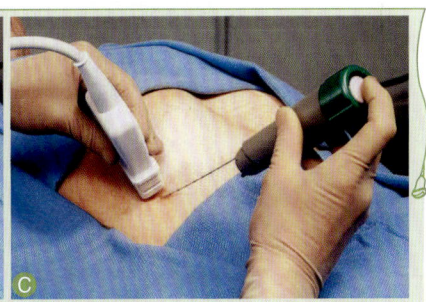

A.正确的对位实现穿刺针的最佳超声显示：活检针与探头的中心平面精确对齐；B.错误的对位：活检针偏离探头中心平面；C.错误的对位：活检针位于探头的中心，但活检针角度偏离中心平面。

图5.3　活检针与超声探头的徒手对位

表现，如果MRI表现模棱两可，特别有恶性肿瘤病史的患者，可以进行超声引导下活检排除恶性并明确其良性疾病的分类（图5.5）。虽然海绵状血管瘤是血管性病变，但经皮穿刺活检已成功应用，且无严重并发症。需要特别注意的是，应避免不经过肝实质而直接穿刺海绵状血管瘤，因为可能导致严重出血。在经过肝实质穿刺病灶的情况下，病灶浅层的正常肝组织可以对血管瘤的潜在出血形成压迫，但直接穿刺乏血供的肝脏肿块导致术后严重出血的情况很少见。

随着对肝腺瘤分类方案和组织亚型的研究进展，对疑似肝腺瘤的活检越来越受到关注。不同亚型的肝腺瘤其出血和恶变的趋势不同，明确具体亚型将指导对患者的治疗决策。尽管肝腺瘤活检是安全的，但基于病理学解读的误区及腺瘤、局灶性结节增生和肝细胞肝癌的组织学特征偶有重叠，首次活检与后续活检或与手术切除标本之间，仍存在少数病理结果不一致的风险。在一项60例疑似肝腺瘤活检的系列研究中，6例（10%）在随访时的病理与之前活检结果不一致，其中4例后来诊断为局灶性结节增生，2例后来诊断为肝细胞肝癌。

超声引导下经皮穿刺门静脉栓子活检已被证实

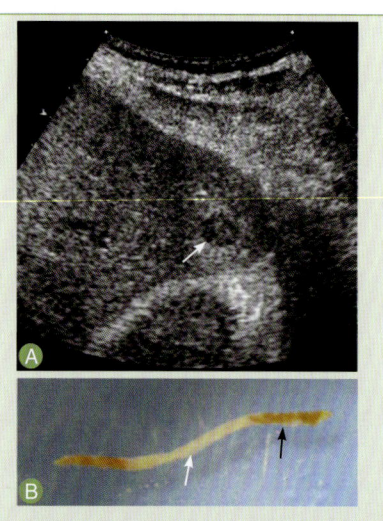

A.超声纵断面显示肝右叶下段1 cm肿块（箭头）；B.粗针活检大体标本照片，可见中间的病变组织（白箭头）呈经典的白色，周边为经典的正常肝实质（黑箭头）。

图5.4　肝脏小转移灶超声引导下穿刺活检

野内，所以若条件允许，最好将探头沿患者身体长轴放置，以便将呼吸运动的干扰减少到最低限度。

肝脏良性病变，如局灶性脂肪浸润、脂肪肝内残存相对正常肝、海绵状血管瘤、局灶性结节样增生，甚至非典型血管瘤，通常经过肝脏MRI能明确地诊断为良性。但偶尔也会呈现出恶性肿瘤的影像

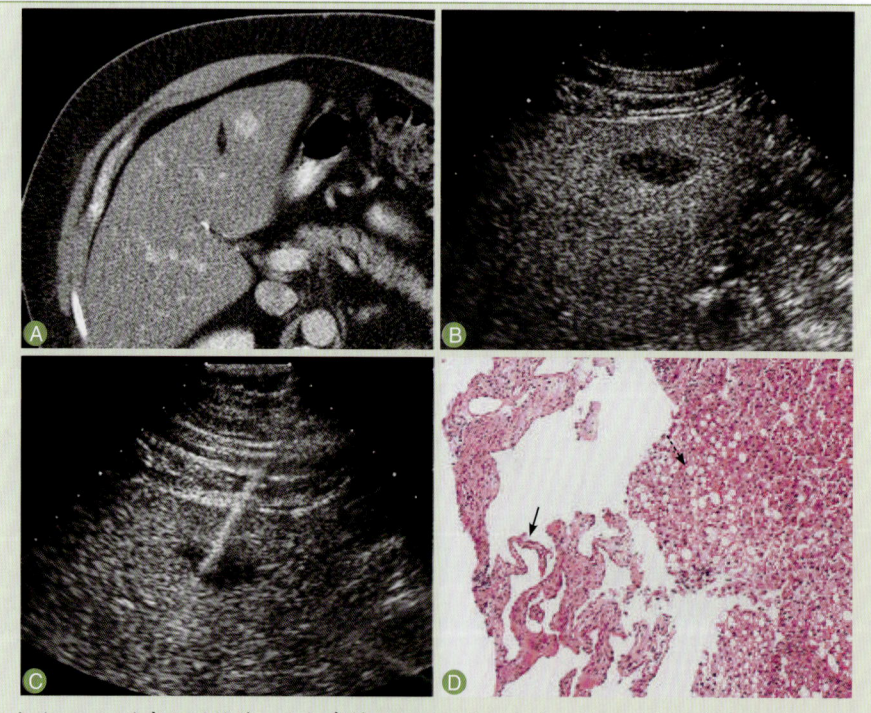

A.增强CT显示肝左叶1.5 cm的富血供结节；B.超声横断面显示脂肪肝内一椭圆形低回声结节；C.超声引导下18G活检针活检；D.组织学标本显示海绵状血管瘤的内皮细胞衬附的血管腔（箭头），以及苏木素-伊红染色的肝细胞内小而圆的球形脂滴（虚线箭头）。

图5.5　海绵状血管瘤活检

是一种安全和准确的肝细胞肝癌分期的诊断方法，但随着MRI技术的进展，临床对此类活检的需求已不频繁。

肝脏穿刺活检相对安全，总体的严重并发症发生率不到1%，出血是最为常见的并发症，严重的出血并发症多发生在患有恶性肿瘤、急性肝功能衰竭、慢性活动性肝炎或肝硬化的患者。大多数肝脏穿刺活检并发症出现在活检后不久，约60%发生在2小时内，80%发生在10小时内。几项大样本系列研究报道，经皮肝脏穿刺活检的死亡率低于0.1%。

2. 胰腺

尽管超声内镜（EUS）和超声内镜引导下细针抽吸活检的应用日益广泛，但一些病例如胰尾部肿瘤或无法应用超声内镜下活检时，则须进行经皮穿刺活检。活检有时也用于确诊恶性肿瘤或鉴别恶性肿瘤与良性病变，如局灶性胰腺炎。

在笔者所在机构，由于胰腺位置深在、前方有肠道气体和高回声腹部脂肪等因素导致超声影像上活检针显示困难，因此大多数胰腺活检是在CT引导下进行。不过对于体型正常或偏瘦的患者，胰腺肿块可以在超声引导下精准活检（图5.6）。

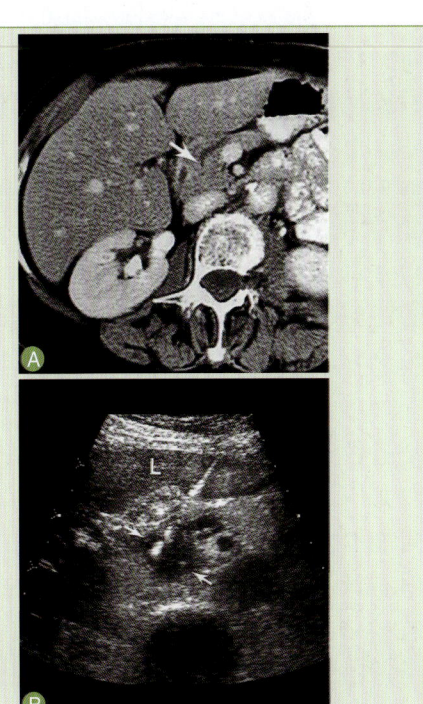

A.增强CT显示胰管轻度扩张，在胰头处突然中断（箭头），未见明确肿块；B.超声引导下19G活检针经肝左叶（L）穿刺活检，穿刺针尖位于胰头部2 cm的低回声结节（箭头）内。活检病理证实为腺癌。

图5.6　超声引导下胰腺活检

胰腺穿刺活检可能会路经胃肠道，加压超声探头可以移位或压瘪胃肠道。Brandt等通过66例经皮活检证实术中经过胃肠道（胃、小肠、结肠）穿刺的安全性，这些活检大多采用21G活检针，且没有与穿刺活检路径相关的并发症。

与CT相比，超声具有的独特优势是能够在斜向扫查引导下穿刺胰腺病灶，尤其在CT显示病灶前方有血管时非常有用。超声引导和CT引导胰腺穿刺活检的准确率，分别为93%～95%和86%～100%。

在一些研究中，胰腺癌的活检诊断成功率低于腹部其他器官恶性肿瘤的诊断成功率，究其原因可能与取样错误有关，因为胰腺腺癌常伴随显著的纤维结缔组织增生反应，故而对准胰腺肿块中央低回声处进行活检，可以提高诊断率。此外，相较于单独采用细针抽吸活检，单用粗针组织活检或联合细针抽吸活检，均可提高胰腺活检的诊断效能。

胰腺良性浆液性肿瘤和有恶变趋势的黏液性肿瘤仅通过影像学难以鉴别。遗憾的是胰腺囊性恶性肿瘤通过经皮活检很难确诊；在一项研究中，仅有60%的患者明确诊断。在胰腺囊性病变的活检中，关键是获得囊壁或囊液中的上皮细胞。此外，检查分析囊性病变的经皮囊液抽吸物，有助于鉴别囊性肿瘤和假性囊肿。假性囊肿常伴有淀粉酶升高，而囊液中肿瘤标志物升高则提示囊性肿瘤的可能。

经皮胰腺活检的安全性已得到充分证实，并发症发生率为0.8%～2%。一项文献综述报道了6例与胰腺活检相关的死亡病例，其中5例死于胰腺炎，1例死于脓毒症。这些患者的活检标本或尸检中均未发现存在胰腺癌，提示正常胰腺活检增加了发生胰腺炎的风险。另外，在23例针道种植病例中，有10例发生在胰腺恶性肿瘤活检之后，提示对拟行手术的患者可能没必要进行活检。

3. 肾脏

肾脏活检用于评判肾实质弥漫性疾病，或定性肾脏肿块（图5.7）。尽管对疑似转移瘤、淋巴瘤、脓肿或不能切除疑似肾细胞癌的肾脏肿块活检已长期应用于临床，但因顾虑穿刺活检的准确性、安全性及对患者治疗影响的不确定性，对可切除的疑似肾细胞癌活检一直存在争议。但是近年来，偶然发现的可能良性的肾脏小肿块病例增加，穿刺活检的准确性和安全性均有提高。近期文献报道肾脏肿块活检的诊断率为85%～92%，其他学者也报道了令人满意的结果。但这些研究结果在某些方面存在局限性，因为判定为真阴性结果的病例是基于影像学随访中病灶大小稳定即判断为良性。但有25%的肾脏肿瘤不增大，因此肾脏肿块大小没有变化并不意味着良性诊断。活检结果不能明确诊断的情况，更常见于囊性或无增强的肿块，尤其是小（<4 cm）或深（皮肤到肿瘤的距离＞13 cm）的肿块。

对于肾脏肿块，如下意识格外有用，即肾肿块越小良性可能性越大。在一项大样本系列研究中，小于1cm的肾肿瘤中有46%是良性。横断面成像可以准确显示许多良性肾脏肿块特征，特别是良性囊肿和含脂肪的血管平滑肌脂肪瘤。但问题是对于不确定的、小的、增强的肾脏肿块，特别是嗜酸细胞瘤、小肾细胞癌和乏脂肪性血管平滑肌脂肪瘤，影像学无法准确地进行鉴别诊断。由于上述原因及众多可选择的处理方案，包括积极监测和消融，肾脏肿块活检的应用越来越多。根据目前美国泌尿外科协会指南，肾肿块活检适用于临床Ⅰ期肾肿瘤患者（局限于肾脏且肿瘤≤7 cm），患者可考虑从手术到观察的多种治疗方案。当在合适的情况下肾活检，40%的患者可能会改变治疗方案。

超声引导可用于肾实质弥漫性病变的活检。在动态实时超声引导下，将穿刺针刺入肾下极肾皮质内取材，针尖远离肾门，能获得优质的组织样本供以分析，且并发症发生率很低。18G活检针与传统的14G切割针获得的活检样本诊断效能相当。事实上，Hergesell等发现，使用18G活检针获得组织样本的诊断成功率为99%，仅0.36%的患者出现严重的出血并发症，活检后超声发现2%的患者出现＞2 cm的临床隐匿性血肿。同样，在无并发症的肾脏活检中，高达90%的患者CT发现无症状性出血。另外约10%的患者在肾活检后即刻出现动静脉瘘，通常可自愈（图5.8）。

大量出血是肾活检后临床上最严重的并发症，发生率为0.3%～6.6%。肉眼血尿的发生率为5%～7%，通常在6～12小时内停止。患者镜下血尿发生率可以高达100%，因此镜下血尿不应被视为一种并发症。

4. 肾上腺

肾上腺活检最常见的适应证，是对有其他部位恶性肿瘤病史的患者肾上腺肿块进行转移性病变的确诊。目前在许多病例中，肾上腺CT和MRI的影像学表现特征已取代活检用于确认良性的肾上腺肿物，但偶尔也需要组织学诊断。因肾上腺位于腹膜后深部，CT引导下的肾上腺活检通常成为首选的方法。经皮肾上腺活检可对93%以上的患者明确诊断。

由于肝右叶作为透声窗时右侧肾上腺更容易显示（图5.9），因此右肾上腺比左肾上腺更易于进行超声引导下穿刺活检。高回声、含脂肪的肾上腺肿块，以及回声均匀且薄壁的囊性肿块则无须活检，因为其表现为良性肾上腺髓样脂肪瘤及囊肿特征。在考虑活检之前，可通过CT或MRI对肿块定性诊断。

虽然良性腺瘤可大于3 cm，但如果偶然发现的肾上腺肿块超过4 cm，则隐匿性肾上腺癌的可能性显著增加。此时应建议手术切除，因为活检获取的组织可能不足以鉴别良性腺瘤和肾上腺皮质癌。

进行肾上腺活检的影像科医师，必须熟悉无意中活检嗜铬细胞瘤后引发的高血压危象的处理。尽管肾上腺嗜铬细胞瘤在没有提前给药的情况下也可以安全地进行穿刺活检，但如果临床病史提示嗜铬细胞瘤，则应进一步通过实验室检查而不是活检来确诊。确需进行穿刺活检的患者，应由内分泌专家会诊，且须考虑预防性使用α-肾上腺素受体阻滞剂和甲基酪氨酸进行穿刺前准备。

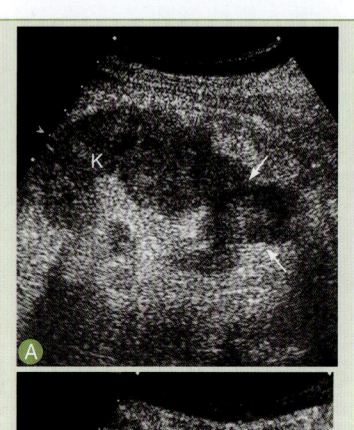
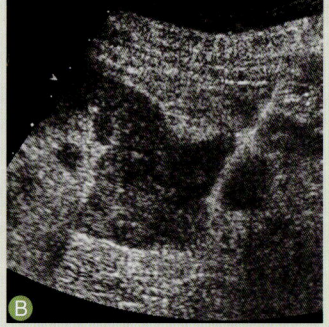

A.超声纵断面显示左肾（K）下极2 cm的外生性实性肿块（箭头）；B.使用18G活检枪超声引导下肾肿块活检，病理诊断证实为肾细胞癌。

图5.7 超声引导肾脏肿块活检

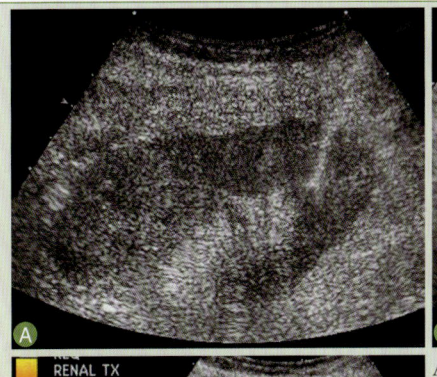
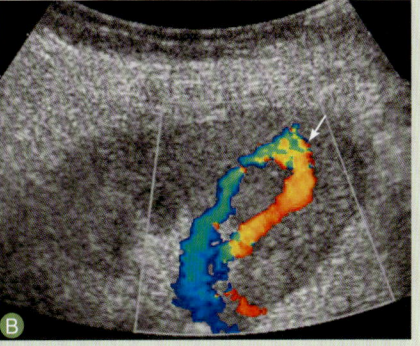
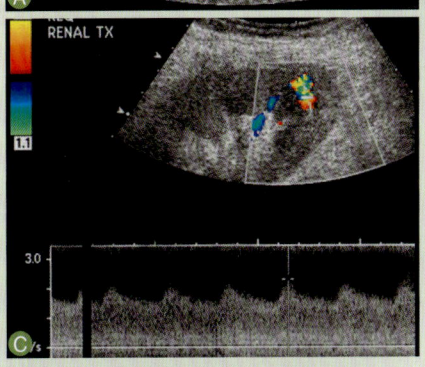

A.超声纵断面显示移植肾下极18G活检针；B.3周后彩色多普勒血流成像显示肾动脉和静脉之间局限交通（箭头），提示动静脉瘘；C.频谱多普勒图像显示动静脉瘘为高速低阻频谱。大多数动静脉瘘无临床意义，可自发形成血栓。

图5.8 移植肾活检术后动静脉瘘

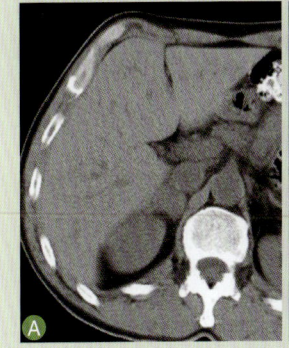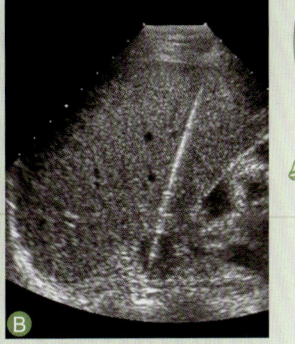

A.CT平扫显示右侧肾上腺2 cm肿块；B.经肝穿刺右侧肾上腺活检。

图5.9 超声引导下肾上腺肿块活检

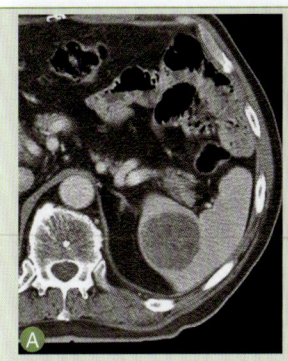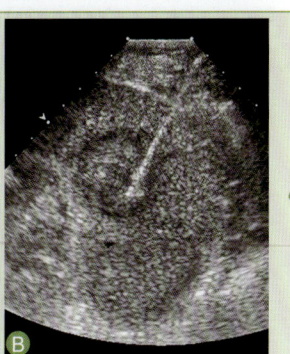

A.增强CT显示脾脏内一个4 cm肿块；B.超声横切图像显示肿块内18G活检针。

图5.10 超声引导下黑色素瘤脾转移穿刺活检

5.脾脏

脾脏是最少进行穿刺活检的腹部器官。首先，孤立性脾脏转移非常罕见，大多数病例中当发现脾脏肿瘤时，其他腹部器官（如肝脏或淋巴结）同时也会存在肿瘤，可对其穿刺活检。其次，脾脏是一个富血供器官，活检风险相对较大。据报道，脾脏穿刺活检后严重出血发生率为0%～8%，有时甚至需行脾脏切除。另外，脾活检也可能发生气胸。

目前，临床进行经皮穿刺脾脏活检的主要原因是脾脏有新发病灶而腹腔其他部位无病变的患者，需要鉴别复发性淋巴瘤、转移性病变和感染（图5.10）。此外，对于免疫功能低下的患者，鉴别恶性肿瘤和真菌感染对患者治疗的选择至关重要。经皮活检可以使约90%的患者明确诊断。

6.肺

经皮穿刺肺活检通常是在CT引导下进行，但超声已被证实对紧贴胸壁肿块活检应用的有效性，包括肺部、胸膜和纵隔肿块，此时图像不受含气肺实质的干扰（图5.11）。超声引导下肺活检的显著优势包括：①能在患者呼吸过程中进行动态实时引导；②能够在非轴向平面进行有效活检；③能对配合困难的患者进行活检；④无电离辐射。如果纵隔肿块超声可见，则可行超声引导下活检。活检进针前进行彩色多普勒超声扫查，以避开进针路径上的纵隔血管。

（八）并发症

影像引导下经皮穿刺活检是一种公认的获取组织进行诊断的模式，其应用的安全性已得到充分证明。多个大型多中心调查问卷综述报道，严重并发症发生率为0.05%~0.5%，死亡率为0.008%~0.038%。

出血虽然少见，但它是实质脏器活检最常见的主要并发症，也是大多数与活检相关死亡的原因。如果有活检后可疑出血，在患者循环状态稳定的情况下，应进行CT检查。CT评估出血比超声更为准确，因为超声影像上新鲜出血的回声表现与周围组织回声相似，容易被忽视（图5.12）。

使用粗针和细针活检相关并发症发生率的差异，并不如想象的那么大。早期的对比研究发现，应用细针（22G）和粗针（14G和18G）的并发症发生率分别为0.8%和1.4%，没有显著统计学差异。此外，粗针在90%的活检中提供了诊断所需组织，而细针活检为65%。Welch等发现，使用18G和21G活检针穿刺的并发症发生率相同（均为0.3%）。

活检术后的其他严重并发症，包括气胸、胰腺炎、胆漏、腹膜炎和感染（图5.13）。针道种植是一种非常罕见的并发症（0.003%），据报道，在各种来源的恶性肿瘤活检后都有发生，包括来源于胰腺、前列腺、肝脏、肾脏、肺、颈部、胸膜和腹膜后的肿瘤。因为针道种植如此少见，因此在多数情况下并不影响选择经皮活检。

比较常见的轻微并发症包括血管迷走神经反应和疼痛。

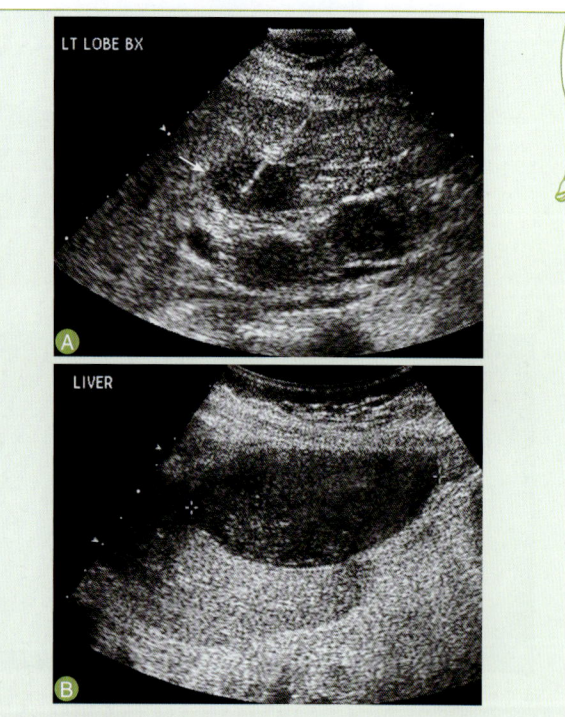

A.横断面显示3 cm转移瘤（箭头）内18G活检针；B.2周后纵断面显示穿刺部位的肝左叶前方一6 cm积液区，内有碎屑样回声，抽液及置管引流证实为脓肿。LT LOBE BX：肝左叶病灶活检。

图5.13　肝脏肿块活检后脓肿形成

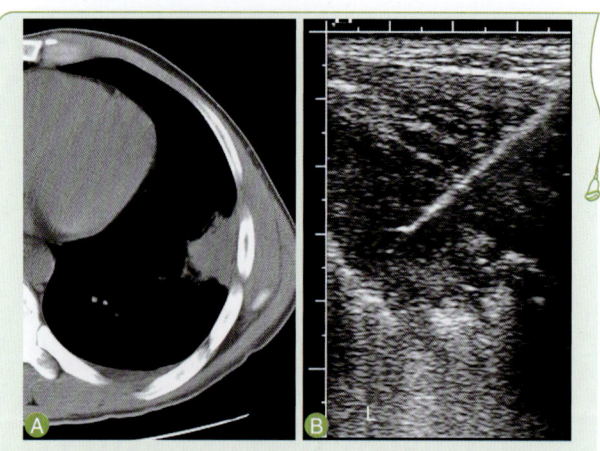

A.CT平扫显示左肺周围型肿块，性质待定；B.超声斜切面图像显示低回声肿块内20G活检针，肿块周围是含气肺组织（L）。活检病理证实为组织胞浆菌病。

图5.11　超声引导下周围型肺肿块活检

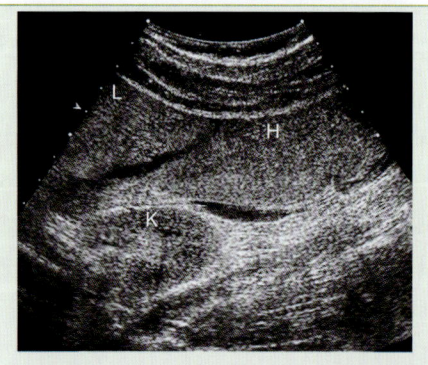

穿刺活检后新出现的腹腔内大血肿（H），与邻近的肝脏（L）和右肾（K）均呈等回声。逐渐形成的新鲜凝血块（<30分钟）可以产生回声，在图像上容易被忽视。

图5.12　移植胰腺穿刺活检后的等回声血肿

二、超声引导置管引流术

与穿刺活检一样，经皮穿刺抽液或置管引流术因其安全、简便、有效的特点，在临床应用中得到广泛的认可。超声通过对穿刺针进行精确引导，可对全身浅表部位及深部积液进行抽液或置管引流。

（一）适应证和禁忌证

经皮穿刺引流的初衷是针对需要行外科手术处理的没有分隔的单腔积液。发展至今，不管是否与胃肠道相通，经皮脓肿引流术均可安全用于单发、多房和多灶性的积液引流，包括复杂的实质脏器脓肿、肠道相关的腹腔脓肿（例如，由阑尾炎和憩室炎引起）、输卵管卵巢脓肿和需经皮胆囊造瘘术的胆囊炎。对于含气液平或浅层积气的脓肿，经皮引流成功概率较高，而深部被气体包裹的脓肿经皮引流成功概率较低。腹膜中性质不明确的积液，且有潜在的需外科处理的异常状况（如肠穿孔），最好通过手术治疗。

多数脓肿经皮置管引流后无须外科手术即可治愈。少部分患者经暂时性的引流，待病情稳定后接受最终的外科手术治疗（如阑尾周围脓肿引流），或实现单期而非多期手术治疗（如憩室周围脓肿引流），这种方式尤其适用于高危和病情复杂的脓毒血症患者。

影像引导下经皮置管引流的禁忌证都是相对的，与经皮活检的禁忌证类似。无经皮引流安全入路的情况虽不多见，但此种情况限制了置管引流的实施。与经皮穿刺活检不同，穿刺活检经过肠道可不引起并发症，但经皮脓肿抽液和置管引流应避免穿过肠道，因为置管时经过污染性的正常肠道可能将细菌带入无菌的积液，引起医源性感染。此外，经过肠道放置引流管可能引起明显的肠穿孔及肠瘘。

放置引流管前应最大限度地纠正出血性倾向，并给予适当的镇静（局部和全身）。

（二）影像引导方式

如前所述，选择超声引导还是选择CT引导进行抽液和引流，受到诸多因素的影响，包括积液位置及每种影像方式的优缺点。例如，简单的腹腔穿刺术用超声引导最佳（图5.14），较复杂的腹膜后或盆腔引流术用CT引导最佳。在超声引导下，可以很容易地对较浅表的腹腔积液进行抽液或引流。术前CT检查通常可以提供较为详细的积液区更深部结构图像及解剖学关系，以便规划安全的进针路径。

在某些解剖部位，如胆囊、胆道和肾脏，可首选超声和透视联合引导下进行置管。使用导丝置换技术（Seldinger技术）将超声引导下进针和透视下导管放置相结合，充分利用了两种引导模式的优势。透视可用于超声透声差的部位积液引流，确认导管的最终位置以达到引流的充分性。

没有任何一种经皮引流的引导方式适用于所有腹部积液或脓肿，任何积液或可疑脓肿的处理必须根据患者状况、介入操作和具体情况制定。

（三）引流管选择

多种导管和操作方法可用于经皮脓肿引流，具体选择主要取决于术者偏好。与大多数介入手术一样，临床医师或放射科医师必须熟悉并掌握所选择的方法。一般来说，稠厚液体最好用较大口径引流管引流，10F~14F引流管可对多数脓肿进行充分引流，较细引流管（6F~8F）适用于较稀薄积液。带有固定装置的引流管如猪尾管为临床常用，以避免引流管移位（图5.15）。

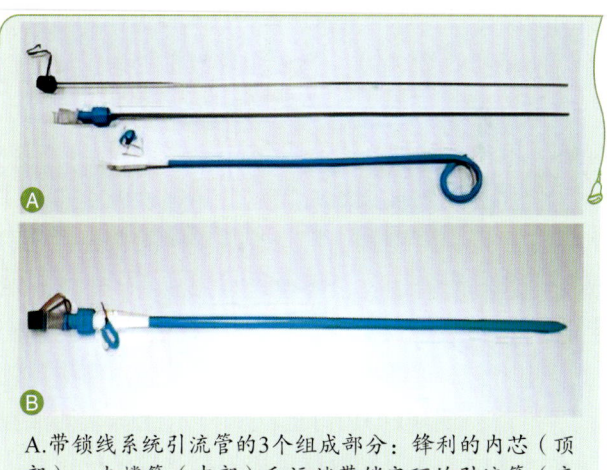

A.带锁线系统引流管的3个组成部分：锋利的内芯（顶部）、支撑管（中部）和远端带锁定环的引流管（底部）；B.组装好的引流管，可用套管针技术放置。

图5.15 带锁线固定系统引流管

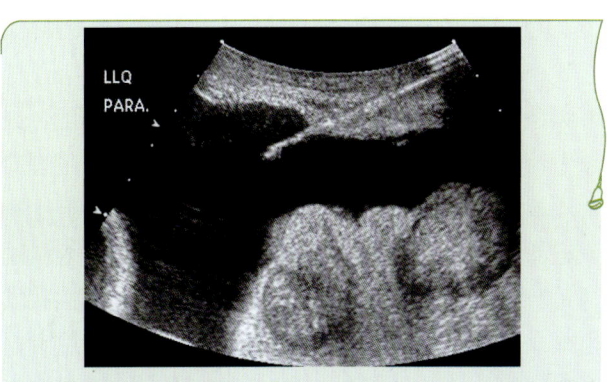

胰腺炎患者，纵断面显示左下腹腔穿刺置入一根5F带侧孔引流管。LLQ：左下腹。

图5.14 超声引导腹腔穿刺抽液术

（四）患者准备

医师应向患者解释该介入手术及其风险，并签署知情同意。根据临床病史评估患者的凝血功能状态，完善近期的凝血功能检验。对于置管引流术，常规要求检验血小板和凝血酶原时间。所有患者都要建立静脉通道，方便在出现出血、脓毒血症或低血压等并发症时给药和预备抢救通路。患者可以通过静脉注射广谱抗生素来降低脓毒血症的风险。在整个术中，充分的镇痛是必需的，以提供最佳的患者舒适度和配合度。穿刺抽液术应用局部麻醉即可，但经皮置管引流时使用静脉注射镇静剂和镇痛剂，如咪达唑仑或芬太尼，可以明显减轻扩张引流通道及置入引流管操作时患者的痛感。

（五）诊断性抽液

由于积液外观通常无特异性，可先行诊断性抽液。通过所选影像引导，经过精准并安全的进针路径将细针穿刺进入积液内，抽取少量液体并送相应微生物学检验，根据培养和药敏结果进行抗生素治疗。如果抽出的液体为非感染性的（即透明、清亮和无味），医师可以选择抽干净积液，不行置管引流术。这一点很重要，因为无菌积液中置入的引流管可能会成为感染源，继发积液感染。如果抽出脓液，应注意抽出少量即可，因为脓腔缩小会导致随后的置管更加困难。

（六）引流管放置

根据术者的偏好，引流管置入可采用套管针技术或导丝置换技术。在套管针技术中，引流管固定在硬质的支撑套管外，支撑套管内放置针尖锋利的实芯针以便穿刺（图5.15）。导管组件被推进到积液中，导管沿支撑套管推入，管端卷起并收紧将引流管固定在积液内。这种方法最适合大量表浅的积液。

使用导丝置换技术，导丝沿穿刺针进入并蜷在积液中，退出穿刺针，扩张管沿导丝的引导扩张引流管通道。导管组件沿导丝进入积液内，推入引流管同时退出导丝及支撑套管，将引流管远端的锁定圈卷起固定，以防引流管移位。如果超声下引流管显示不清，使用CDFI可提高其显示性。在抽液或冲洗过程中，多普勒频移可以提高引流管的可视度（图5.16，动图5.5）。

引流管的最终位置正确，对于最大程度地提高引流有效性非常重要。超声和CT可互补应用以实现此目的，有时需同时使用。CT为理想的引流管放置提供了解剖学路径指导，但由于这个理想位置很少位于真正的CT扫查轴向平面上，所以可使用超声能在任意扫查切面应用的优势将穿刺针、导丝和引流管引导到理想位置，最后的放置位置可用CT验证。

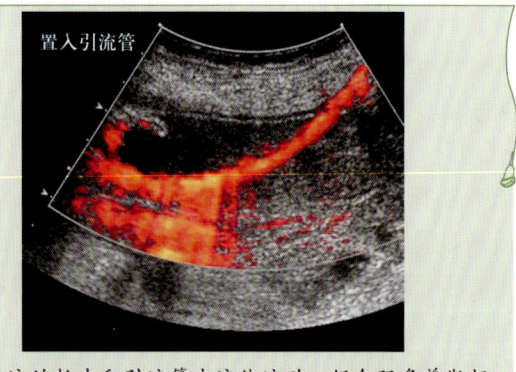

图5.16　盆腔深部脓肿引流
随着脓液的抽出和引流管内液体流动，经会阴多普勒超声纵断面显示彩色频移，从而可较好地显示引流管。

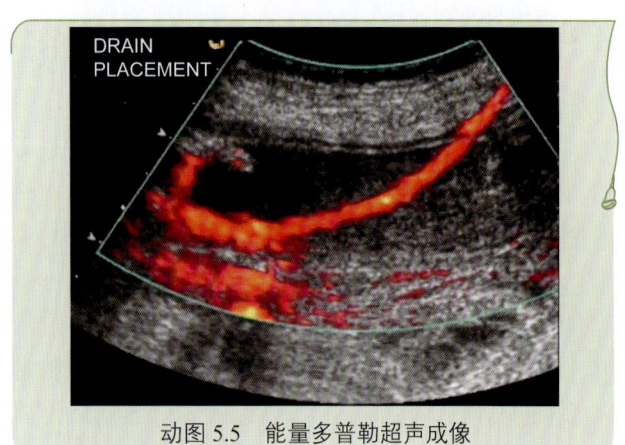

动图5.5　能量多普勒超声成像

（七）引流步骤

置入引流管后，将积液全部抽出并和缓冲洗，冲洗时避免腔内压力过大而增加菌血症的风险。复查影像了解残腔的大小、引流管位置及引流管是否与整个脓腔相通。如果脓腔引流不充分，需要调整引流管位置或放置第二根引流管，通常首次置管后次日在透视下进行上述操作。正确的引流管位置和引流管管径是成功引流的最重要因素。

（八）置管后护理

所有引流管必须定期冲洗，每次注入10 mL等渗无菌生理盐水冲洗后抽出，每天3~4次即可。如果引流不畅或脓肿很大，需增加冲洗次数及生理盐水用量。积液可持续引流或间断少量抽吸。护士每天记录引流液的性状和引流量并交接班，介入科医师每日查房时需核对。如果引流量或引流液性状发生显著变化，或患者再次发热，应再次检查患者是否有瘘管、引流管堵塞、脓肿引流不充分或先前未检出的积液。

置管后24~48小时，复查CT观察脓肿腔的大小、引流的完全性、引流管位置及是否存在瘘。单纯的脓肿可能引流5～10天，而继发于肠瘘、胆瘘或尿瘘的脓肿可能需要持续引流6周或更长时间。随访的间隔可根据积液的复杂性、引流量及其性状等临床表现确定，病情稳定的患者可在门诊随访。

（九）引流管拔除

拔除引流管的3个标准如下。
- 24小时以上无明显引流液。
- 患者体温正常。
- 残留脓腔已达最小化。

小而浅表的脓肿引流管可直接拔除，大而深部的脓肿引流管可在几天内逐步拔除以利于脓腔愈合。

（十）腹部和盆腔脓肿：概述

大多数腹部和盆腔脓肿继发于潜在的肠道疾病或手术操作。外科手术后的腹部脓肿采用经皮置管引流已成为公认的首选治疗方式，可达到治愈目的。另外，经皮引流在治疗憩室、阑尾和克罗恩病相关的脓肿方面也发挥了重要作用，对这些急症患者的脓肿，引流有助于缓解脓毒血症，待一般情况改善后再择期进行必要的根治性手术。

腹部脓肿的引流通常最好在CT引导下进行，这样可达到最佳显示效果，并能避开相邻的肠管。通过CT全腹扫描，以确保对积液的充分引流。超声可为经皮脓肿引流提供良好的引导，但仔细分析CT图像有助于规划避开肠道的最佳入路。与CT不同的是，超声对无法转运至放射科的危重患者的治疗尤为重要。

盆腔脓肿起因多样，因其位置深在及被肠道、血管和膀胱遮挡，导致穿刺困难。传统入路包括经腹腔前入路或经臀后入路，经臀后入路患者痛感相对明显，且必须注意避开坐骨神经，小而深的盆腔脓肿可能较难通过传统的入路进行安全引流。

超声引导下的经阴道引流已被认为是一种替代传统入路的可行方法（图5.17）。使用经阴道探头配套的穿刺架，有助于引导穿刺针准确进入积液（动图5.6，动图5.7）。经阴道引流途径可用于药物治疗无效的输卵管卵巢脓肿，套管针技术也成功应用于经阴道入路穿刺引流。虽然有文献报道盆腔积液可经直肠超声引导下穿刺置管引流，但在临床很少使用。

对于非脓性盆腔积液，不一定需要即刻进行置管引流，多数患者经过一次性抽液、冲洗和基于积液

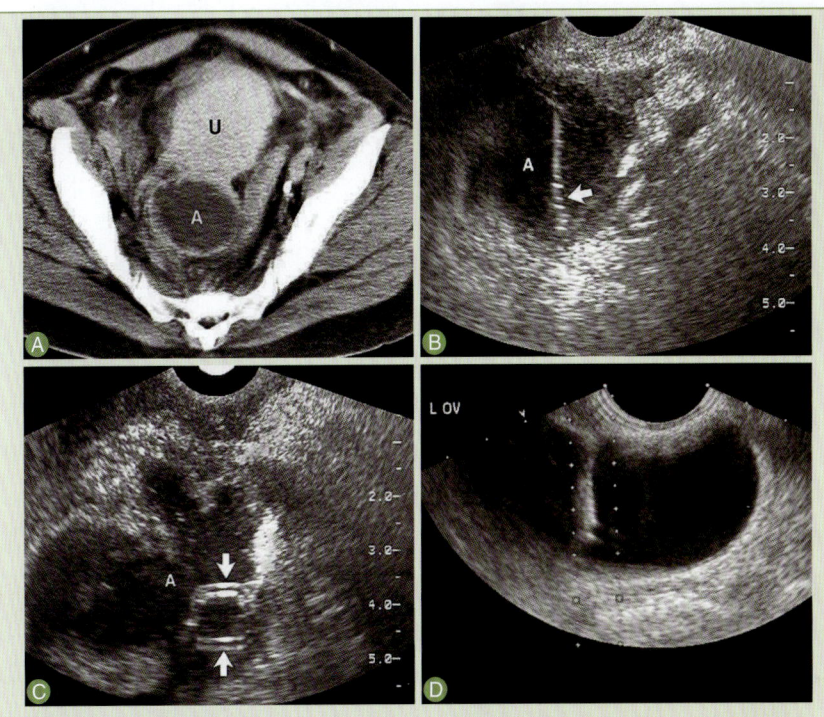

A.增强CT检查示子宫（U）后方盆腔深部脓肿（A）；B.经阴道超声显示针尖（箭头）位于脓腔（A）内；C.应用导管置换技术将带锁定环的引流管（箭头）置于脓腔内引流；D.另一患者，经阴道超声显示附件区囊肿抽液过程中穿刺针位于引导线之间。

图5.17　超声引导经阴道盆腔脓肿置管引流

培养结果的抗生素治疗，病情可以得到有效控制。

肠源性脓肿通常与胃肠道相通，为了成功引流这类脓肿，首先需识别与胃肠道相通的瘘管部位，待瘘管愈合闭合后方能拔除引流管。如果远端存在梗阻、肿瘤或持续感染，瘘管则无法闭合。然而，即使采用最积极的方式，与肠道相通的脓肿治疗成功率仍低于未与肠道相通的脓肿。克罗恩病相关性脓肿的经皮治疗仍面临极大的挑战，短期内仅约50%的患者可避免外科手术，且在已发生肠瘘的患者中治疗成功率更低，这些患者可能沿引流道形成肠外瘘。

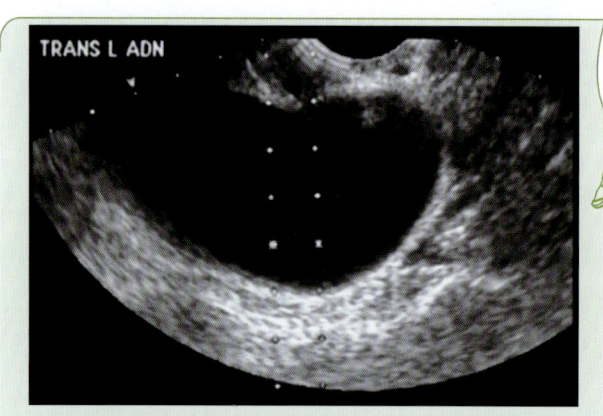

动图5.6 附件囊肿经阴道治疗时局部麻醉

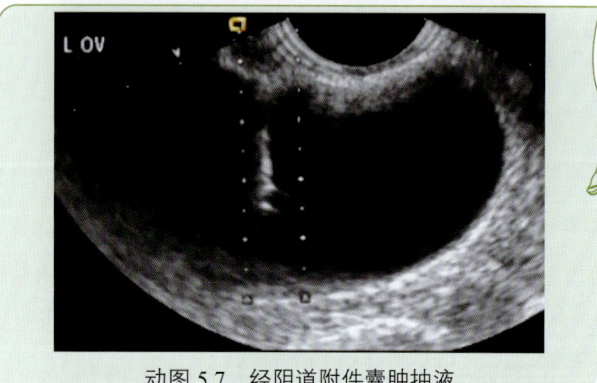

动图5.7 经阴道附件囊肿抽液

（十一）具体脏器应用

1. 肝脏

对于多数细菌性肝脓肿，除抗生素治疗之外，经皮抽液或置管引流应作为主要的治疗方式（图5.18）。导致细菌性肝脓肿最常见的病因有：①肠道来源的血行播散，如阑尾炎或憩室炎；②胆囊炎或胆管炎的直接蔓延（图5.19）；③手术或外伤。

与其他部位脓肿一样，肝脓肿超声表现通常为复杂性积液，超声和CT均可对肝脓肿经皮抽液或引流进行很好的引导，治愈率约67%~94%。

对于细菌性肝脓肿的治疗，有人建议可以单纯使用抗生素联合经皮穿刺抽液进行治疗，尽管可能需要多次穿刺抽液，但无须放置引流管引流。这种方法对于较小的脓肿，尤其是小于5 cm的脓肿非常适合。多发的微脓肿（<1 cm），通常在诊断性抽液后单独使用抗生素治疗。最终治愈效果取决于对感染源的判识并合理治疗。

阿米巴肝脓肿由溶组织内阿米巴滋养体引起，多数阿米巴肝脓肿单用甲硝唑治疗有效率可达85%~95%。但如果存在诊断不明确、脓腔较大（>5 cm）或持续增大、合并细菌感染、脓腔破裂等情况，则需对阿米巴脓肿进行置管引流。在这些情况下，置管引流是安全的，通常可以很快治愈。

既往认为，细粒棘球绦虫引起的肝包虫囊肿是经皮脓肿穿刺引流的禁忌证，因为囊内容物可能引起过敏反应。近来，经皮抽液联合对症驱虫治疗已成功治愈该类囊肿。

经皮肝脓肿穿刺引流的并发症包括脓毒血症、出血、引流管穿过胸腔。即使应用抗生素治疗，多达25%的患者仍可能发生脓毒血症。应避免经肋间穿过胸腔置管引流的路径，此途径可能将细菌带入胸腔导致感染扩散。

2. 胆道

胆囊：经皮胆囊造瘘术，已成为急性结石性和非结石性胆囊炎危重患者手术治疗的有效替代方案。相对于外科胆囊造瘘术，超声引导下胆囊造瘘术的一个主要优势在于介入操作可在患者床旁进行，因此这些危重患者无须转运至手术室或放射科。与其他置管引流术操作一样，采用套管针技术或导丝置换技术，胆囊造瘘管很容易在超声引导下经肝入路放置（图5.20）。

胆囊造瘘术成功率可高达100%，56%~95%的患者临床症状很快得到缓解。但由于这些患者存在严重的并发症，据报道放置胆囊造瘘管后住院患者的死亡率为36%~59%。

对于手术风险较高的非危重急性胆囊炎患者，可考虑单纯胆囊抽液治疗（图5.21）。鉴于急性胆囊炎患者血培养阳性率不到50%，持续引流可能并非必须马上采取的紧急措施。一项研究表明，外科手术的高危患者采用单纯抽液的临床缓解率为77%，而接受经皮胆囊造瘘术的患者临床缓解率为

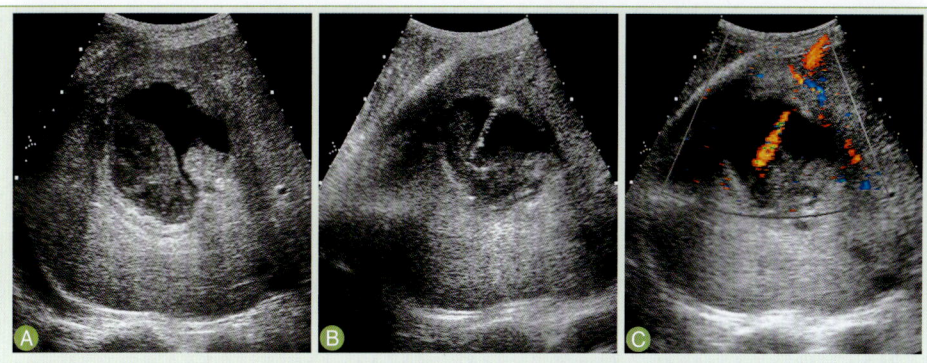

A.超声横断面显示肝右叶含沉积物回声的囊性肿物，临床诊断考虑肝脓肿；B.脓肿内的穿刺针和导丝；C.彩色多普勒可以提高引流管的可视度。

图 5.18　超声引导肝脓肿置管引流

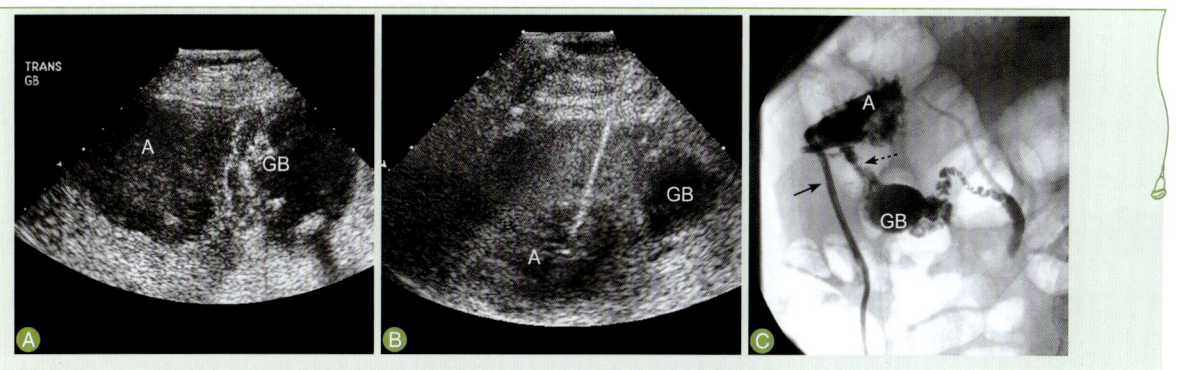

A.超声纵断面显示胆囊结石，胆囊（GB）壁不规则增厚，相邻处含沉积物样回声积液为肝脓肿（A）；B.脓肿内置入的引流管；C.随后经引流管（实线箭头）行透视下胆道造影显示胆囊（GB）和脓肿（A）相通（虚线箭头）。

图 5.19　超声引导下置管引流治疗继发于胆囊炎的细菌性肝脓肿

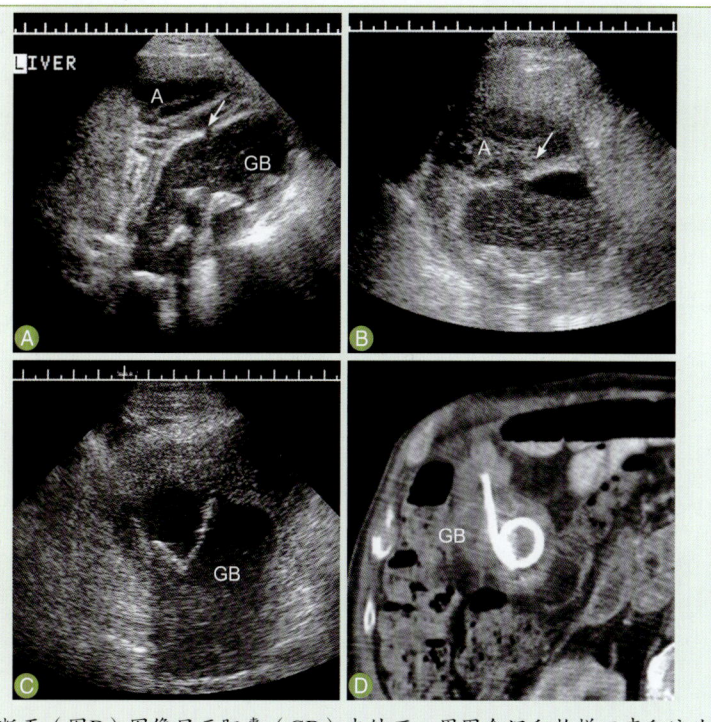

超声纵断面（图A）和横断面（图B）图像显示胆囊（GB）内结石，周围含沉积物样回声积液为脓肿（A），可见穿孔的胆囊壁（箭头），于超声引导下置入引流管（图C），经术后CT检查证实引流管位于胆囊腔内（图D）。

图 5.20　超声引导下胆囊造瘘术

90%。对于胆道梗阻患者,严禁不经肝实质直接穿刺胆囊壁,因为存在严重胆瘘风险。

胆管:经皮经肝胆道造影置管引流术,传统上是采用透视下胆道造影的"盲穿法"引导穿刺针的摆放,而超声引导下进穿刺引导针联合透视下采用导丝置换技术置管,优化了两种引导方式在经肝胆管造影术、胆管引流及其他介入手术的优势。在超声引导下,可以对目标胆管穿刺进行经肝胆管造影术,或作为最佳位置放置引流管。对于节段性胆道梗阻的患者,"盲穿法"只能"碰巧"在胆道系统显影差的情况下引导穿刺针的置入,而超声则可用于对目标胆管的显影定位和直接引导穿刺置管。

3. 胰腺

需要经皮抽液或置管引流的胰源性积液患者,通常有胰腺炎病史。对于急性胰腺炎相关的胰周积液,在邻近的空腔脏器无感染或梗阻的情况下,一般无须治疗。同样,无菌性胰腺坏死通常亦无须治疗。

感染性胰腺坏死和一些假性囊肿最终需要经皮介入治疗。虽然CT在评估胰腺炎方面优于超声,但超声对该类经皮介入手术(如抽液)的引导更便捷。

感染性胰腺坏死的规范治疗方式是外科清创,但经皮引流可在短期内控制约75%患者的脓毒血症并治愈50%的患者。对这种感染性胰腺坏死积液的置管引流,通常需要非常粗的引流管,并需频繁、强有力的冲洗,其本质上等同于"经皮坏死组织清创术"。

约6%的患者在急性胰腺炎病程后出现胰腺假性囊肿,约一半的假性囊肿可自愈(> 6 cm者自愈率只有1/3)。假性囊肿单纯抽液治疗术后复发率高,因此在合适的病例中应首选置管引流(图5.22)。根据病灶的位置不同,内镜下囊肿胃引流术是另一种常用的治疗方式。胰腺假性囊肿引流适应证如下。

- 有症状的假性囊肿。
- 继发感染或出血并发症。
- 观察期间囊肿逐渐增大。
- 直径≥6 cm。
- 观察6周,囊肿未缩小。

胰腺假性囊肿经皮引流成功率为70%~100%。最终的成功与胰管的完整性相关。

4. 脾脏

脾脓肿并不常见,以往通常采用外科手术治疗。随着经皮脓肿治疗经验的积累,部分脾脓肿在影像引导下置管引流的成功率高达100%。对于较少(≤3 cm)的脾脏感染性积液,尝试性抽液是可行的,但如果抽液后积液再次出现则需置管引流。较复杂的多房脓肿或深部积脓,则应选择外科手术治疗。脾脏引流的主要风险是出血。

5. 肾脏

通过经皮穿刺置管引流联合全身性抗生素治疗,可以成功治愈多数肾脓肿(图5.23)。应根据脓肿的大小确定治疗方式,单纯应用抗生素通常足以

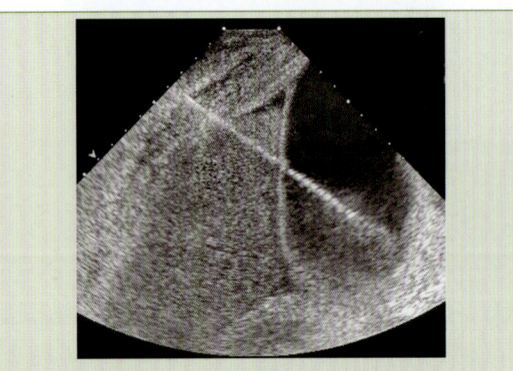

应用徒手穿刺法将穿刺针经肝穿入胆汁淤积的胆囊

图5.21 超声引导下胆囊穿刺抽液

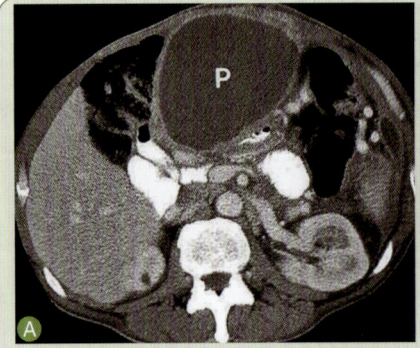 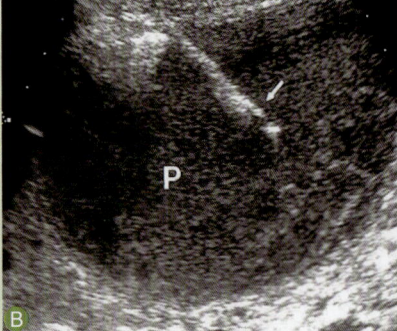 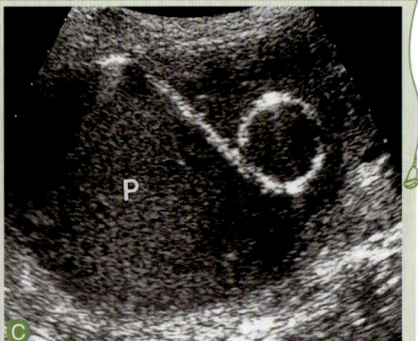

A.增强CT显示胰腺前上方的巨大假性囊肿(P);B.超声显示位于假性囊肿内的穿刺针(箭头),囊内含沉积物样回声;C.采用导管置换法将带锁定环的引流管置于假性囊肿内引流。

图5.22 超声引导下胰腺假性囊肿置管引流

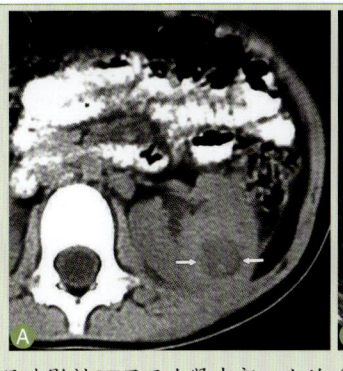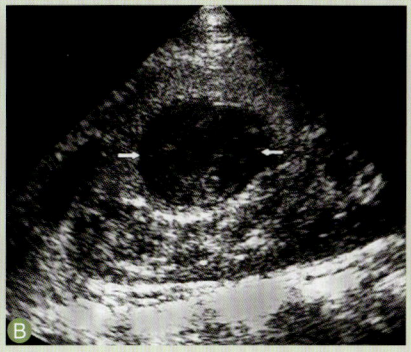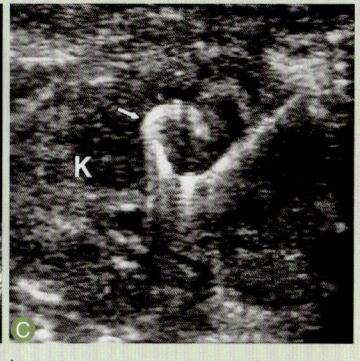

A.口服造影剂CT显示左肾中部一小的（2.5 cm）的低密度肿物（箭头）；B.超声左肾纵断面显示2.5 cm囊性肿物，内含沉积物样回声（箭头）；C.肾脏（K）横断面，采用导丝置换穿刺法将带锁定环的引流管（箭头）置于肾脓肿内。

图5.23　肾脓肿引流

治疗<3 cm的脓肿。经皮引流对于较大脓肿的治疗成功率为70%～90%，而较小的脓肿治疗效果更好。

三、经皮穿刺囊肿治疗

（一）肾囊肿

对体积大、有症状或梗阻性肾囊肿，单纯抽液是无法取得良好的长期疗效，因为囊液会快速生成而再次积聚。因此，临床采用抽液联合硬化治疗的方式，以达到对囊肿更彻底凝固治疗的长期疗效（图5.24）。

操作步骤：经皮穿刺囊肿置入6F～8F引流管用以抽吸囊液。如不确定囊液为良性，应送细胞学及其他生化标志物检查，以确定囊液的性质。如果没有恶性征象，则可在透视下于囊腔内注入造影剂，除外囊肿与集合系统相通，若相通则不能进行硬化治疗。如果与集合系统不通，则向囊腔内注入95%的酒精，一般注入酒精总量为囊腔的一半，总量不超过100 mL。利多卡因和酒精一起注射可以最大限度地减轻酒精作用时伴发的灼痛感。注射酒精后，患者在20分钟内变换不同的体位使囊壁与硬化剂充分接触，之后抽出酒精，拔除引流管或留置引流管继续引流，在后续的2～3天内可重复注射，使囊壁最大程度的硬化。采用这种技术治疗肾囊肿，可使95%以上的患者取得成功。虽然酒精是常用硬化剂，但其他硬化剂还包括四环素、多西环素、滑石粉和碘制剂。

（二）肝囊肿

与肾囊肿类似，肝囊肿的硬化治疗同样有效，患者的相关症状得以长期缓解。透视下囊内注射造

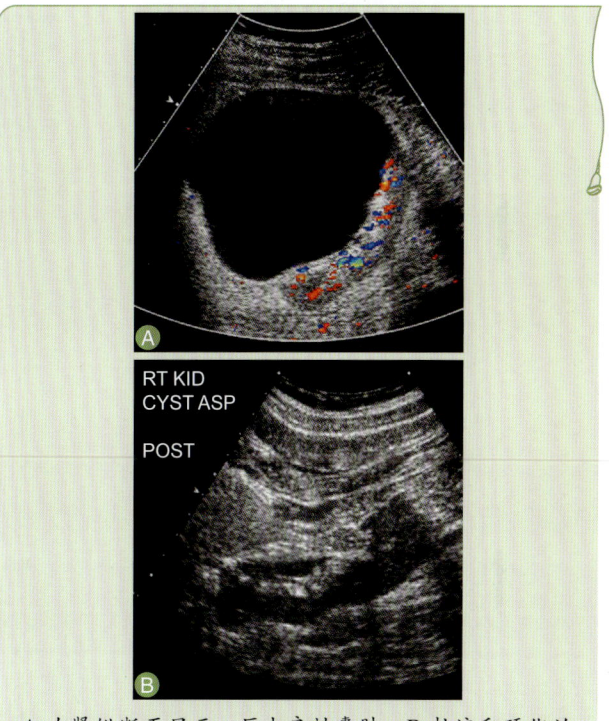

A.右肾纵断面显示一巨大良性囊肿；B.抽液和硬化治疗后，囊肿闭合。RT KID：右肾；CYST ASP：囊肿抽液；POST：后。

图5.24　肾囊肿硬化治疗

影剂除外与胆道相通，建议使用更少量酒精（囊肿体积的25%）进行硬化。在一项研究中，研究人员使用酒精和（或）四环素或多西环素，成功治疗了85%的症状性肝囊肿。

（三）卵巢囊肿

对于症状性卵巢囊肿，以往的标准治疗方式是外科切除。由于担心无意中对低级别肿瘤进行抽液导致恶性细胞种植的可能，以及根据抽出囊液判断囊肿性质的敏感性差，因此不建议经皮穿刺治疗。然而，鉴于良性卵巢囊肿的公认超声诊断标准，经

皮抽液治疗症状性单纯性囊肿的认可度有所提高。

超声引导下对有症状的良性卵巢囊肿抽液治疗，对缓解患者症状非常有效。首先应在治疗前进行细致的超声检查，以充分显示症状性囊肿的影像特征。如果明确囊肿为良性且无可疑恶性征象，可行抽液治疗。有学者建议术前完善血清肿瘤标志物检验以除外恶性可能。通过经腹或经阴入路，使用20G或22G穿刺针将积液彻底抽出，单次缓解率达100%，囊肿复发率为11%~26%。抽出的囊液必须进行相应的检查，包括细胞学检查。

（于晓玲，谭水莲，姚俊东，李昀霖，令狐润泽，董晓聪，尚道静译；于晓玲审校）

参考文献

扫码观看

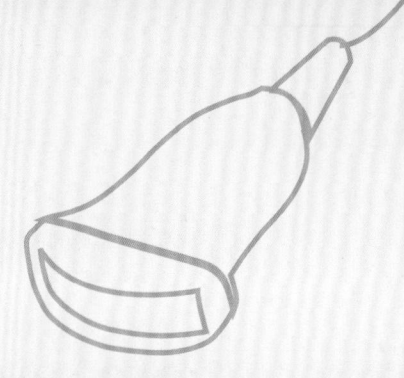

第六章　肌骨介入治疗

Ronald S. Adler

章节大纲

一、操作注意事项
二、注射治疗技巧
三、注射治疗用药
四、关节注射治疗
五、浅表肌腱及关节周围注射治疗
　　（一）足和踝部
　　（二）手和腕部
六、深部肌腱注射治疗
　　（一）肱二头肌肌腱
　　（二）髂腰肌肌腱
　　（三）外展肌和腘绳肌肌腱
七、滑囊、腱鞘囊肿和盂唇旁注射治疗
　　钙化性肌腱炎
八、肌腱内注射：经皮肌腱针刺术
九、神经周围注射
　　波长和频率
十、结论

关键点总结

- 选择适宜的探头和进针位置，清晰显示穿刺针的穿刺路径。
- 调整探头方向，清晰显示肌腱回声，避免各向异性伪像。
- 注射皮质类固醇与麻醉剂的混合液时常出现增强效应，有助于确定注射液的位置。
- 糖尿病患者在注射治疗药物后可能会出现短暂性高血糖，可能持续长达5天。
- 小关节、手及脚部浅表的腱鞘注射可采用短轴入路。
- 肩关节和髋关节注射可采用长轴入路。
- 腱鞘囊肿和盂唇旁囊肿的囊液往往比较黏稠或呈胶冻状，需要大口径针头穿刺治疗。
- 选择穿刺路径时应避免损伤神经与血管结构。
- 肌腱内注射富血小板血浆（platelet-rich plasma，PRP）应与肌腱针刺术联合进行，以促进出血和激发炎症反应。患者在术前1周及术后2周内应避免使用非甾体类抗炎药（nonsteroidal antiinlammatory drugs，NSAID）。
- 在消融治疗和粗针活检时采用同轴技术能减少病灶以外的软组织损伤。

超声检查具有实时性，适用于引导并进行各种肌骨介入治疗。实时显示穿刺针可确保针尖位置准确，并监测注射液的分布和液体的抽吸。相关研究证实在注射皮质类固醇进行治疗时，若针尖位置不正确将产生一定的副作用。同样，实时超声引导也可对囊性病变抽吸及钙化灶捣碎治疗。

目前常用于小器官超声检查的高频探头能够较好的显示软组织局部细节和关节软骨，尤其是手、腕、足和踝部。高频超声可用于引导关节腔、腱鞘或滑囊的注射治疗。另外，局部注射的药物可产生增强效应，有助于显示周围结构（例如盂唇形态）、观察注射液的分布。超声检查因无辐射性而被广泛应用于临床，尤其在小儿和孕妇中的应用具有优势。

超声引导下肌骨介入治疗主要包括关节、腱鞘、滑囊和腱鞘囊肿等注射治疗。本章重点介绍了笔者所在的骨科和风湿病专科医院最常见的注射。通常经其他保守治疗无效的与疼痛有关的症状（无论何处部位的疼痛）是超声引导注射最常见的临床指征。此类疼痛可能源于职业病、运动损伤或关节病变，如类风湿性关节炎。

一、操作注意事项

超声诊断和随后的介入治疗应根据目标的深度和形状来选择线阵、凸阵或相控阵探头。根据特定的解剖学条件（即感兴趣区域的深度和大小）选择穿刺针。介入操作使用徒手技术，依靠穿刺针的反射特性进行可视化操作。当穿刺针与声束垂直（或接近垂直）时（图6.1），穿刺针为镜面反射体，后方通常显示较强的混响伪像，能够更加清晰显示穿刺针。尽管穿刺架在穿刺过程中有一定的作用和价值，但徒手操作能更灵活地调整穿刺针的位置。此外，注射少量麻醉剂并用灰阶超声或彩色多普勒超声观察相应的运动回波，可以增强针头的可视性。

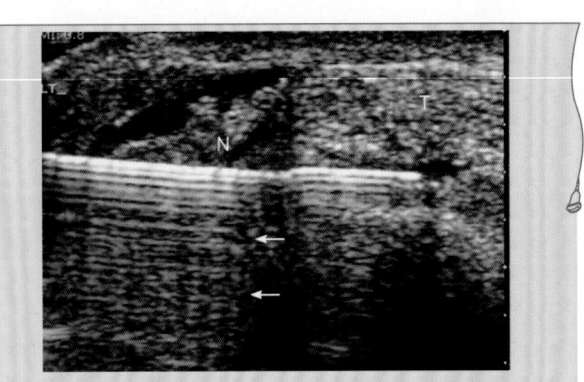

25G穿刺针（N）刺入跟骨后滑囊，位于跟腱（T）深面。请注意，穿刺针为镜面反射体后方伴混响伪像（箭头）。

图6.1 显示穿刺针的超声图像

操作前首先要评估患者的体位，以确保体位舒适并能最好地显示解剖结构。还需要注意肌腱的各向异性伪像；当声束方向与肌腱不平行时肌腱呈低回声。因此，必须调整探头方向使肌腱回声增高，避免将肌腱误认为是复杂积液或滑膜。需在探头与穿刺处皮肤间涂抹耦合剂以调节穿刺针方向。凸阵或扇形探头（中心频率约为3.5~7.5 MHz）能更清晰地显示深部结构，如髋关节周围的肌腱。高频（中心频率>10 MHz）线阵探头则更适用于手腕或脚踝部等浅表结构。小脚板探头（"曲棍球棒"）特别适用于浅表注射。以上都是在皮肤准备前需要评估的内容。

类固醇麻醉剂混合物的不混溶性质也可能产生短暂的增强效果（图6.2，动图6.1）。体外实验表明类固醇混悬在水溶性物质中会形成散射物质，导致声阻抗变化，而使回声强度增加约20 dB。它的优势是在超声引导下介入治疗时能够清楚显示注射药物的分布情况。

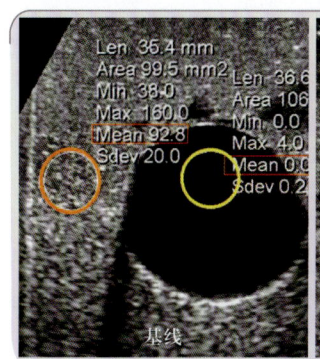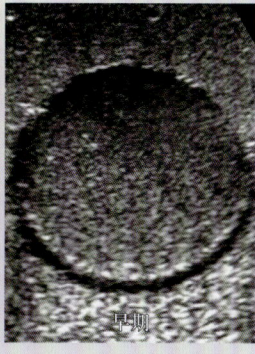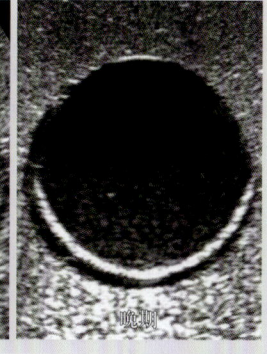

将麻醉剂和曲安奈德的混悬液注射到囊肿模型中。基线：注射前的基线检查，无回声"囊肿"显示在散射介质中，列出了基线像素强度。早期：早期混合时相是在注射混合物即刻获得的，增强效应明显，囊肿几乎与背景一样呈等回声。晚期：注射后20分钟，在此时，明显的重力效应导致悬浮液向囊肿模型的深部沉降，并形成对比度梯度。

图6.2 增强效应

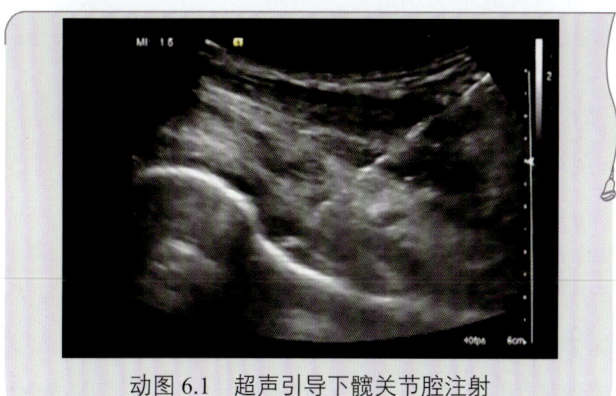

动图6.1 超声引导下髋关节腔注射

轴切面法是指穿刺平面平行于穿刺目标（图6.3）。例如，髋关节积液在髋关节长轴切面能够显示，可将此平面用于超声引导穿刺抽吸。短轴切面法是指穿刺平面垂直于感兴趣区域的长轴平面（图6.4）。

二、注射治疗技巧

使用无菌操作技术进行注射治疗；治疗区域用碘伏消毒后覆盖无菌布。超声探头用碘伏或酒精消毒后套上无菌探头套，超声仪器的各部分也需覆盖无菌布。一名超声技师或医师把持探头；一名超声医师持针并完成操作。使用1%利多卡因和丁哌卡因（0.25%~0.75%）进行局部麻醉。当穿刺针到达目标位置后，即可在实时图像监测下完成整个操作过程。根据解剖位置的不同，使用长度约3.8 cm或含有针芯的穿刺针注入麻醉剂与皮质类固醇的混合液，通常含有局部长效麻醉剂和一种标准的注射用皮质类固醇激素（如曲安奈德）。

根据穿刺针的方向与穿刺区域组织结构关系不同，穿刺方法可分为长轴切面法和短轴切面法。长

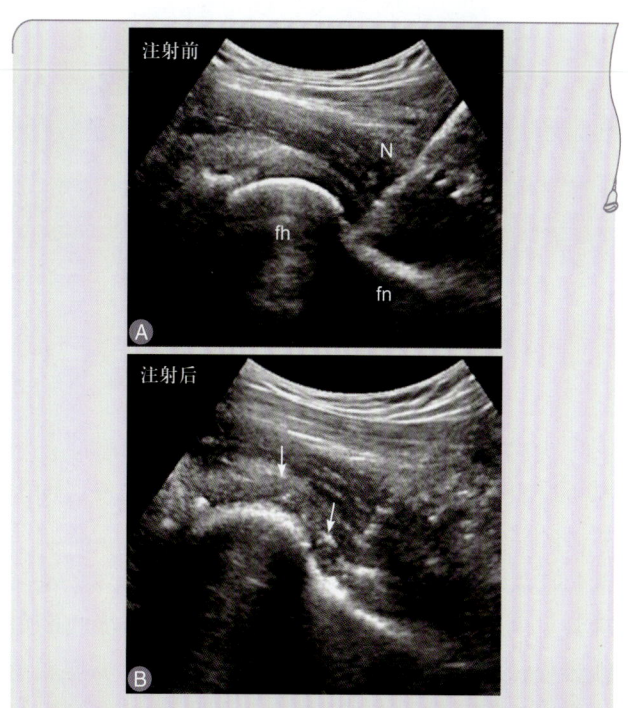

长轴切面法适用于深部关节的注射治疗，如髋关节或肩关节。A.50岁女性，MRI显示盂唇撕裂（图中未显示），注射前将22G穿刺针穿刺到股骨头颈交界处，评估注射治疗后的缓解情况；B.注射后，微气泡（箭头）沉积在关节囊内，证实液体注射到关节腔内。fh：股骨头；fn：股骨颈；N：穿刺针。

图6.3 左髋关节长轴切面法注射治疗

例如，跟骨后滑囊或跖趾关节穿刺可使用外侧短轴路径。根据笔者的经验，短轴切面法更适用于手部和足部等小关节和腱鞘的注射或抽吸治疗。长轴切面法更适用于深部关节的注射治疗，如髋关节或肩关节。当然，这只是一个推荐意见，并没有单一方法适于任何特定的注射治疗。

能会导致"栓塞现象"，这被认为是与经椎间孔硬膜外注射相关的神经系统并发症的发生机制。在对四肢骨骼系统进行注射治疗时，笔者暂未遇到此并发症。

最常见的麻醉剂是利多卡因和丁哌卡因。两者均为"局部注射麻醉剂"，但在起效和持续时间上有所不同。利多卡因的特点是起效快（数秒），持续时间短（1~2小时）。丁哌卡因则在5~10分钟内起效，一般可持续4~6小时。除过敏反应外，麻醉剂潜在的不良反应还有神经毒性和心脏毒性；但这些不良反应在经影像图像引导下小剂量注射时是罕见的，另外应注意避免血管内注射。在关节内注射丁哌卡因时，也可发生软骨溶解，但仅发生于关节镜检查和体外使用等持续注射的情况下。在肌肉骨骼系统注射治疗过程中，仅使用少量指定剂量的丁哌卡因可能不会引起软骨溶解。

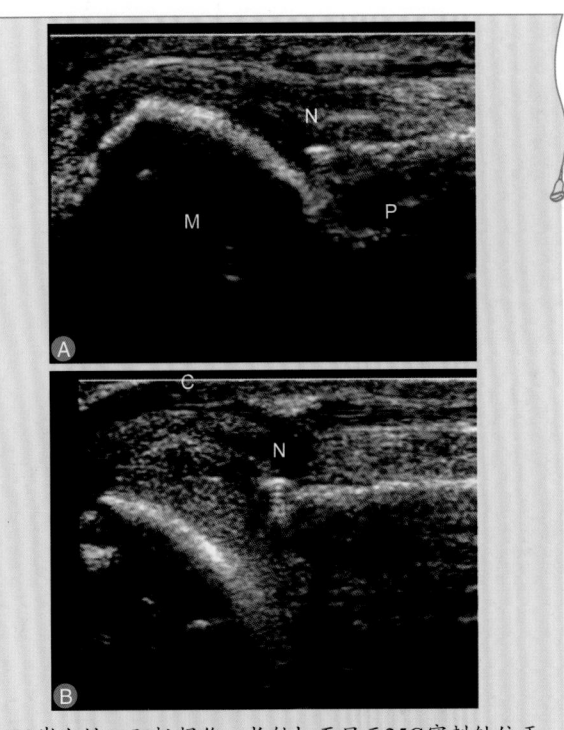

A.53岁女性，跖板损伤，长轴切面显示25G穿刺针位于第一跖趾关节处，横断面显示针；B.实时监测关节囊随注射剂注入而膨胀。M：跖骨头；N：穿刺针；P：近节趾骨；C：囊腔。

图6.4　第一跖趾关节短轴切面注射治疗

三、注射治疗用药

大多数注射治疗需使用长效皮质类固醇联合相对少量的局部麻醉剂。注射用类固醇通常呈吸收速度较慢的晶体状，或为吸收速度快的可溶型。晶体状药剂包括曲安奈德和醋酸甲基泼尼松龙。倍他米松是一种常见的可溶性药剂，其含有一种可快速吸收的倍他米松盐。晶体状类固醇可能引起反应性炎症或潮红反应，但可溶性药剂通常不会引发上述反应。

于肌肉骨骼系统中使用的注射类固醇最主要并发症包括软骨溶解（见于负重关节）、色素脱失、脂肪坏死、影响愈合（见于软组织）。影响愈合与肌腱、韧带和足底筋膜断裂有关。大多数常用的混合药剂含有不溶性颗粒，因此系统性注射理论上可

四、关节注射治疗

高频线阵探头可用于手、腕部、肘部、足和踝关节的注射治疗。在小关节注射治疗中使用短轴路径通常更容易操作。穿刺针平行于关节腔平面进针。浅表关节通常表现为连续的骨皮质表面之间的间隙。与其他含有液体的结构相似，积液的存在形成液体隔离从而有助于观察穿刺针进入关节腔内。

短轴路径需要扫查整个关节，找到两个骨皮质表面之间的间隙并于体表用手术记号笔做标记，随后在超声引导下将穿刺针刺入关节。显示关节长轴图像时可以在横轴切面观察到穿刺针（图6.5）。注射少量1%利多卡因，当观察到关节囊扩张及关节腔内见回声充填时，可以确定针尖位于关节内。小关节注射一般需要0.5~1.0 mL的药物。根据笔者的经验，这种方式适用于跖趾关节、掌指关节、指间关节，以及足中部、踝部和肘部。偶尔使用长轴路径更为高效，如桡腕关节或踝关节外侧沟注射。超声引导有助于临床医师鉴别骨赘和关节游离体。由于超声能识别关节囊隐窝，因此超声引导穿刺针进入关节隐窝从而间接地到达关节，比引导穿刺针直接进入小的关节间隙更为简便。

大关节（如髋关节或肩关节）注射可采用长轴路径和穿刺针（图6.6）。通常注射较大剂量（约5 mL）类固醇与麻醉剂的混合液。在治疗粘连性关

节囊炎时，可加大局部麻醉药剂量（5~10 mL）以扩张关节囊。盂肱关节穿刺通常采用后方路径，患者卧位，手臂交叉内收。一般使用中频线阵或凸阵探头，线阵探头通常比凸阵探头能够更好地显示解剖细节。患者卧位时一般能够显示盂肱关节面及覆盖在肱骨头表面的低回声关节软骨。采用长轴路径进行注射治疗，穿刺针沿着关节软骨到达后方关节囊深面。当针尖进入关节腔后，试验性地注射1%利多卡因，可显示后隐窝内或沿关节软骨表面分布的液体回声。

髋关节注射可使用类似的长轴路径，将探头置于大腿前部近端关节水平（图6.3，动图6.1）。方法类似于评估关节是否有积液。理想情况下，可在股骨头颈交界处显示前方关节囊。在此路径中，扫描平面位于神经血管束的外侧，保持穿刺针在探头平面内，使针尖直接进入关节。用1%利多卡因确定关节内穿刺针位置，随后进行注射治疗。

纤维性关节，如肩锁关节，也可采用超声引导注射治疗（图6.7）。使用类似于足部的短轴路径技术。一般使用长度约3.8 cm的穿刺针和少量（0.5~1.0 mL）药物注射。除肩锁关节外，此路径也适用于胸锁关节和耻骨联合注射。

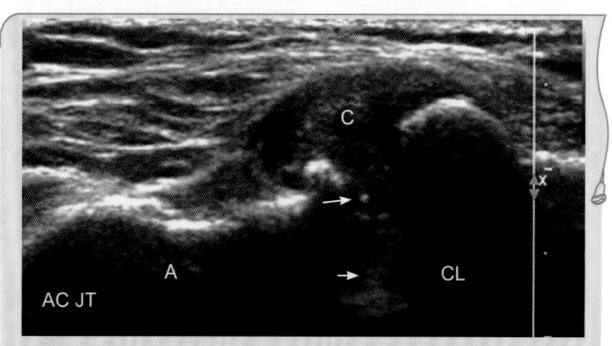

73岁女性，疼痛集中于肩锁关节，注射治疗过程中，针尖（长箭头）位于肩锁关节内，关节囊扩张，关节腔内充填通过增强效应（短箭头）产生回声的治疗药物。AC JT：肩锁关节；A：肩缝；C：膨胀囊；CL：锁骨。

图6.7　肩锁关节短轴路径注射治疗

五、浅表肌腱及关节周围注射治疗

肌腱周围注射麻醉剂和长效皮质类固醇能有效治疗手、足、踝部腱鞘炎、滑囊炎和腱鞘囊肿。这些结构位置表浅，超声能够清晰显示。超声引导下注射是保证治疗药物正确注入相应位置的有效手段。

（一）足和踝部

根据笔者的经验，足和踝关节肌腱周围注射治疗最常用于慢性跟腱炎或由胫后或腓骨肌腱炎或腱鞘炎引起的踝关节内侧或外侧疼痛的患者。偶尔也可用于鉴别后踝撞击和跗长屈肌狭窄性腱鞘炎引起的疼痛。此种情况下鉴别较为困难，需要在相应的腱鞘处进行诊断性和治疗性注射。对于足底筋膜炎引起的足底疼痛和莫顿神经瘤引起的前足疼痛患者也常使用超声引导下注射治疗。

大多数跟腱炎患者存在肌腱附着点处的疼痛，这往往与跟骨后滑囊炎和跟腱变性有关。肌腱附着点是肌肉或韧带附着在骨上的部位，胶原纤维在此骨化并与骨融合。跟骨后滑囊注射可减轻局部疼痛和炎症（图6.8）。一般使用10 MHz或更高频率的线阵探头进行扫查，患者采取俯卧位，踝关节轻度背屈。采用短轴路径时选择长度约3.8 cm的穿刺针即

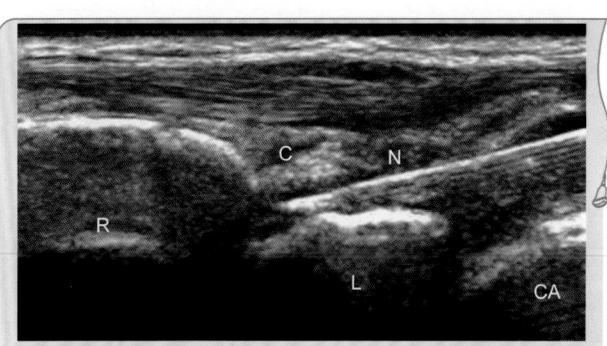

19岁女性，慢性腕关节疼痛，将25G穿刺针尖置于背侧关节囊深面及月骨上方，以评估疼痛缓解情况。R：桡骨；C：背侧囊腔；N：穿刺针；CA：头状骨；L：月骨。

图6.5　桡腕关节长轴路径注射治疗

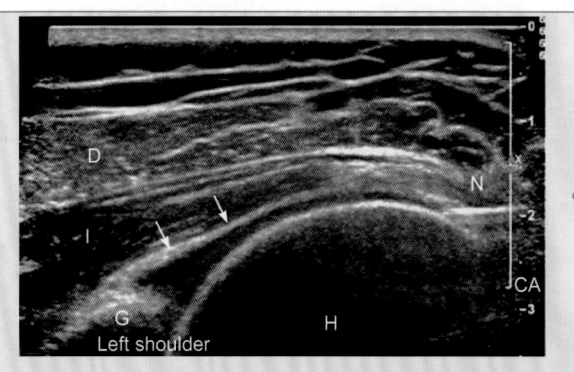

42岁女性，粘连性关节囊炎，超声显示在盂肱关节腔注射时，将22G穿刺针置于后关节囊（箭头）的深面，关节后隐窝明显有少量积液。D：三角肌；N：穿刺针；H：肱骨头；Left shoulder：左肩；G：关节盂；I：冈下肌。

图6.6　盂肱关节长轴路径注射治疗

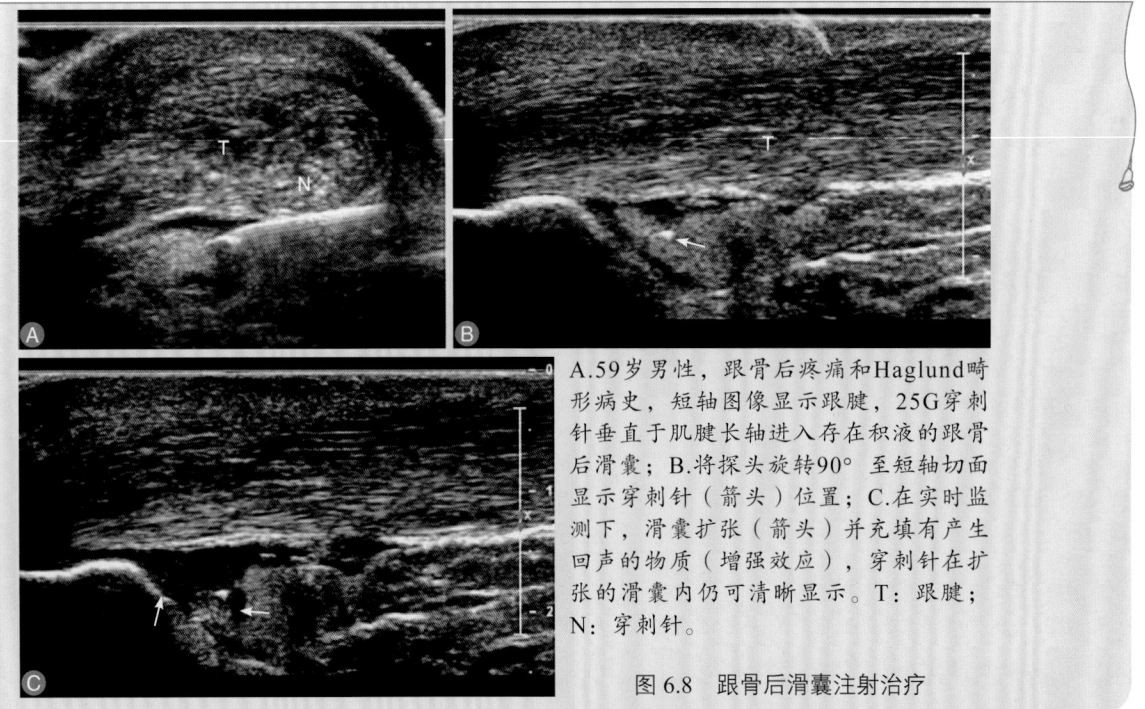

A.59岁男性，跟骨后疼痛和Haglund畸形病史，短轴图像显示跟腱，25G穿刺针垂直于肌腱长轴进入存在积液的跟骨后滑囊；B.将探头旋转90°至短轴切面显示穿刺针（箭头）位置；C.在实时监测下，滑囊扩张（箭头）并充填有产生回声的物质（增强效应），穿刺针在扩张的滑囊内仍可清晰显示。T：跟腱；N：穿刺针

图6.8 跟骨后滑囊注射治疗

可满足需要。一般情况下，能够清晰显示跟骨后滑囊。通过注射少量麻醉剂实时观察滑囊扩张情况，有助于确认针尖位置。

采取类似的短轴路径显示胫骨或腓骨肌腱（图6.9）。这个区域疼痛的患者可通过局部腱鞘注射治疗而获益。腱鞘内本身存在的积液有助于显示穿刺针位置。然而，在操作前应仔细扫查以评估针道周围邻近的神经及血管结构。彩色或能量多普勒成像有助于显示神经血管束。胫后神经与邻近的血管结构密切相关，在分支为足底内支和外支前通常在超声下可以清晰显示。在踝部以下区域，积液通常位于胫骨后肌腱周围。腓骨肌腱的位置变异较多。应用能量多普勒超声联合实时超声引导可以帮助定位炎症区域并进行注射治疗。在狭窄性腱鞘炎中，肌腱常常被增厚的支持带、增生的滑膜或瘢痕组织包绕，在这种情况下，试验性注入局部麻醉剂以确认药物在腱鞘内分布显示尤为重要。

踇长屈肌肌腱由于与后内侧踝的神经血管束密切相关，因此该部位的注射更具有挑战性。拇长屈肌腱鞘积液常常积聚于胫距关节后隐窝。超声探头置于跟腱内侧，穿刺针从跟腱外侧进针可以很好地避开神经血管束（图6.10）。这种方式既能灵活调整针尖位置，又能保持穿刺针与声束垂直。

足底筋膜炎的超声图像表现为足底筋膜内侧束增厚和脂肪垫水肿。严重足底筋膜炎的治疗方式

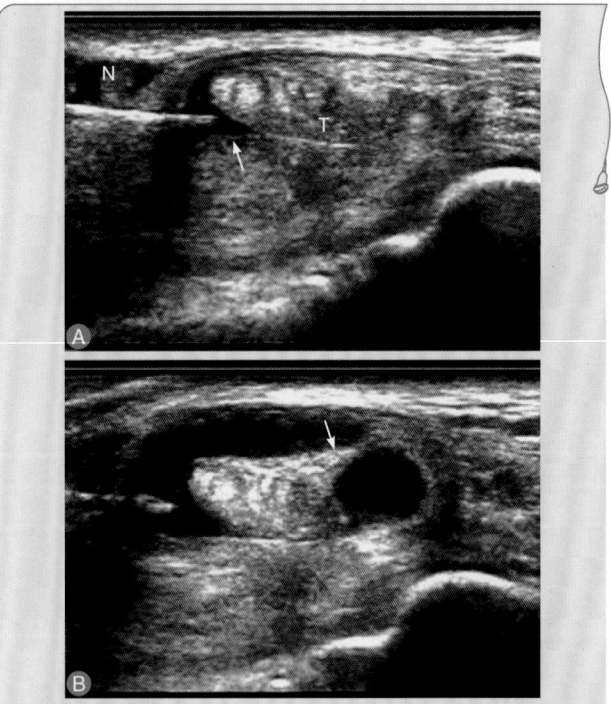

17岁女性，踝关节内侧疼痛，进行超声引导下胫后肌腱鞘内注射治疗。A.注射前图像显示25G穿刺针位于积液的腱鞘内（箭头），横断面上显示肌腱回声不均匀；B.注射后图像显示腱鞘扩张，证实药物准确位于腱鞘内，需要注意的是，由于存在液体的衬托，超声能清晰肌腱边缘及肌腱的血管带（箭头）。N：穿刺针；T：肌腱

图6.9 腱鞘内短轴入路注射治疗

之一为皮质类固醇局部注射。然而，在足跟进行"盲法"注射会导致足底筋膜断裂和纵弓异常。超

声能引导针尖到达足底筋膜边缘，从而避免直接筋膜内注射。患者取俯卧位、足部轻度背屈，将探头置于足底筋膜内侧束中部位置，显示足底筋膜长轴切面。在足跟后部进行体表标记，从而将穿刺针刺入至足底筋膜表面，大约至跟骨结节内侧突的边缘（图6.11）。用这种方法进行筋膜周围注射能够实时监测药物的分布情况。

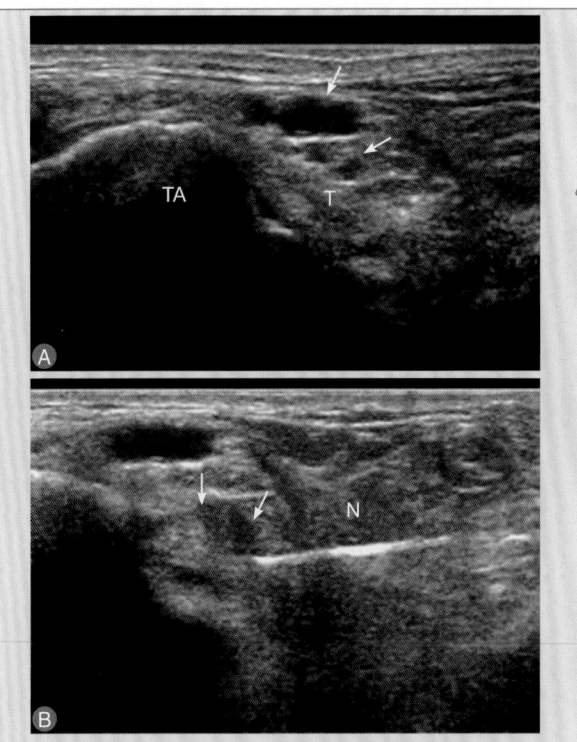

31岁专业舞者，因跖屈时脚踝后内侧疼痛行超声引导下经短轴路径注射治疗。A.注射前图像显示距骨后沟水平的肌腱，箭头显示肌腱与神经血管结构的关系；B.注射后图像显示25G穿刺针位于神经血管结构下方扩张的腱鞘（箭头）内。TA：距骨；T：肌腱；N：穿刺针。

图6.10　踇长屈肌肌腱注射治疗

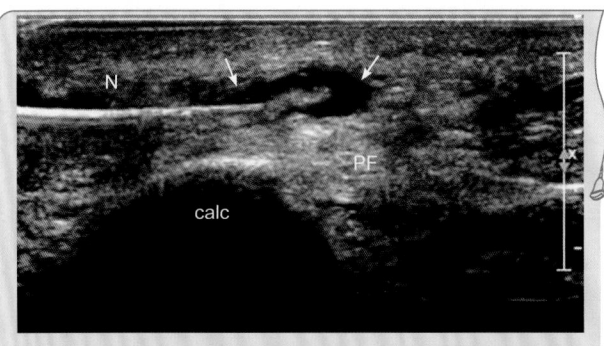

36岁男性，后足疼痛，足底筋膜近内侧束增厚且回声不均。将25G穿刺针置于足底筋膜浅面，并进行筋膜周围注射。注射剂（箭头）位于内侧束的浅缘。N：穿刺针；calc：跟骨；PF：足底筋膜。

图6.11　足底筋膜注射治疗

趾间神经瘤（又称Morton神经瘤）是引起前足疼痛的常见病因，女性多发，超声表现为趾间网状结构中正常的高回声脂肪被低回声肿块所替代。偶尔可见膨大的低回声管状结构与神经瘤相连，即肥大的趾间神经。第二与第三趾间最常被累及。笔者通常在神经瘤长轴切面下从足背侧进针对Morton神经瘤进行注射治疗（图6.12）。大多数患者都能很好地耐受此种治疗方法，但对于某些患者（如跖趾关节严重半脱位的患者）来说，首选从足底进针进行注射为佳。无论使用哪种方法，均应将针尖直接置入神经瘤和（或）邻近的跖间滑囊内（若存在），并注射少量药物，药物用量与小关节注射用量相似（0.50～0.75 mL）。

（二）手和腕部

桡骨茎突狭窄性腱鞘炎是一种常见于手和腕部的肌腱病变，一般累及拇长展肌与拇短伸肌肌腱，局部应用抗炎药对其有效（图6.13）。类风湿性关节炎或银屑病关节炎患者也经常需要进行注射治疗。这些患者通常患有严重的腱鞘炎，可能导致继发的肌腱断裂和畸形。该处腱鞘的注射方法与用于足踝

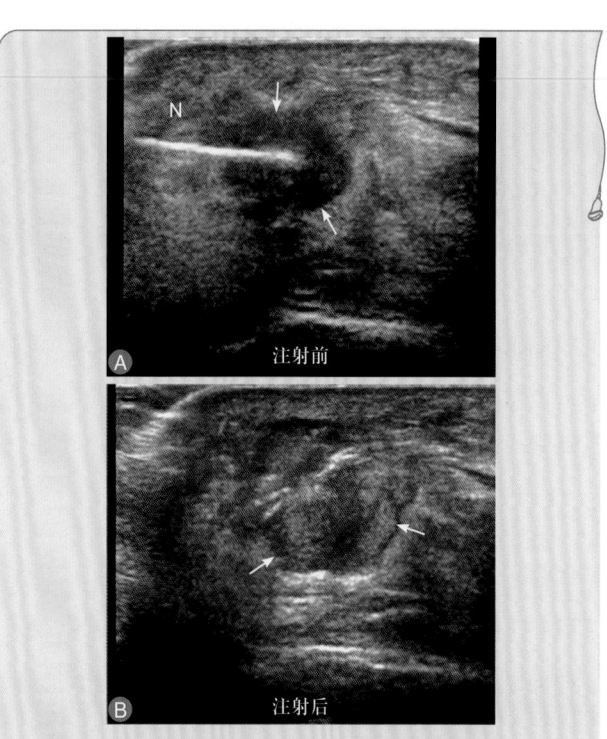

A.45岁女性，前足疼痛，注射前图像显示25G穿刺针背侧进针，针尖位于第三趾间的神经瘤内，神经瘤显示为正常脂肪回声内的不均质低回声结节（箭头）；B.注射后退针，可见结节增大且回声有所变化（箭头），注射剂常被挤入结节附近的滑膜囊内。N：穿刺针。

图6.12　Morton神经瘤注射治疗

部浅表腱鞘的注射方法相似，使用短轴路径法可避开周围的神经血管结构并对相应的腱鞘进行注射。

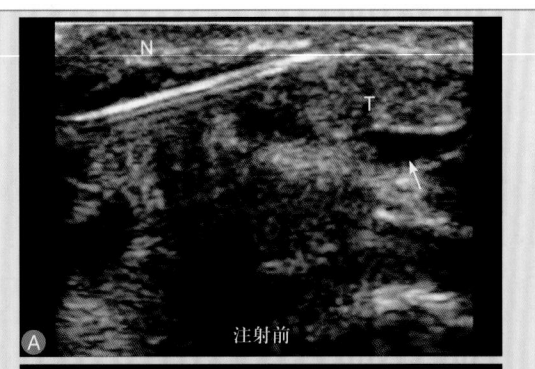

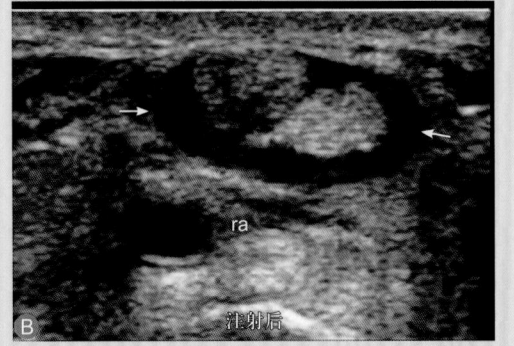

70岁女性，桡骨茎突狭窄性腱鞘炎，临床症状为腕关节疼痛向前臂伸肌表面放射。A.注射前图像显示超声引导下25G穿刺针置于第一背伸间隙腱鞘内，肌腱回声不均匀，在腱鞘附属部分明显伴有少量积液（箭头）；B.注射后退针，图像显示注射剂使腱鞘膨胀（箭头），产生肌腱对比增强效应，肌腱内部回声异常变得更加显著。ra：桡动脉；T：肌腱；N：穿刺针。

图 6.13 腕背部第一腔室注射治疗

六、深部肌腱注射治疗

通常需要注射治疗的深部肌腱包括二头肌腱鞘、髂腰肌肌腱、臀肌肌腱大转子附着处和腘绳肌肌腱起点。

（一）肱二头肌肌腱

肱二头肌肌腱炎或腱鞘炎可能继发前肩部疼痛向手臂放射。肱二头肌肌腱可被触及，但在没有扩张的情况下，腱鞘内仅存在不到2 mm的间隙可以放置穿刺针。当肩峰下三角肌滑囊的尾部延伸至覆盖二头肌腱鞘时，情况更为复杂。因此，非影像引导的注射治疗可能导致注射至肌腱外滑囊或肌腱内。超声引导能使治疗药物准确分布在肱二头肌腱鞘内。

患者平卧位，前臂后旋并稍抬高肩膀。此时，结节间沟是朝向前方的。通常选用7.5 MHz线阵探头和25G或22G穿刺针经侧方路径进行注射治疗（图6.14）。短轴扫查肱二头肌长头腱，当存在积液导致二头肌腱鞘扩张时可直接将针尖置入腱鞘积液内。无积液时，则应在肌腱表面沿边缘进针后试注少量局部麻醉药，若腱鞘扩张则证实针尖位于腱鞘内，而后注射长效糖皮质激素。腱鞘液性扩张时在表面形成的微泡可帮助判断注射是否成功。没有渗出积液时一般难以避免针尖直接接触腱鞘，此种情况下即需要一种技术，能将穿刺针直接置入与肱二头肌肌腱关节内部分相邻的肩袖间隙内并使其深入肱二头肌滑车结构。Stone和Adler报道，既往病例中所有的患者注射后均成功使腱鞘扩张。值得注意的是，治疗药物在肩袖间隙内也有分布（图6.15，动图6.2）。

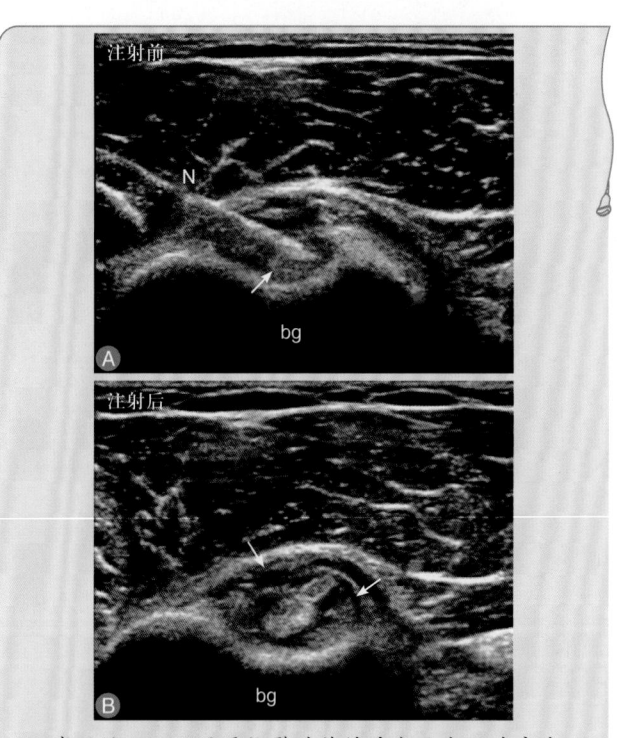

41岁男性，既往盂唇撕裂关节镜手术后出现前肩痛，临床怀疑肱二头肌肌腱炎，需要进行肱二头肌腱鞘注射。A.注射前图像显示25G穿刺针位于肱二头肌长头肌腱（箭头）表面；B.注射后退针，液体积聚（箭头）导致腱鞘扩张，其内由于对比效应呈低水平回声。bg：结节间沟；N：穿刺针。

图 6.14 肱二头肌腱鞘注射治疗

（二）髂腰肌肌腱

髂腰肌肌腱位于髋关节前囊内侧缘表面并沿其走行，附着于股骨小转子，此处存在滑囊与髋关节相通，隶属关节病变或原发性髂腰肌滑囊炎均可导致其扩张积液。另外，髂腰肌腱鞘炎也可能在无滑囊炎的情况下发生，此时则需要进行肌腱周围注

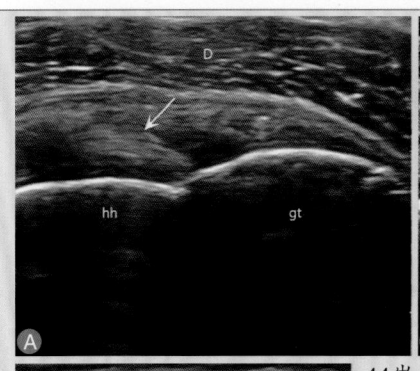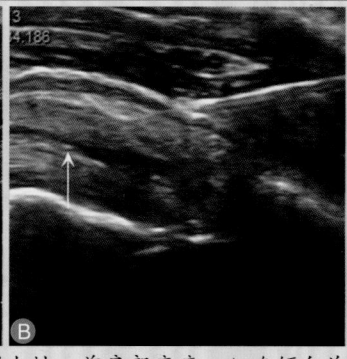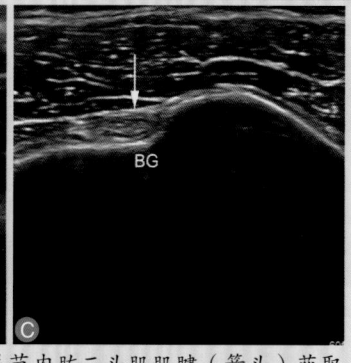

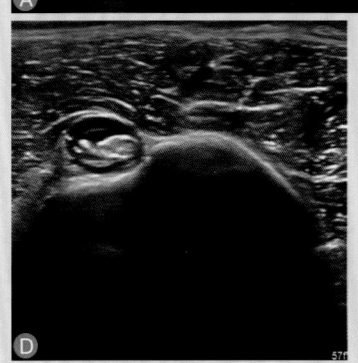

44岁女性，前肩部疼痛。A.略倾向关节内肱二头肌肌腱（箭头）获取的灰阶超声图像，可见大结节（gt）、肱骨头（hh）、三角肌（D）；B.经短轴侧方路径将25G穿刺针置于肩袖间隙内肱二头肌长头腱边缘附近，箭头为针尖，试注麻醉剂以确保针尖处于适当的位置，调整穿刺针位置至针尖处无液体积聚；C.进针注射前腱鞘内二头肌肌腱短轴图像，可见肌腱（箭头）及结节间沟（BG）标示如图；D.与图C解剖位置大致处于同一水平的注射后图像可见二头肌腱鞘扩张。

图6.15 肱二头肌腱鞘注射治疗：肩袖间隙路径

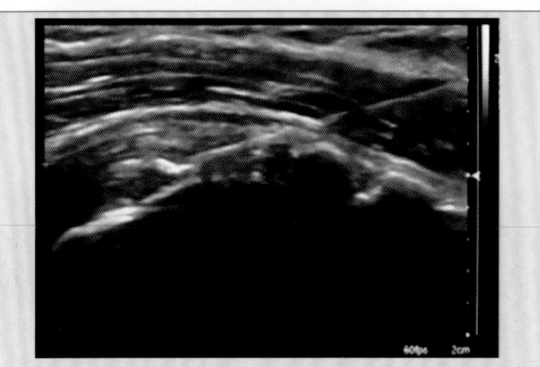

动图6.2 肱二头肌腱鞘注射采用肩袖间隙路径

射。侧方进针治疗肌腱一般需使用低频的凸面或扇形线阵探头。神经血管束位于肌腱内侧与表层，因此较理想的方法为自肌腱侧缘进针并进行少量试注以确认穿刺针位置。注射成功时可见液体或微泡使沿肌腱长轴走形的滑囊发生扩张（图6.16）。

（三）外展肌和腘绳肌肌腱

根据笔者的经验，肌腱周围注射最常用于外展肌腱止点和腘绳肌腱起点的相关治疗。在前两次注射中，穿刺针朝向大转子囊。滑囊处于扩张状态时后续注射过程会更加顺利。若滑囊事先未扩张则会使后续注射变得更加困难。故术者必须识别出重要解剖标志并试注局部麻醉药（图6.17，图6.18）。但由于真正的滑囊解剖结构并不存在，故通常将腘绳肌起点处作为大致的肌腱周围注射位置，坐骨上方可能存在外膜囊。肌腱短轴切面下侧方进针是上述注射

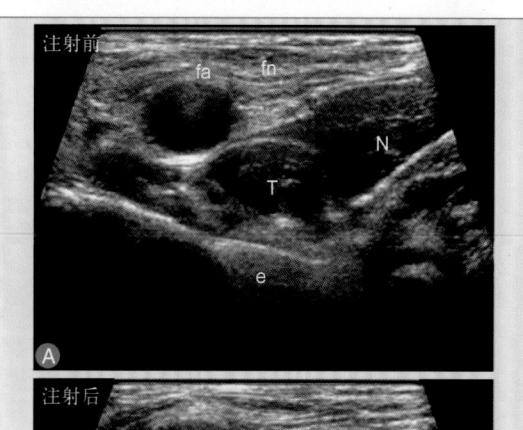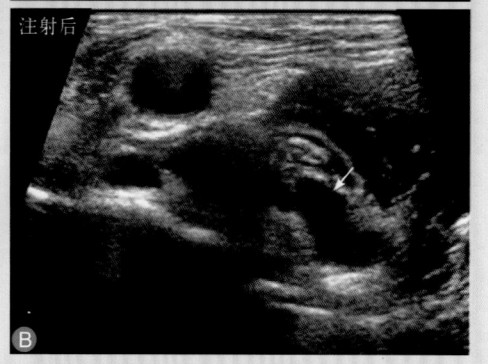

66岁女性，全髋关节置换术后髋关节屈曲疼痛。A.注射前图像显示22G穿刺针短轴进针深入髂耻隆突水平处的肌腱内；B.注射后退针，液体包绕肌腱，积聚于扩张的髂腰肌滑囊内（箭头）。fa：股动脉；fn：股神经；N：穿刺针；T：肌腱；e：髂耻隆突。

图6.16 超声引导下髂腰肌滑囊注射止痛

治疗的理想进针方法，此方法在大转子滑囊注射治疗时可引导穿刺针朝向大转子后侧面，而在肌腱周围注射时则可引导穿刺针至腘绳肌起点边缘附近。

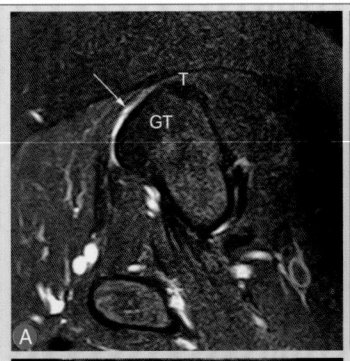
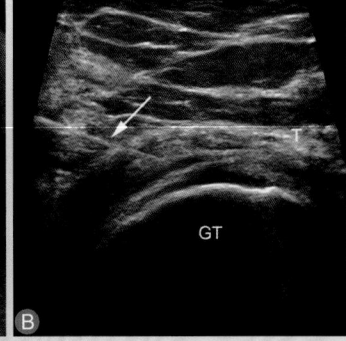
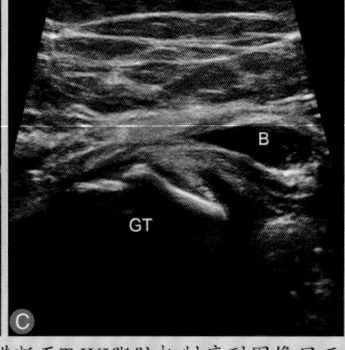
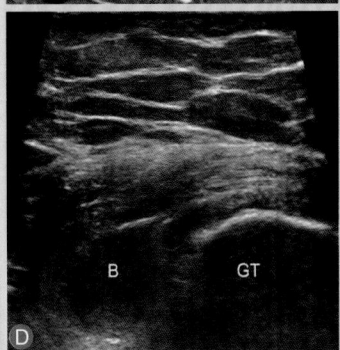

53岁女性，右侧髋关节疼痛。A.横断面T₂WI脂肪抑制序列图像显示大转子和外展肌腱复合体。图像的定位方式与患者侧卧位注射时的观察方式一致，T₂高信号的液体（箭头）存在于滑囊内；B.22G穿刺针（箭头）位于大转子后缘附近、臀中肌浅面、臀大肌深面。局部麻醉剂注射试验有助于确保针尖位于合适的位置，随后注射治疗混合剂；C.大转子处的短轴注射后图像显示大转子向前延伸至滑囊前方水平；D.注射后短轴图像在外侧和后关节面更靠后的位置显示滑囊向后延伸邻接大转子后关节面，也称大转子"裸露区域"，笔者通常使用大剂量（10 mL）注射剂治疗。GT：大转子；T：外展肌腱复合体；B：滑囊。

图6.17 超声引导下大转子滑囊内注射治疗

七、滑囊、腱鞘囊肿和盂唇旁注射治疗

肌腱止点周围的滑囊扩张可为注射治疗提供解剖学定位。对于患有滑囊炎和邻近肌腱异常的患者常需要在这些区域进行注射治疗。如跟骨后、髂腰肌、大转子和坐骨滑囊（图6.19）。滑囊炎、滑

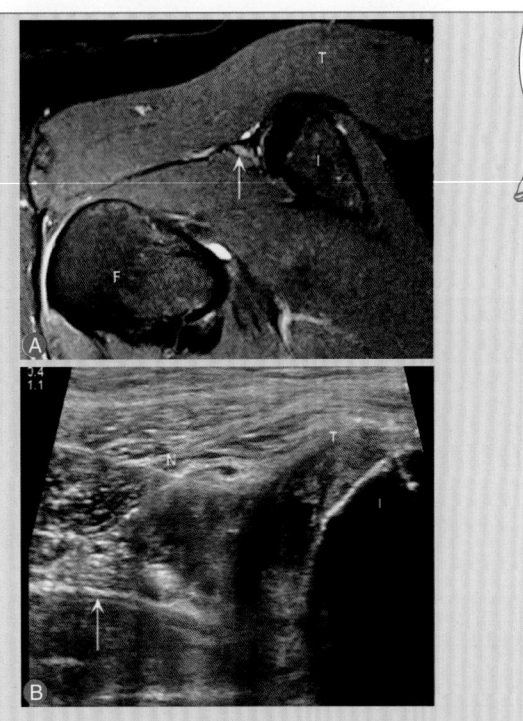
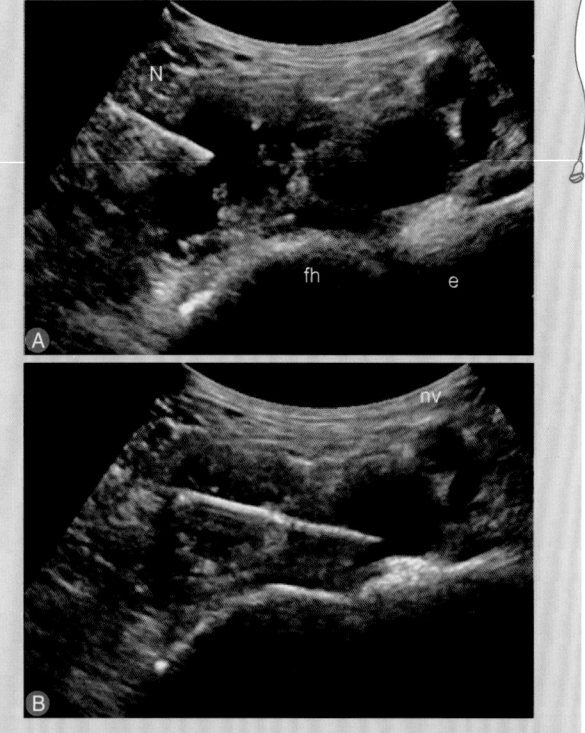

50岁女性，经常跑步，左臀部疼痛。A.T₂WI脂肪抑制序列，坐骨神经（箭头）位于坐骨外侧和股方肌上方，呈椭圆形稍高信号；B.采用短轴切面、侧方路径将22G穿刺针刺入腘绳肌腱起点的边缘，箭头为坐骨神经。I：坐骨；F：股骨；T：腘绳肌腱起点；N：穿刺针。

图6.18 超声引导下肌腱周围注射治疗

A.65岁女性，腹股沟疼痛，超声图像显示22G穿刺针刺入囊腔外侧；B.外侧囊腔抽吸后，将针刺入内侧囊腔继续进行抽吸，随后注射治疗混合剂。nv：神经与血管结构；e：髂耻隆突；fh：股骨头；N：穿刺针。

图6.19 超声引导下多房性髂腰肌囊肿抽吸注射治疗

膜囊肿或腱鞘囊肿可引起邻近肌腱的机械性撞击。对这些囊肿进行减压并给予治疗剂有助于缓解症状（图6.20）。腱鞘囊肿内含有透明凝胶状物质，最常发生于手、腕、足和踝等部位。有时，腱鞘囊肿可能紧邻神经血管并可能沿着神经延伸至其周围，这种情况最常发生于膝关节的胫腓关节处。在超声引导下，临床医师可避免将药物注入肌腱及邻近神经血管内。对于多房性囊肿，可以根据需要重新调整针尖方向（图6.21）。笔者发现采用类似于治疗钙化性肌腱病的冲洗技术可使囊肿内容物逐渐稀释，从而能够完全抽吸。在上肢治疗时还需要考虑美观的问题，采用快速可吸收的皮质类固醇能够减少如脱色和局部萎缩的潜在并发症。在抽吸注射治疗半月板囊肿和盂唇旁囊肿时也要考虑类似的问题，这些囊肿常常发生纤维软骨撕裂和（或）退化的部位，如膝关节、髋关节和肩关节，囊肿黏稠度与腱鞘囊肿相似，但通常存在纤维分隔。在肩关节，盂唇旁囊肿常常发生在肩胛上神经附近，与压迫性神经病变的发生有关。根据囊肿的位置、方向及与相邻神经与血管结构的关系需要选择不同的囊肿抽吸方法（图6.22，图6.23，动图6.3）。

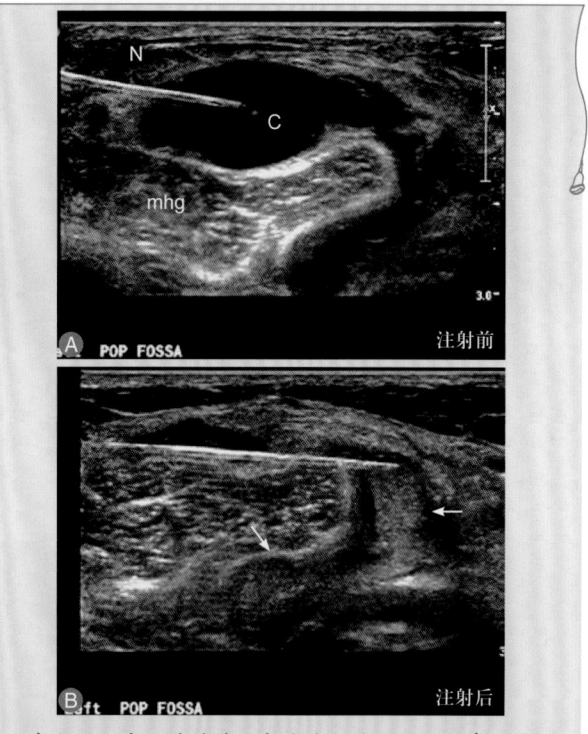

59岁女性，自述膝关节后部疼痛和肿胀。A.超声引导下图像显示注射前22G穿刺针刺入囊肿内；B.囊肿抽吸和注入治疗剂后，无回声囊液被有回声的注射液替代（箭头）。mhg：腓肠肌内侧头；C：囊肿；N：穿刺针。

图6.20　超声引导下抽吸注射治疗疑似Baker囊肿

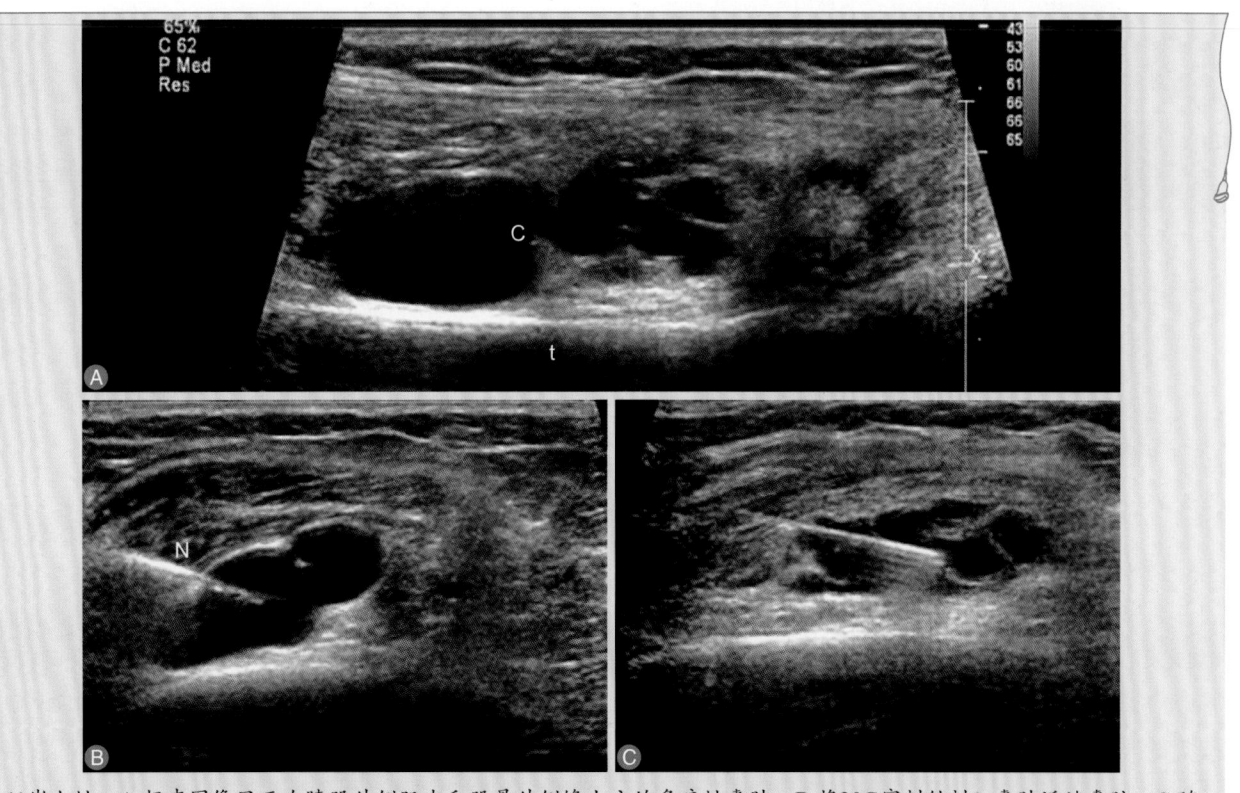

41岁女性，A.超声图像显示左膝股外侧肌内和股骨外侧缘上方的多房性囊肿；B.将20G穿刺针刺入囊肿近端囊腔；C.随后将穿刺针重新定位刺入远端囊腔，多次冲洗和抽吸使囊肿完全减压（未显示）。f：股骨；c：多房囊肿；N：穿刺针

图6.21　超声引导下多房性腱鞘囊肿的抽吸注射治疗

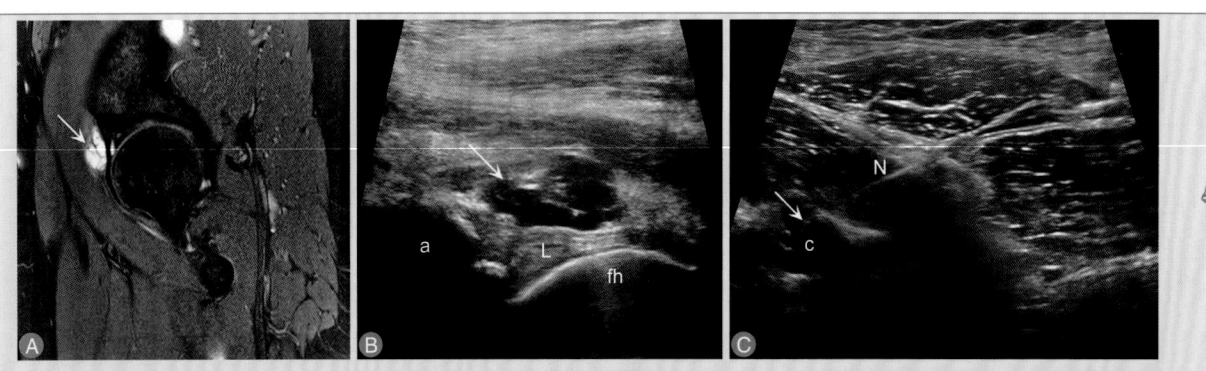

54岁女性，左臀部疼痛。A.矢状面液体敏感图像显示髋部多房性盂唇旁囊肿（箭头），伴有前上盂唇撕裂（未显示）；B.超声显示该囊肿（箭头）覆盖在关节前缘表面，呈有分隔的低回声团；C.超声引导囊肿抽吸治疗，采用22G穿刺针刺入囊肿内达到抽吸和注射目的，针尖位置（箭头）。a：髋臼；fh：股骨头；L：盂唇；N：穿刺针；c：囊肿

图 6.22　超声引导髋部盂唇旁囊肿抽吸治疗

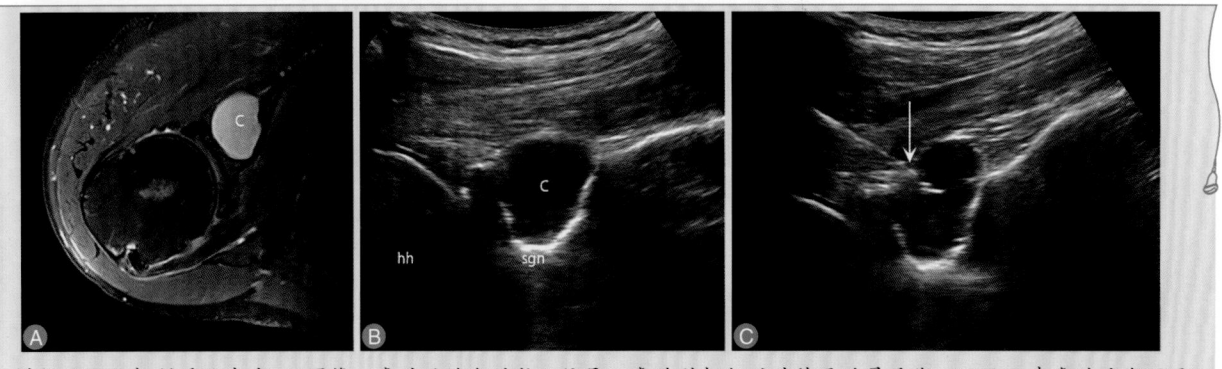

A.横断面脂肪抑制质子密度MR图像，囊肿呈均匀的长T_2信号，囊肿引起邻近关节盂的骨重塑；B.无回声囊肿重塑冈盂切迹；C.20G穿刺针（箭头）位于囊肿内。C：囊肿；hh：肱骨头；sgn：冈盂切迹。

图 6.23　超声引导下肩关节冈盂切迹处盂唇旁囊肿抽吸

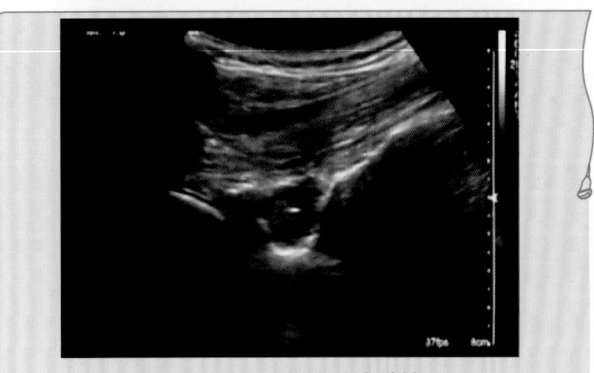

动图 6.3　冈盂切迹处囊肿抽吸

钙化性肌腱炎

有症状的肌腱内钙化主要与羟基磷灰石钙的沉积有关。常表现为肌腱内的结节状高回声伴或不伴后方声影。最常发于肩关节，也可发生于肌肉骨骼系统的其他部位。超声引导下钙化灶捣碎和冲洗，也被称为barbotage，能很好地松解、减少钙化灶，并注射诊疗药物。目前常用的比较有效的有单针和双针技术，笔者目前使用的是单针技术，即用穿刺针注入麻醉剂和无菌生理盐水，同时用于抽出钙化（图6.24）。大多数情况下，包裹钙化的假包膜的弹性足够将钙化团块减压（动图6.4）。在多次冲洗后，经穿刺针注射麻醉剂和抗炎混合剂。大多数情况下，注射的混合剂分布在相邻的三角肌下滑囊内。如果钙化太小或比较松散无法进行冲洗和减压时，则采用单针针刺钙化灶，并在肌腱周围注射治疗药物。

八、肌腱内注射：经皮肌腱针刺术

超声影像引导可用于经皮肌腱针刺术和肌腱内注射自体血或富血小板血浆。这些方法与局部生长因子（如血小板衍生生长因子）的二次释放有关，可产生直接的愈合反应。初步研究结果表明超声引导下注射治疗在促进肌腱修复方面具有广泛的应用前景。"针刺"技术已成功用于某些保守治疗无效的肱骨外上髁炎的患者。同样，自

体血液注射和富血小板血浆注射已成功应用于肘关节和膝关节（图6.25，图6.26，动图6.5）。当此技术推广应用于邻近神经血管结构的肌腱（如腘绳肌腱起点）时，超声引导下注射的优势则更为明显。现在可用的新技术可对于局限性肌腱炎、钙化和附着点骨刺进行超声定向乳化，随后将其抽出。该技术采用一个带有机械活动的中空尖端同轴系统破坏组织，并与真空吸盘连接，其外管提供无菌水冷却尖端，同时作为抽吸材料清除碎片（图6.27，动图6.6）。这项技术相对较新，目前还没有长期的试验结果明确评估其疗效，但初步结果似乎很有希望。

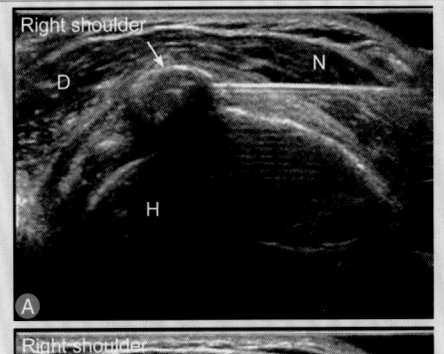
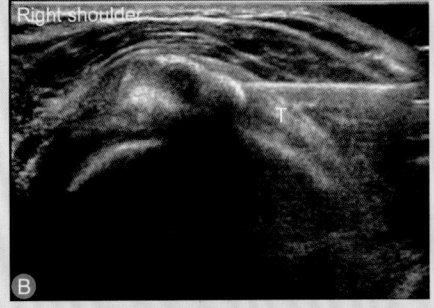

42岁男性，肩关节疼痛。A.图像显示超声引导下将20G穿刺针刺入钙化灶（箭头）；B.对钙化进行一系列反复冲洗和抽吸，最终很大程度上钙化被钙质块周围假包膜内的液体内容物所取代，请注意，后方声影回声衰减的程度已经减弱，并且钙化中心（图A中的箭头）部分已被液体取代，在多次冲洗后，钙化灶缩小，注入治疗混合剂后液体常常被挤入三角肌下滑囊（未显示）。N：穿刺针；D：三角肌；H：肱骨头；T：肩袖肌腱；Right shoulder：右肩。

图 6.24　超声引导钙化性肌腱炎抽吸和注射治疗

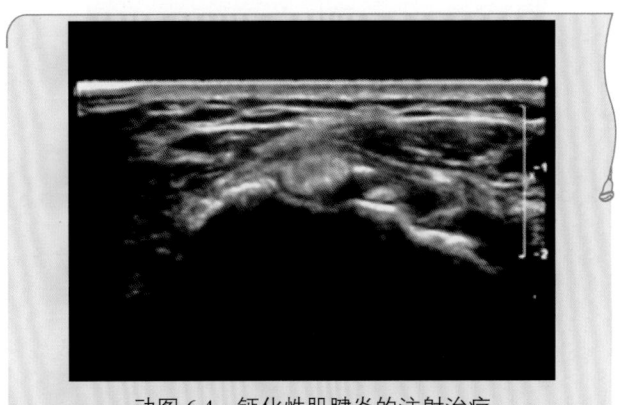

动图 6.4　钙化性肌腱炎的注射治疗

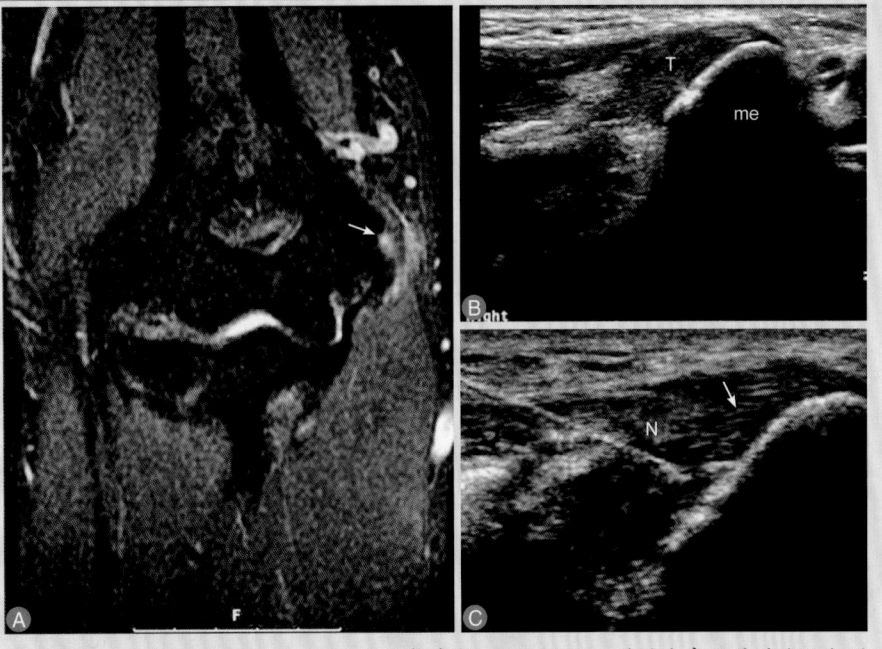

43岁男性，肱骨内上髁炎。A.患侧肘关节冠状面反转恢复序列MRI显示屈肌总腱内高信号肿块及邻近的副韧带的信号强度增加（箭头）；B.肌腱和相邻肱骨内上髁的长轴超声图像显示肌腱以低回声为主，提示肌腱病；C.图像显示22G针位于病变的屈肌总腱内以进行肌腱针刺，并注射从肘前静脉获得的5 mL自体血液，由于注入血液中的微气泡，肌腱回声（小箭头）增强。T：肌腱；me：内上髁；N：穿刺针。

图 6.25　超声引导下自体血注射诱导愈合反应

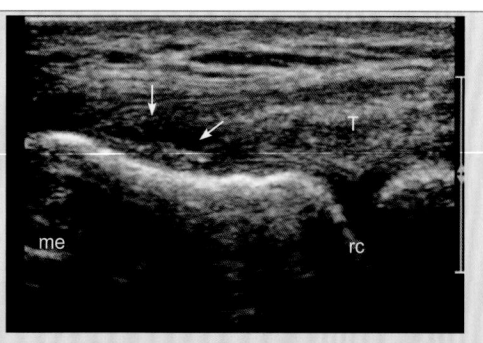

图 6.26 自体血注射前超声图像

50岁女性，伸肌总腱肱骨内上髁止点处部分撕裂（短箭头，桡侧腕短伸肌）；长箭头：经皮肌腱针刺术与自体血液注射进针平面。rc：桡腕关节；me：内上髁；T：伸肌总腱。

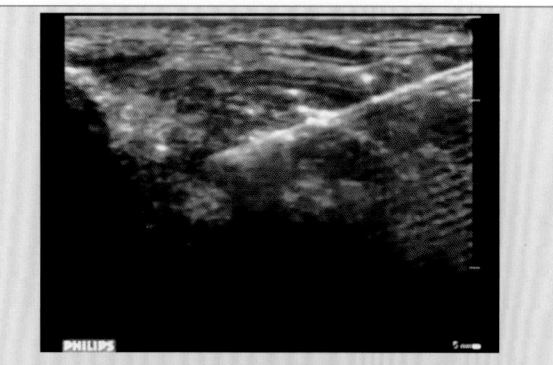

动图 6.5　50 岁女性，肱骨外上髁炎的自体血注射治疗

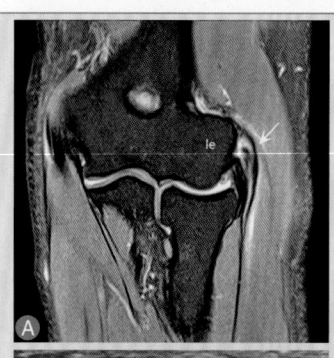

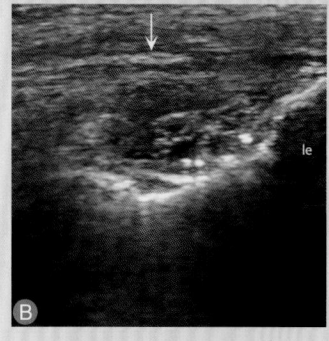

47岁男性，外上髁炎。A.冠状面脂肪抑制质子密度图像显示部分撕裂和退化的伸肌总腱和桡侧副韧带（箭头）；B.伸肌总腱（箭头）长轴切面，肌腱内的低回声区域代表肌腱内撕裂，此外，肌腱内的点状强回声是营养不良性钙化的特征。le：外上髁。

图 6.27　采用 Tenex 装置的经皮肌腱切开术

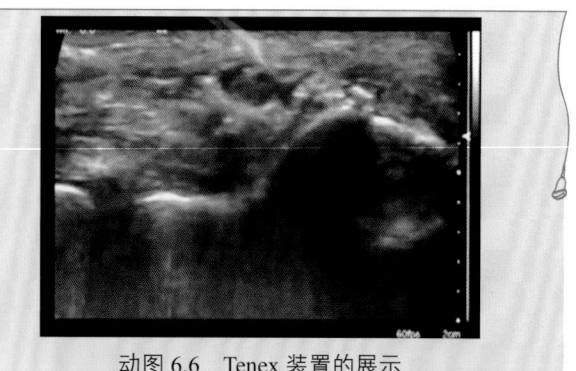

动图 6.6　Tenex 装置的展示

九、神经周围注射

波长和频率

超声可用于评估和治疗因压迫性神经病变引起的周围神经疼痛，如腕管或肘管综合征、创伤后或手术后神经瘤。这些注射治疗包括应用长效麻醉剂的神经阻滞、应用类固醇注射剂的治疗性注射，或者使用促进细胞死亡的药物（如无水乙醇）进行的神经毁损。对于浅表病变，首选可快速吸收的注射类固醇（如地塞米松），以减少潜在的并发症，如脱色或皮下脂肪萎缩。

首先要全面了解正常神经的超声表现及解剖走行。对于超声难以清晰显示的较小的感觉神经，了解神经与其相邻的解剖腔室的位置关系非常重要。短轴切面观察神经最好，表现为簇状低回声伴高回声分隔（神经束膜），周围包绕高回声的神经鞘（神经外膜）。增粗的低回声神经可能提示神经炎，而与神经相连的局灶性低回声结节，结合临床病史可能提示神经瘤。

超声可直接定位需要穿刺的神经周围软组织或神经瘤（图6.28，动图6.7）。神经注射通常在短轴入路使用长度约3.8 cm的25G穿刺针，偶尔使用脊髓穿刺针。周围神经注射治疗时，将穿刺针穿刺进入神经周围，注射少量的麻醉剂直到液体勾勒出神经外膜轮廓，此时可注入治疗混合剂。使用相同的操作步骤进行超声引导下神经毁损治疗，笔者通常注射含长效麻醉剂（0.75%丁哌卡因）和无水乙醇共0.5～1.0 mL的混合剂治疗周围神经病变。据笔者的经验，无水乙醇可能需要多次注射并且会产生明显的持续数天的注射后炎症反应。注射剂量通常不超过1.0 mL。莫顿神经瘤往往需要进行多次小剂量注射（0.25～0.50 mL）。

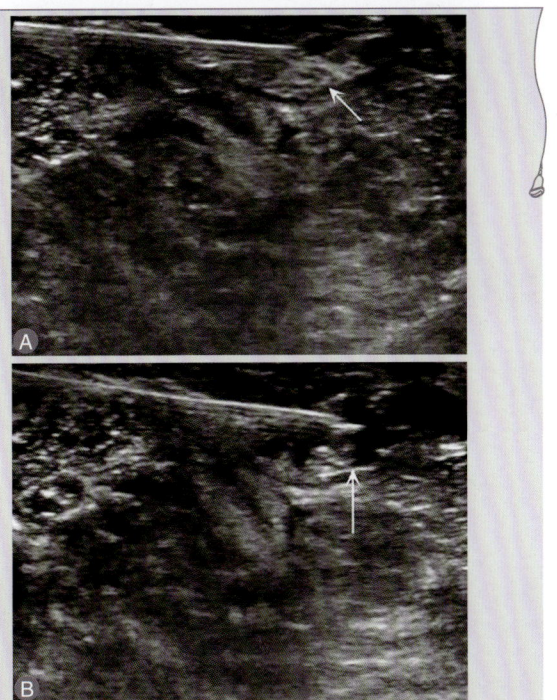

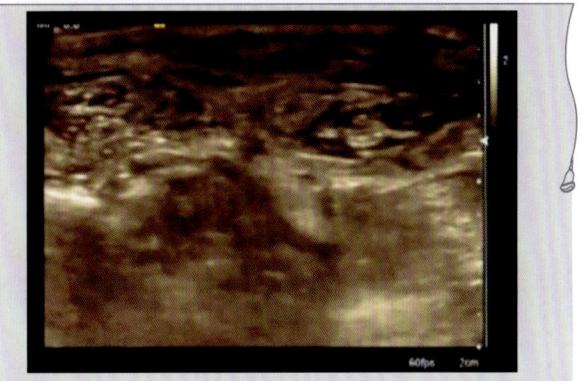

动图 6.7　59 岁女性，腓肠神经水分离后的超声图像

A.长度约 3.8 cm 的 25G 穿刺针紧贴腓肠神经的神经外膜（箭头）；B.由麻醉剂和皮质类固醇构成的低回声注射液包绕神经，理想情况下，可以通过水分离法使神经外膜脂肪与神经周围的软组织分开。

图 6.28　58 岁女性术后腓肠神经卡压伴病理性神经痛

十、结论

超声在引导注射治疗方面具有明显优势，更关键的是操作者能观察针尖并实时调整针尖位置以确保药物被注射到适当的位置。目前的超声影像技术能很好显示相应区域的肌肉骨骼解剖结构。此外，穿刺针和类固醇麻醉混合剂均具有独特的超声表现，能够被超声实时监测，鉴于这些优势，超声引导应作为各项肌骨介入治疗的首选方法。

（卢漫，成雪晴，戴全，王璐，徐金顺译；卢漫审校）

参考文献

扫码观看

第七章　器官移植

Derek Muradali and Tanya Punita Chawla

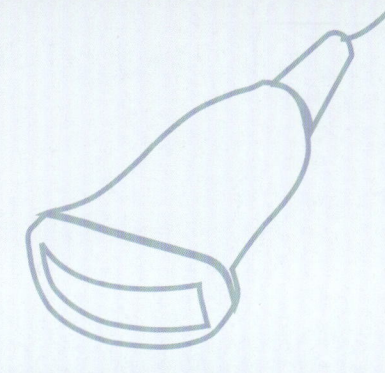

章节大纲

一、肝移植
　（一）外科手术技术
　（二）正常移植肝超声
　（三）胆道并发症
　（四）动脉并发症
　（五）门静脉并发症
　（六）下腔静脉并发症
　（七）肝周积液
　（八）肝内积液
　（九）肝内实性肿块
二、肾移植
　（一）外科手术技术
　（二）正常移植肾超声
　（三）异常肾移植
　（四）移植肾实质病理异常
　（五）肾前血管并发症
　（六）肾后集合系统梗阻
　（七）动静脉畸形和假性动脉瘤
　（八）积液
三、胰腺移植
　（一）外科手术技术
　（二）正常移植胰腺超声表现
　（三）超声造影的应用
　（四）移植胰腺异常
四、移植后淋巴细胞增生性疾病治疗选择

关键点总结

- 对移植器官进行超声评估前，超声医师应了解所使用的外科手术技术，包括血管吻合和非血管吻合的类型及部位。
- 灰阶超声实质回声的改变通常反映移植物的血管状态（例如，移植肝扩张胆管内的实质回声，可能是脱落的胆管上皮，其可能是肝动脉狭窄或血栓形成导致的胆道缺血所致）。
- 评估移植物周围组织与评估移植物本身同等重要。
- 在移植器官实质内及肝门区发现的任何可疑囊性回声都应使用彩色多普勒超声进行评估，以排除假性动脉瘤的可能。
- 不同移植物的动脉狭窄诊断标准相似，即狭窄区域血流信号呈高速湍流，伴远端"小慢波"。
- 在评估移植物静脉（如门静脉、肾静脉、下腔静脉）时，使用频谱多普勒超声检查狭窄点及狭窄前血流速度，当狭窄点流速高于狭窄前3~4倍时，提示存在血流动力学上显著狭窄。
- 根据移植物类型不同，动脉阻力指数升高的诊断价值可能受限：在肾移植中，阻力指数升高是肾功能不全的非特异性标志；在肝移植中，无特殊临床意义；而在胰腺移植功能异常时，由于移植胰腺缺乏包膜，阻力指数可能不会升高。

器官移植是终末期肝脏、肾脏和胰腺疾病患者首选的治疗方法。暴发性肝衰竭患者除了原位肝移植外，无其他治疗选择。尽管肾脏或胰腺功能衰竭的患者可接受透析或药物治疗，但器官移植后长期生存率和生活质量更好。近年来，移植器官存活率的提高归因于合适的供体-受体匹配、更有效的免疫抑制剂治疗、手术技术的改进和移植相关并发症的早期发现。这些改进使各种类型器官移植的患者术后1年存活率超过80%。

由于移植后并发症的临床表现差异很大，而且通常是非特异性，因此影像学检查对于监测移植物状态至关重要。一旦诊断延误，移植器官功能可能永久受损，严重者甚至可能需要再次移植。然而，合适供体器官的短缺可能会延迟或妨碍迫切需要再次移植的情况，从而带来致命的临床后果。因此，保护移植物功能、早期发现并发症及制定恰当的治疗方案，对于移植受者的临床管理至关重要。

超声使器官移植的实践发生了革命性的变化。肝脏、肾脏和胰腺移植需通过灰阶超声、彩色多普勒超声和频谱多普勒超声进行评估。灰阶超声评估移植物实质的质地和形态变化，彩色和频谱多普勒超声能够观察移植物实质及大血管灌注情况。本章重点对正常移植器官、急性和慢性移植相关并发症的超声表现及可能导致误诊的潜在因素进行分析总结。

一、肝移植

自1988年1月1日至2016年6月30日，美国共有143 856例患者接受了肝移植。肝移植术后1年受者生存率约为87%，移植物生存率为80.3%。若患者未接受器官移植的预期寿命低于移植后，建议进行肝移植。肝移植最常见的病因是丙型病毒性肝炎，其次是酒精性肝病和隐源性肝硬化。其他通过移植治疗的终末期肝病包括慢性胆汁淤积性肝病，如原发性胆汁性肝硬化和原发性硬化性胆管炎；代谢性肝病，包括血色素沉着症和Wilson病；以及其他类型肝炎，如自身免疫性肝炎、慢性乙型肝炎和急性肝功能衰竭。终末期乙型肝炎肝硬化患者最初被认为不是理想的移植候选者，因为移植术后乙肝复发率较高，并可迅速进展为肝硬化。而超免疫球蛋白和核苷类似物的应用改变了原有的认识，使此类患者获益更多。

大多数医疗中心仅在早期肝细胞肝癌或少数神经内分泌肿瘤患者中考虑移植。公认的肝细胞肝癌患者移植指南是米兰标准：单个直径不超过5 cm的病灶或不超过3个且直径大于3 cm的病灶。

肝移植的禁忌证包括无并发症的代偿期肝硬化、肝外恶性肿瘤、胆管癌、未经治疗的活动性脓毒症、严重心肺疾病、酗酒或药物滥用，或因解剖异常禁忌外科手术。虽然门静脉血栓并不是肝移植的绝对禁忌证，但它的存在使手术更加复杂，移植术后患者的复发风险和死亡率更高。

（一）外科手术技术

传统上，大多数成年人肝移植包括病肝切除及供肝植入。手术需行4个血管吻合（肝上下腔静脉、肝下下腔静脉、肝动脉、门静脉）及胆道吻合（图7.1）。

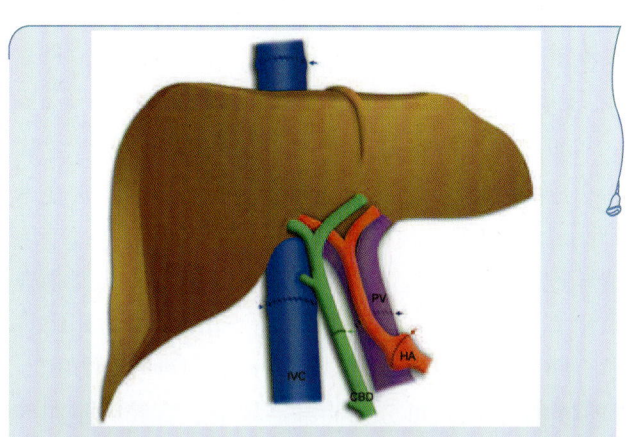

移植肝有4个血管吻合口和1个胆管吻合口。下腔静脉（IVC，蓝色）有肝上和肝下两个吻合口。胆总管（CBD，绿色）和门静脉（PV，紫色）通常为端端吻合，而肝动脉（HA，红色）采用"鱼口状"吻合术重建。

图7.1　肝移植常规手术方式

供受体之间的肝动脉重建通常采用"鱼口状"吻合：将供体的肝总动脉与受体的左右肝动脉分叉处或胃十二指肠动脉起始部相吻合。当受体肝动脉直径小或流速低时，可将供体髂动脉或脾动脉作为搭桥动脉直接与受体腹腔干水平以上的主动脉或肾动脉水平以下的主动脉作吻合。这些利用动脉末端扩张处的端端连接能使吻合处管腔稍增宽。

门静脉吻合通常是在供体和受体的门静脉之间进行端端吻合。在广泛的受体门静脉血栓形成的情况下，可从供体的门静脉或髂静脉取一段血管作为间置血管，将供体门静脉通过间置血管搭桥到受体门静脉-肠系膜上静脉汇合处或肠系膜上静脉上或其他侧支静脉血管上，或作为最后的手段，将供体门静脉和肝动脉与受体动脉血管作吻合。

在肝切除术过程中，受体的肝上及肝下下腔静脉通常被切断。然后将供体下腔静脉与受体肝上及肝下下腔静脉分别作端端吻合。为了保护受体的肝后下腔静脉，一些技术主张在供体和受体下腔静脉间作端侧或侧侧吻合（"背驮式"吻合），或者在供体下腔静脉与受体3支肝静脉的共同残端作端端吻合。这种"背驮式"吻合避免了静脉转流和下腔静脉的离断，这些都是供体下腔静脉植入所必需的。

供体和受体胆总管通常在胆囊切除后进行端端吻合。通过这种技术，使作为阻止感染传播屏障的Oddi括约肌得以保存。通常在胆总管内放置一个T管，留管约3个月，通过其可进行胆管造影或其他胆道手术。T管的使用减少了胆漏发生的风险。

当受体肝总管异常（如硬化性胆管炎）、受体段过短或直径过窄时，会进行胆总管空肠吻合术。该手术将供体胆总管与受体40 cm空肠袢做端侧吻合。与端端吻合相比，该术式发生胆漏、出血、肠液反流和复发性胆管炎风险相对较高。

由于等待移植的患者数量与可用器官捐献数量之间的差异越来越大，导致活体供体移植及已故供体的劈离式肝移植的数量逐渐增加。因相对体积较小的肝左叶不能维持成年人足够的肝功能，故成年人受体多接受活体供者的右半肝，儿童受体多使用左外叶或左半肝。使用肝右叶（相对于肝左叶）作为供体进行移植的另一个优点是将肝右叶固定于右膈下的空间相对容易，可进行技术难度较小的肝静脉吻合术，与左叶供肝移植相比，扭转的发生率较低。

活体移植，供体手术包括胆囊切除术、肝右叶切除术（切除Ⅴ、Ⅵ、Ⅶ和Ⅷ段及肝右静脉），偶尔可进行包括部分Ⅳ段和肝中静脉在内的扩大右半肝切除术。然而，大多数外科医师不首选切除肝中静脉，而是将其完整地留在供体，因为肝中静脉与肝左静脉经常共同开口于下腔静脉（共干）。

劈离式肝移植，成年人受体通常接受供体的右叶和Ⅳ段，而儿童受体接受左外叶。该技术有助于增加移植数量，但比单独受者时手术更复杂。

无论肝移植的类型如何，每个吻合口的常规影像学评估都必须通过灰阶超声、彩色多普勒超声和频谱多普勒超声进行评估。为了评估这些吻合区域的灰阶超声和多普勒超声表现，超声医师应了解肝移植的外科手术技术。

（二）正常移植肝超声

正常移植肝在灰阶超声上呈均匀或稍不均匀回声，表现与正常肝脏回声相同。在术后早期，一般有少量的腹腔内游离液体或少量的肝周积液或血肿，往往会在术后7~10天内吸收。

胆管树应走行正常，管腔内透声良好，管壁薄而不易察觉。若有留置T管，则相邻的管壁可能会因刺激和水肿而回声增强。理想情况下，胆道吻合口（端端或胆肠吻合）应清晰显示并能检测管径及管壁厚度的变化。

胆肠吻合术患者经常观察到胆管积气，表现为胆管腔内强回声灶（伴或不伴后方声影）。若检查时出现胆管积气消失，超声医师应警惕期间出现胆肠吻合口狭窄的可能。此外，超声医师应注意胆管内气体可能与微小胆管结石或相邻的肝动脉钙化相混淆，因其灰阶超声表现相似（图7.2）。

移植血管通畅性（肝动脉、门静脉、肝静脉、下腔静脉）的评估方法：①直接观察到管径变窄；②血管腔内出现血栓；③正确记录血流方向及频谱形态。需特别注意血管吻合口区域，因与其他区域相比，该区更容易发生血流动力学上的显著狭窄。由于有发生肝内节段性狭窄或闭塞的可能，肝动脉和门静脉主干，以及它们的左右分支，都应使用彩色和频谱多普勒超声检查（图7.3）。

正常肝动脉表现为收缩期快速上升，加速时间（acceleration time，AT，从舒张末期到第一个收缩期峰值的时间）不超过100 cm/s（译者注：100毫秒），整个舒张期表现为持续血流，阻力指数为0.5~0.7。正常门静脉管壁光滑，管腔内透声良好，且吻合口处可能会显示细微的口径变化。门静脉呈连续、单相、入肝血流，且速度随呼吸有轻微波动。肝静脉的频谱多普勒表现呈相位波形，与心动周期过程中血流量的生理变化有关。

（三）胆道并发症

胆道并发症是导致15%~30%肝移植患者发病和病死的重要原因。胆肠吻合相关并发症通常在术后1个月内出现，包括吻合口漏、出血及细菌过度增殖导致的逆行性胆管炎风险增加。胆总管端端吻合术相关并发症最常见于移植术后1个月内，常用内镜逆行胰胆管造影术诊治。无论采用何种吻合方式，胆道并发症大致可分为胆漏、狭窄、管腔内胆泥或

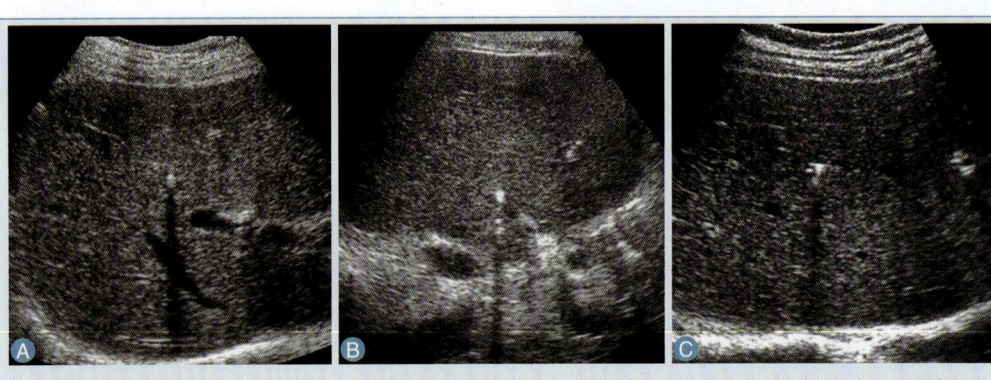

图像显示相似的强回声病灶并伴后方声影，分别继发于肝内钙化（图A）、肝动脉钙化（图B）、胆道积气（图C）。注意与胆道积气相关的振铃伪像。

图7.2 移植肝内强回声灶

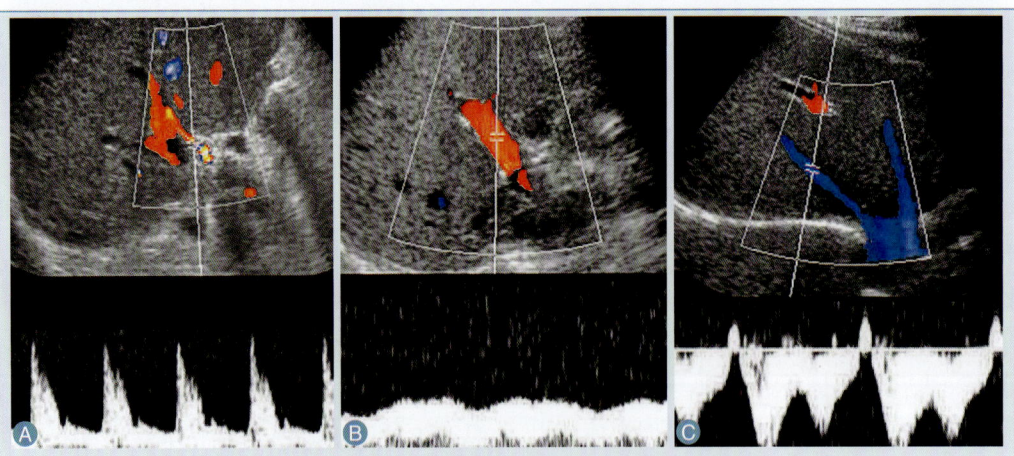

A.正常肝动脉；B.门静脉主干；C.肝右静脉。

图7.3 正常移植肝：彩色和频谱多普勒

[With permission from Crossin JD, Muradali D, Wilson SR.US of liver transplants: normal and abnormal.Radiographics.2003；23（5）：1093-1114.]

结石形成、Oddi括约肌功能障碍及原发病复发。

1. 胆道狭窄

由于移植后肝脏神经分布不足，移植受者缺乏典型绞痛症状，胆道并发症早期诊断较为困难。因此，胆道狭窄患者临床表现可为无症状、无痛性梗阻性黄疸或肝功能检查异常。基于梗阻部位及病理生理学，胆道狭窄可分为吻合口（肝外）狭窄及肝内狭窄（图7.4）。

吻合口狭窄是移植术后胆道梗阻最常见的原因，是由于术后瘢痕形成引起胆管壁收缩、管腔狭窄。相比胆总管端端吻合，此类狭窄在行Roux-en-Y吻合患者中更常见。超声表现为胆管吻合口局限性狭窄，伴肝内胆管扩张，远端胆总管内径正常或接近正常。

肝内狭窄发生在吻合口近端，可为单灶或多灶性。由于侧支循环明显，胆总管远端（受体胆管）具有丰富的动脉供血，而重建后的肝动脉是近端胆总管和肝内胆管（供体胆管）唯一的供血来源。因此，多数肝内胆管狭窄是由肝动脉闭塞（血栓或明显狭窄）导致的缺血引起的。在极少数病例中，移植器官的冷缺血时间延长也可引起胆管缺血。肝内狭窄的其他原因包括慢性排斥产生的免疫原性损伤、复发性硬化性胆管炎、逆行性胆管炎和巨细胞病毒感染。

超声表现包括肝内胆管或近端胆总管局限性狭窄及肝内胆管节段性扩张，且无明显肿物梗阻证据。当扩张的胆管树内出现腔内实质回声时需警惕，有时是由于严重的胆道缺血导致整个胆管上皮脱落。在这种情况下，腔内实质回声多为胆泥或结石、脱落的胆管上皮和腔内出血的混合物表现（图7.5）。

2. 胆漏

尸体肝移植患者胆漏发生率为5%~23%。活体肝移植受者的胆道并发症发生率明显更高，可能的原因有：①劈裂供肝时引起的胆漏；②胆道解剖变异导致切缘处多个胆管开口；③右侧胆管树缺血。总之，根据发生部位不同，胆漏可分为吻合口处、T管周围处、胆管坏死、继发于经皮肝活检（图7.6）。

多数吻合口漏和T管周围漏发生于术后1个月内。吻合口漏可能与外科吻合技术有关，也可能与

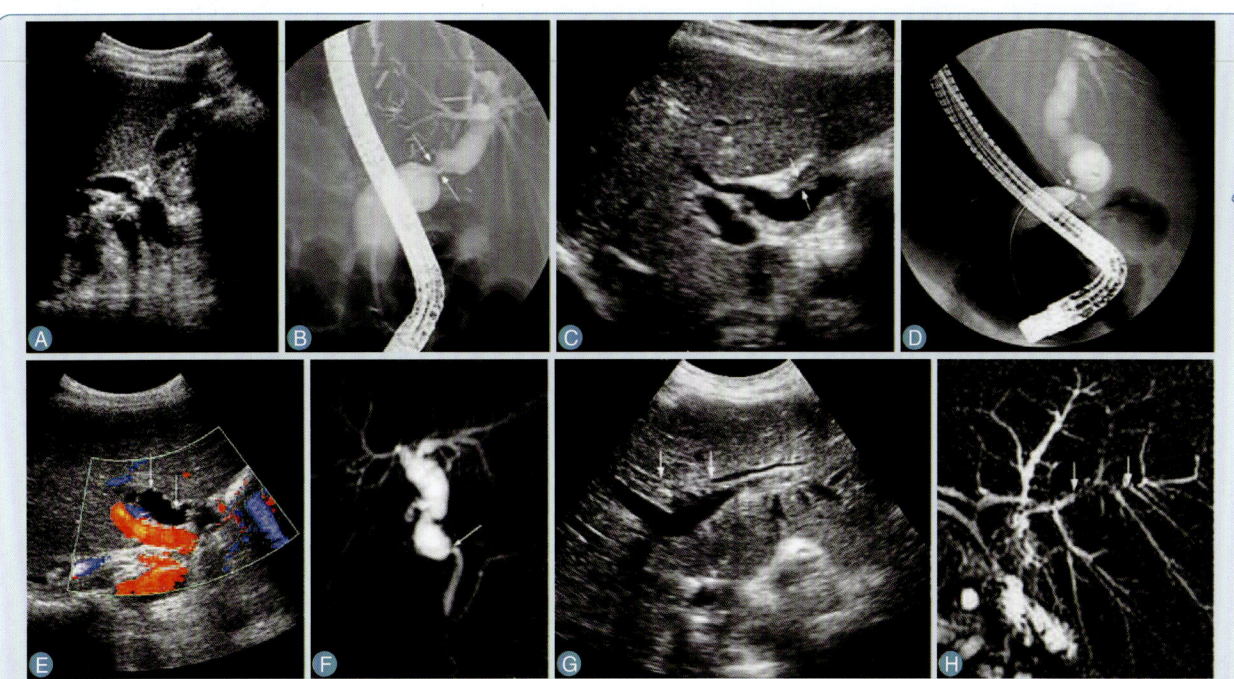

病例1：A、B.灰阶超声和内镜逆行胰胆管造影术，可见胆总管吻合口狭窄（箭头）。病例2：C、D.灰阶超声和内镜逆行胰胆管造影术，可见胆总管壁（箭头）明显增厚，由吻合口狭窄继发的逆行性胆管炎引起。病例3：E.横断面超声显示中央区胆管扩张（箭头）；F.磁共振胰胆管造影显示吻合口狭窄（箭头）。病例4：G、H.横断面超声和磁共振胰胆管造影径向T2WI图像，可见左肝内胆管狭窄（箭头间），继发于肝动脉狭窄引起的缺血。

图7.4　4例胆管狭窄病例

[A and B with permission from Crossin JD, Muradali D, Wilson SR.US of liver transplants: normal and abnormal.Radiographics.2003；23（5）：1093-1114.]

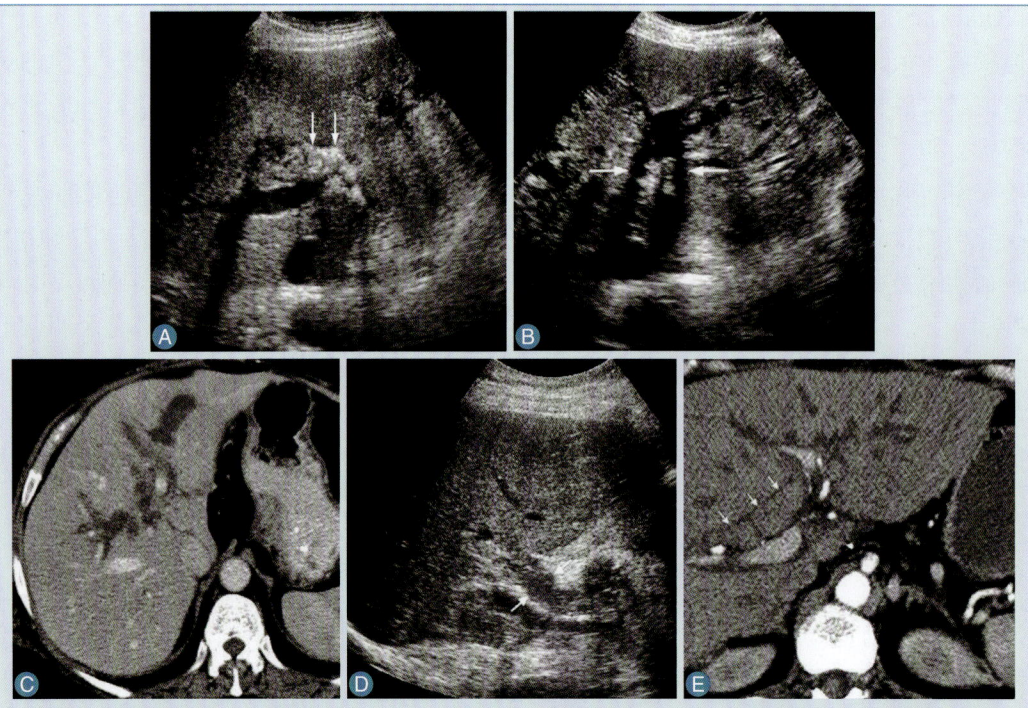

病例1：A、B.肝右叶横断面和肝左叶横断面，可见扩张的肝内胆管（箭头）腔内见继发于内膜脱落的实质回声；C.相应的增强CT显示扩张胆管内的高密度物质。病例2：D.缺血性胆总管（箭头）横断面超声显示继发于出血及内膜脱落的腔内实质回声；E.相应的CT显示管腔内碎片蔓延至中央区肝内胆管（箭头）。

图 7.5　2 例继发于肝动脉血栓的胆道缺血病例

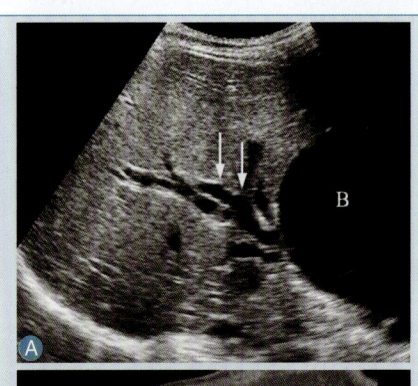

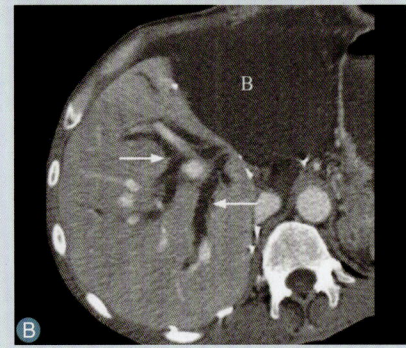

A.横断面超声；B.相应CT。可见亲体肝移植后继发于吻合口漏的切缘旁大胆汁瘤（B）。该胆汁瘤存在占位效应，引起肝内胆管扩张（箭头）。

图 7.6　胆管吻合口漏

肝动脉损伤引起的缺血有关。临床上，吻合口漏与胆汁性腹膜炎或腹腔内脓肿相关，超声检查可表现为门静脉周围大量积液、肝下积液或腹腔积液。T管周围漏与留置T管时的技术失误相关，通常在胆道造影时意外发现。由此产生的胆汁瘤通常很小，该类胆漏患者通常无症状。

胆管坏死导致的胆漏通常发生在术后第1个月后，由严重的肝动脉狭窄或肝动脉血栓所致。临床表现常为进行性肝功能障碍且预后不良，最终需要再次移植。超声表现可为胆管扩张、管壁增厚，可伴周围多发胆汁瘤形成。

胆漏作为经皮肝活检后的胆道损伤也偶有发生。胆汁可由穿刺针道漏入腹腔内。此类胆漏通常可自愈，当伴发远端胆道梗阻时，胆漏可持续存在，并出现临床症状。

3. 复发性硬化性胆管炎

在因硬化性胆管炎行原位肝移植的患者中，复发性硬化性胆管炎的发生率高达20%，其中位无病生存率约为350天。超声表现包括：肝内胆管及胆总管管壁弥漫性增厚、胆总管憩室样外翻（图7.7）。对因终末期原发性硬化性胆管炎行肝移植术的患者，术后出现胆管扩张、管壁增厚且肝动脉频谱正常者，应首先考虑复发。

逆行性胆管炎的超声表现偶有类似。感染性病

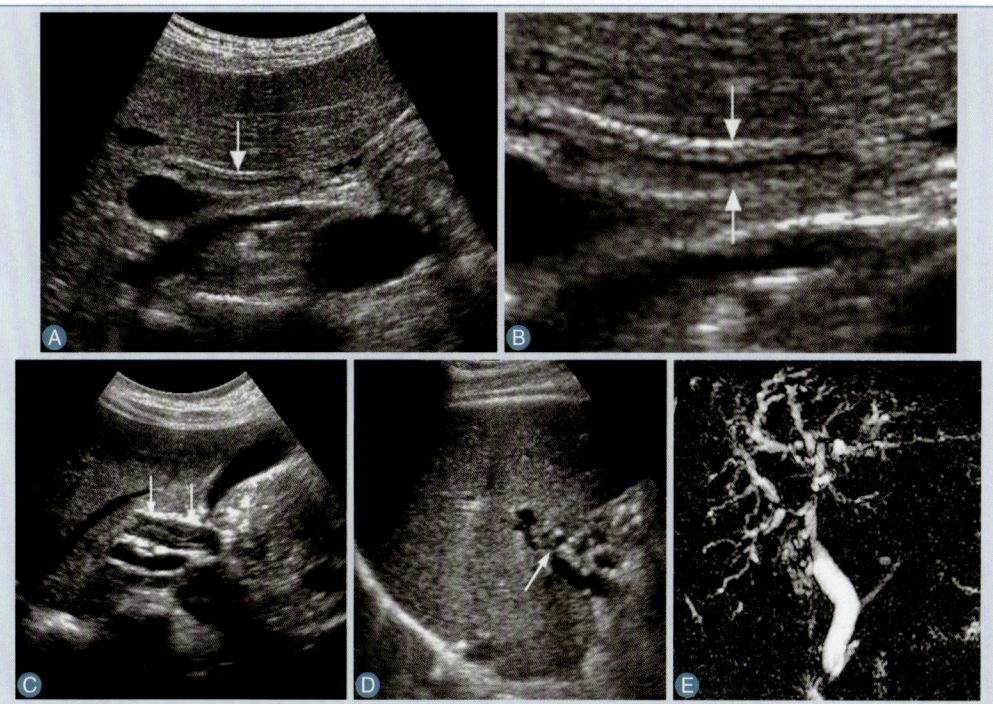

病例1：A、B.不同放大比例下横断面扫查显示肝总管（箭头）管壁增厚及串珠样改变。病例2：C.横断面扫查显示肝总管（箭头）管壁明显增厚。病例3：D.横断面超声显示肝总管中段狭窄（箭头）；E.相应磁共振胰胆管造影图像显示肝内外胆管多发狭窄导致胆管树呈弥漫性串珠样改变。

图7.7　3例复发性硬化性胆管炎病例

[A and B with permission from Crossin JD, Muradali D, Wilson SR.US of liver transplants: normal and abnormal.Radiographics.2003; 23 (5) : 1093-1114.]

因包括肠道菌群及机会性致病菌感染（如巨细胞病毒、隐孢子虫病）。

4. 胆泥及结石

早在术后6天、迟至术后8年内，10%～29%的肝移植患者肝内胆管树内可监测到胆泥。其形成机制尚未明确，但与缺血、感染、排异、机械性梗阻、胆漏、支架或T管置入有关，在肝肠吻合后患者中更为常见。胆泥一旦在供体或受体侧胆管内出现，即可引起胆道梗阻，并可诱发致死性逆行性胆管炎（图7.8）。发现胆泥时应当警惕，提示临床应仔细评估胆总管以排除梗阻性病变或胆漏，评估肝动脉以确保最优动脉供应，并进行详细的临床评估以排除感染。

胆管结石较罕见，可能是由环孢素介导的胆汁成分变化引起胆总管结晶形成，进而导致结石形成。其他原因包括供体残留结石、机械性梗阻可导致胆汁淤积，进而形成结石（如狭窄、T管功能失调、残余胆囊管黏液囊肿形成、冗长的胆总管扭曲折角）（图7.9）。

5. Oddi 括约肌功能障碍

少数行胆管端端吻合术的患者在无胆道狭窄情

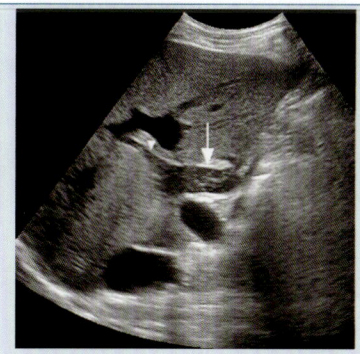

右肋下斜切面超声提示胆总管（箭头）腔内继发于逆行性胆管炎的胆泥形成，伴右肝内胆管扩张（三角箭头）。

图7.8　胆管内胆泥

况下，出现肝功能异常及供受体胆管弥漫性扩张。其原因尚不明确，可能与Vater壶腹的断流或去神经化有关，导致了Oddi括约肌功能障碍。内镜逆行胰胆管造影术引导下的括约肌切开术可对患者胆道树进行减压，使肝功能恢复正常。

（四）动脉并发症

肝移植术中，供应肝脏的肝外动脉血管，如胆道周围动脉，是被阻断的，这导致移植后的肝动脉

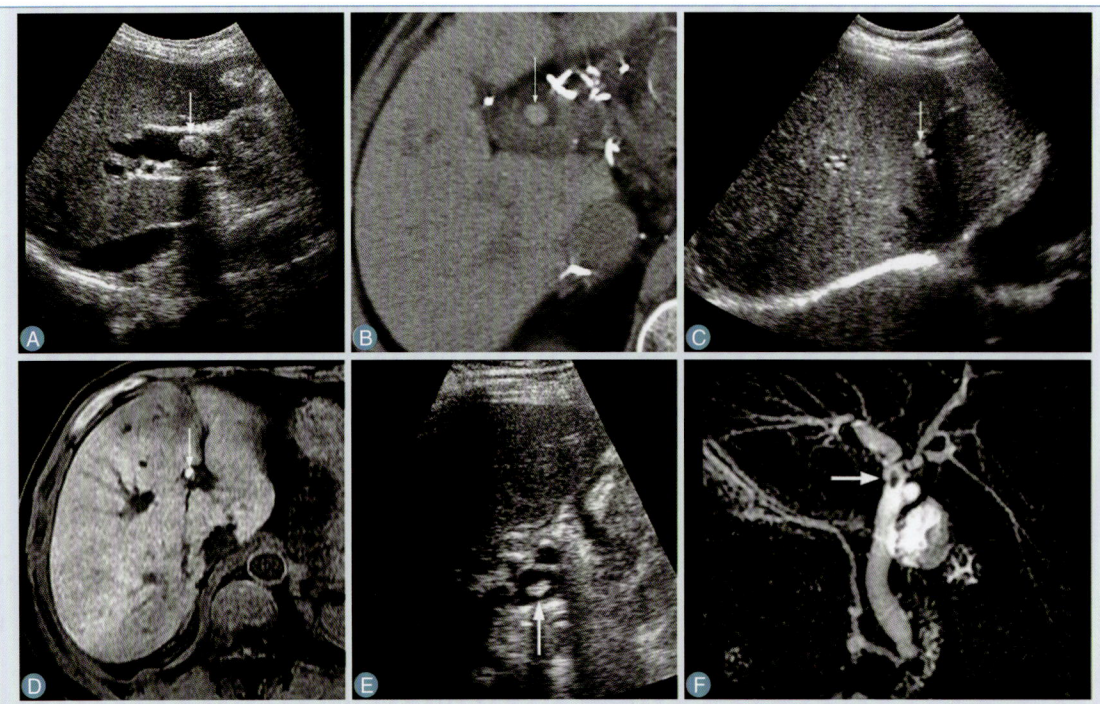

图7.9　胆管结石

A、B.超声和相应非增强CT,可见肝总管（箭头）内存在梗阻性大结石；C.横断面超声提示该复发性原发性硬化性胆管炎患者中存在胆管内强回声灶（箭头）,与结石一致；D.相应的钆对比剂增强磁共振的轴向扰相梯度回波序列T_1WI图像显示管腔内高信号（箭头）,与结石密度一致；E.肝总管水平横断面超声显示胆管内无明显声影的高回声灶,与软结石回声一致；F.相应磁共振T_2WI图像显示边界清晰的管腔内充盈缺损（箭头）,证实近端胆总管内结石存在。

成为肝内胆管上皮唯一的供血动脉。任何因素导致的肝动脉灌注受损都可引起胆道缺血,并可能导致胆道坏死。胆道坏死会直接影响移植肝存活,是再次移植的绝对适应证,但重建肝动脉血流可以逆转单纯胆道缺血（即没有胆道坏死）。因此,在胆道坏死发生之前检出肝动脉功能障碍对于肝移植患者的治疗是至关重要的。

1. 肝动脉血栓

肝动脉血栓是肝移植最严重的血管并发症,发病率为2.5%～6.8%,病死率高达35%。如果此类患者不进行再次移植,病死率可增加至73%。

肝动脉血栓的病理生理机制往往难以确定。危险因素包括患者进行了复杂的血管重建（由肝脏的多支动脉供血或供受体血管细引起）、排斥反应、严重狭窄、供肝冷缺血时间延长及ABO血型不合。

移植后,供体胆管的动脉血供完全依赖于移植的肝动脉,尤其是右肝动脉。因此,肝动脉血栓临床表现为迟发性胆漏、暴发性肝衰竭或反复发作的脓毒血症,其中反复发作的脓毒血症被认为是继发于梗死组织内形成的肝脓肿。然而,临床表现、影像学检查及患者的转归与肝动脉血栓形成时间有关。发生在移植后1个月内的肝动脉血栓属于早期肝动脉血栓,通常可引起胆道坏死、菌血症、急性暴发性肝衰竭,并有较高的发病率。灰阶超声可显示肝门处的肝动脉；然而,彩色和频谱多普勒超声在肝门或肝实质中检测不到动脉血流信号。

移植1个月后发生的肝动脉血栓定义为晚期肝动脉血栓,通常伴随较轻的临床病程。患者可保持数月至数年的无症状状态,或者表现为隐匿的病程,最终发展为胆道并发症、反复发热或菌血症。有学者认为,早在术后2周内形成的侧支动脉血管是移植肝可以存活的原因。虽然移植肝的所有血管连接均被切断会阻碍侧支循环的形成,但大网膜和肠系膜具备血管生成潜能,可以形成动脉侧支血管。超声可在肝实质内检测到小慢波（阻力指数<0.5;加速时间>100毫秒）。当肝门位置检测不到动脉血流,但门静脉周围存在动脉侧支时,肝内也可能检测到小慢波。因此,肝实质内检测到动脉小慢波血流不能排除肝动脉血栓的存在,有必要仔细检查肝实质内的动脉血流波形（图7.10）。

偶尔在严重的肝水肿、系统性低血压及肝动脉重度狭窄时会出现肝动脉血栓的假阳性诊断。因腹腔或肠内气体过多而导致肝门部超声显示欠佳的情况下，肝动脉内检测不到血流，此时需要谨慎扫查，并在CT血管造影（computed tomography angiography，CTA）上予以证实。

2. 肝动脉狭窄

据报道，肝移植患者肝动脉狭窄发生率高达11%，且大多数发生在手术吻合口或其邻近几厘米的范围内。狭窄发生的危险因素包括手术技术失误、钳夹伤、排斥反应和缺血再灌注引起的内膜损伤。临床上，患者表现为胆道缺血和（或）肝功能异常。

多普勒超声可以提供肝动脉狭窄的直接和间接证据，直接证据包括识别和定位血管内具有血流动力学意义的显著狭窄部位。应首先用彩色多普勒超声扫查肝门以检测肝动脉内彩色混叠的区域，这提示狭窄段产生的高速湍流。如果狭窄具有血流动力学意义，频谱可显示收缩期峰值流速超过2~3 m/s，伴有远端相应的湍流。肝动脉狭窄的间接证据包括

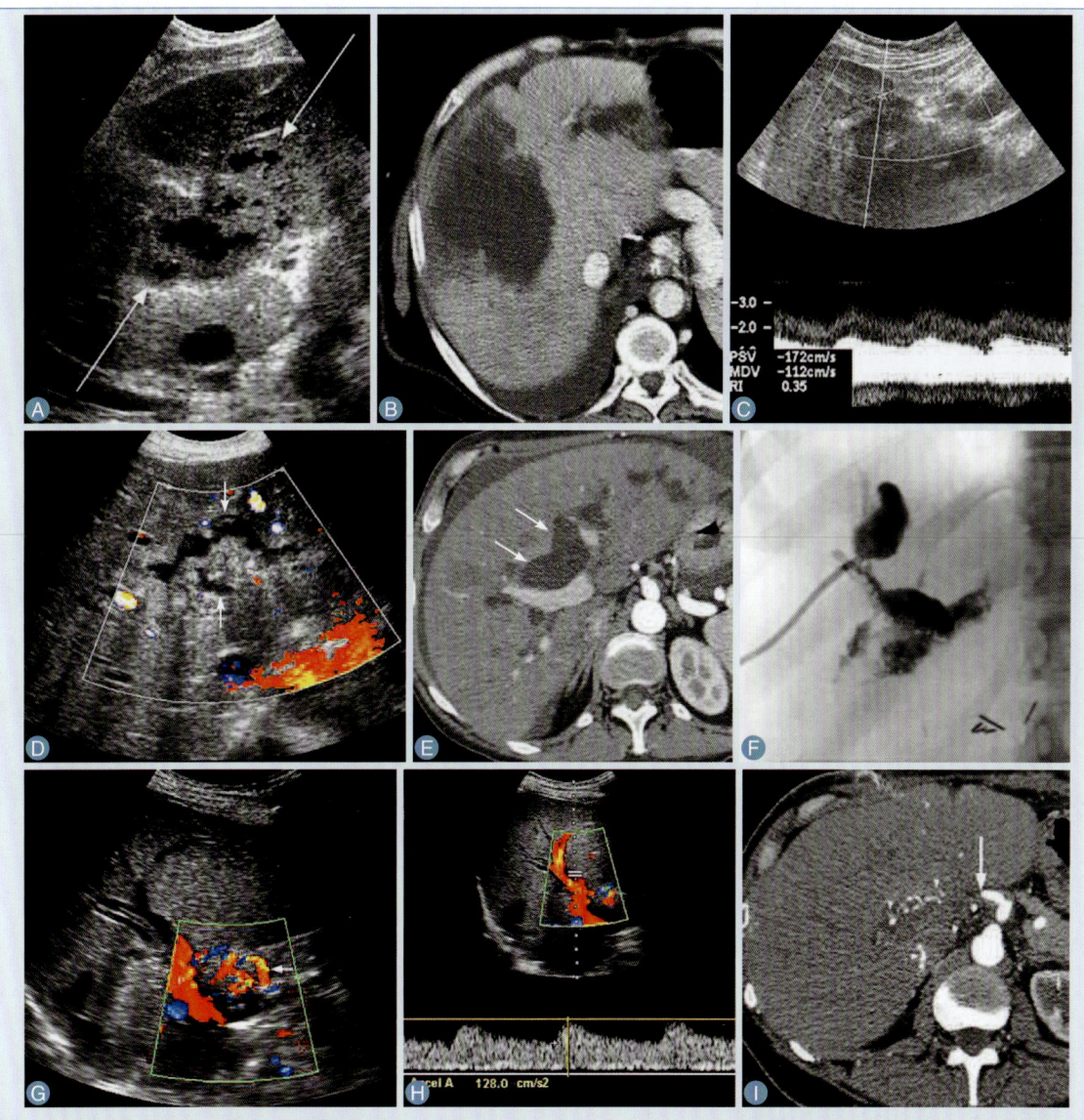

病例1：A.横断面超声显示肝右叶梗死，表现为囊实性区（箭头），继发于肝动脉血栓形成；B.相应的CT扫描显示低密度楔形区为梗死灶；C.频谱多普勒未检测到肝动脉主干的血流，肝内小慢波提示近心侧肝动脉存在异常——在本例中为肝动脉血栓形成，肝组织由侧支动脉供血。病例2：D.横断面超声显示胆管（箭头）明显扩张，管腔内可见继发脱落的黏膜和积血的回声团；E.相应的CT扫描显示肝内胆管重度扩张（箭头），胆道坏死在CT上表现不典型；F.经皮胆管造影显示肝内胆管造影剂充盈欠佳，伴有多处充盈缺损，充盈缺损为脱落的胆管粘膜。病例3：G.横断面超声显示肝门有多条侧支血管（箭头）；H.肝内的频谱多普勒超声显示小慢波；I.CTA显示急性血栓形成引起的肝动脉闭塞（箭头），可见多条动脉侧支血管（三角箭头），与图G相符合。

图7.10 肝动脉：3例血栓形成的患者

肝动脉内任何位置的小慢波（阻力指数<0.5；加速时间>100毫秒）。这个波形提示近心端侧存在狭窄区域。在临床实践中，狭窄的间接证据比狭窄本身更常见（图7.11，图7.12）。

肝实质内的小慢波提示肝脏动脉灌注受损引起的肝内动脉床改变。虽然小慢波多见于肝动脉狭窄患者，但也可由肝动脉血栓形成侧支血管引起，或更少见地由严重的主动脉、髂动脉粥样硬化引起。因此，如果无法看到并仔细检查肝动脉主干，仅凭肝实质内的小慢波无法区分肝动脉狭窄和肝动脉血栓。

轻度肝动脉狭窄也可无频谱多普勒异常，但如果临床上高度怀疑肝动脉狭窄，那么即使正常的多普勒超声结果，也不应该排除需采用进一步的其他横断面扫查技术，尽管这些患者中可能仅检测出轻度肝动脉狭窄。

小慢波的检出需要进一步的评估以排除假阳性诊断，特别是在术后早期（术后48小时内），这可能是由术后水肿引起。在一项研究中，大约30%的假阳性小慢波是特发性的且不与任何致病因素相关。

3. 肝动脉阻力指数升高

在术后早期，正常的肝动脉可在多普勒扫查时表现为高阻力的动脉血流（阻力指数>0.8）或完全缺乏舒张期的血流（阻力指数=1.0），这些异常表现通常在几天内恢复正常。造成这种波形的原因尚不确定，但可能与供体年龄较大或移植物冷缺血时间延长有关。与端-端吻合相比，肾动脉水平以下的腹主动脉-肝动脉搭桥后的正常移植物中阻力指数也可能升高。因此，多普勒超声评估肝动脉阻力指数升高常常没有临床意义，也不应被认为是肝动脉异常的征象。

4. 肝动脉假性动脉瘤

肝动脉假性动脉瘤不是移植常见的并发症（1%），最常发生在血管吻合处或继发于既往的血管成形术。肝内假性动脉瘤是较为罕见的，通常位于靠近肝包膜的肝实质，且与经皮穿刺活检、感染或胆道手术相关。肝内动脉瘤通常无症状，但动脉瘤破裂时可危及生命，在真菌性假性动脉瘤中，动

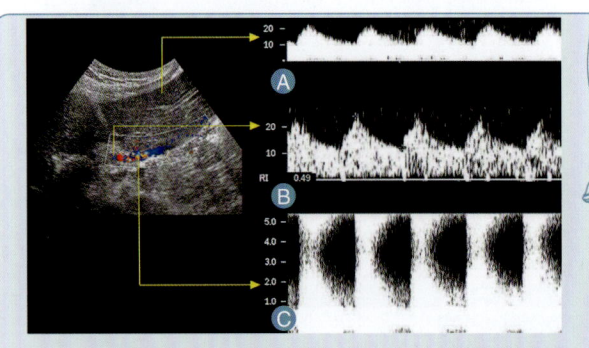

A、B.肝内频谱波形及肝门部肝动脉波形，可见延长的加速度时间和低阻力的小慢波，表明有近心侧管腔的问题；C.吻合口处的频谱波形显示超过400 cm/s的高速血流，相应的彩色多普勒显示狭窄处红色和蓝色之间呈蓝绿色和黄色混迭，伴有湍流。

图7.11 肝动脉狭窄：多普勒特征

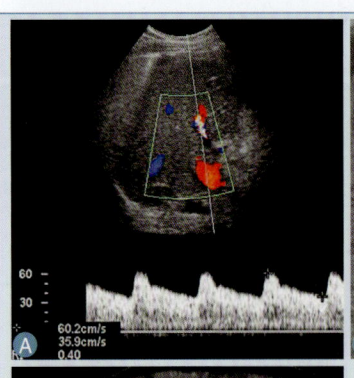
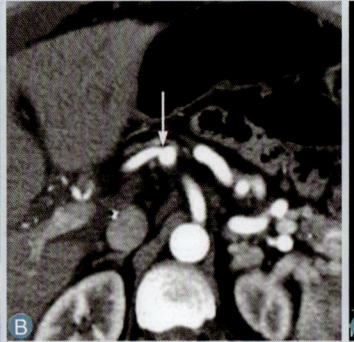
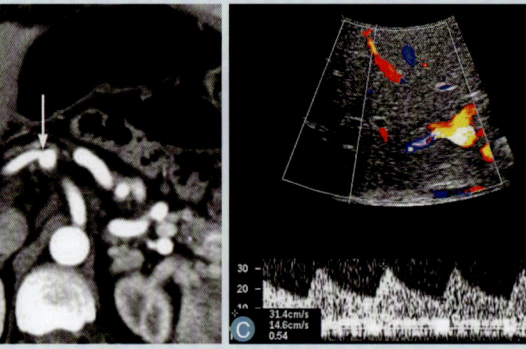
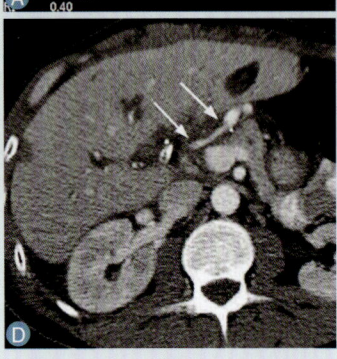

病例1：A.肝实质内频谱多普勒超声显示低阻力波形（阻力指数=0.4）；B.相应的增强CTA显示近心侧肝动脉轻微狭窄（箭头）。病例2：C.肝实质内频谱多普勒显示小慢波，即伴有120毫秒的延迟加速度时间的低阻力波；D.相应的CTA显示长段的肝动脉狭窄（两个箭头之间）。

图7.12 2例肝动脉狭窄的患者

脉瘤与胆道或门静脉之间可形成瘘管。肝外假性动脉瘤发生在供受体动脉吻合处，可能由感染或手术失败引起。

肝动脉假性动脉瘤的灰阶超声显示为典型的沿肝动脉走行的低回声结构（有时类似囊肿），彩色多普勒超声显示其内明显的涡流和紊乱的频谱波形（图7.13）。假性动脉瘤的治疗方式取决于其位置，肝外假性动脉瘤可以通过手术、经导管栓塞或植入支架治疗，而肝内假性动脉瘤则通常采用血管内弹簧圈栓塞治疗。

5. 腹腔干狭窄

腹腔干狭窄可能是由于动脉粥样硬化性疾病或膈正中弓状韧带卡压引起的。如果狭窄严重，可导致移植物的动脉血流减少。患者在移植前通常无症状，原因可能是丰富的侧支血管丛，最常见的是通过胰十二指肠动脉弓供血。移植后，患者可能出现症状，有证据表明，新移植的肝脏对腹腔动脉的血供需求更高，并导致胆道缺血和肝功能异常。

腹腔干狭窄的肝移植患者肝动脉多普勒超声可以是正常，也可以显示小慢波或者血管狭窄位置的高速喷射血流。患者可行正中弓状韧带松解术，或对于有动脉粥样硬化疾病的患者行腹主动脉-肝动脉搭桥术（图7.14）。

（五）门静脉并发症

门静脉并发症并不常见，包括门静脉狭窄与门静脉血栓，据报道发病率在1%～13%。其危险因素包括手术操作失误、门静脉供受体段对位不良、门静脉过长、高凝状态及既往门静脉手术。门静脉以外的因素也可能导致门静脉并发症，如下腔静脉肝上段的狭窄导致其下游阻力增加或门静脉血流的减少。临床表现包括肝功能衰竭和门脉高压的征象（静脉曲张引起的上消化道出血或大量腹水）。

灰阶超声可显示门静脉狭窄的管腔狭窄处，通常在门静脉吻合口处。频谱多普勒显示狭窄处出现局部的彩色混叠，可探及高速湍流，血流速度达狭窄近端的3～4倍（图7.15）。Chong等人报道当门静脉吻合口速度大于125 cm/s，或吻合口速度达到吻合口近端速度3倍时，诊断门静脉狭窄的特异性高达95%。

真正的门静脉狭窄需与门静脉的假性狭窄区分开来。假性狭窄是指门静脉受体段管径明显大于供体

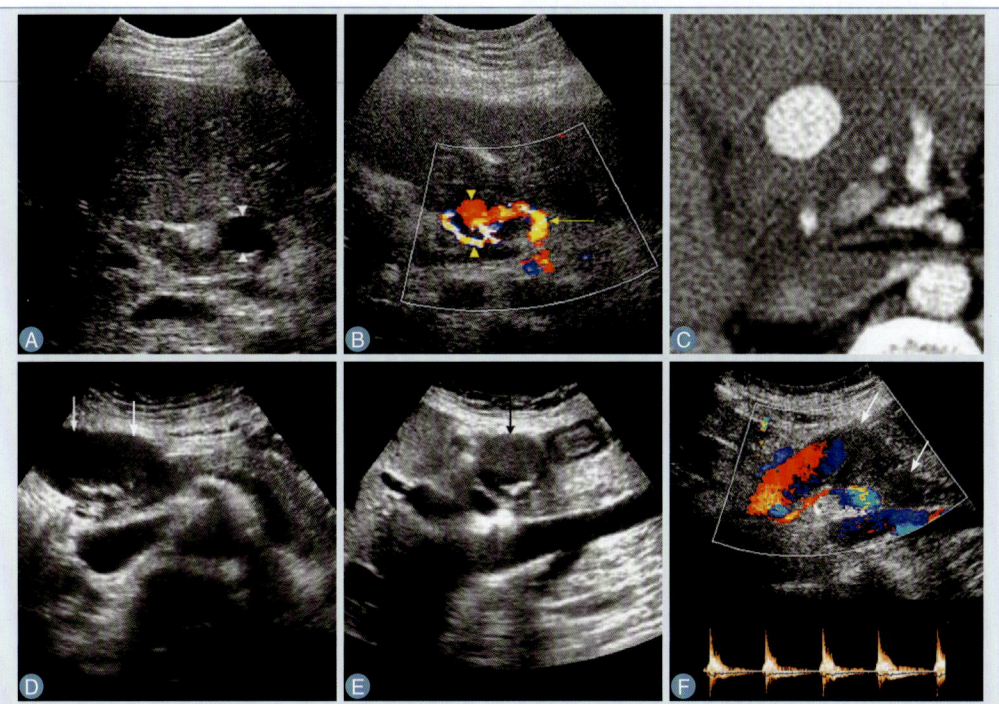

病例1：A.灰阶超声显示近肝门处一小囊性灶（三角箭头）；B.彩色多普勒证实假性动脉瘤里的血管（三角箭头）起源于肝动脉（箭头）；C.相应的增强CT证实假性动脉瘤发生于肝动脉吻合口处。病例2：D、E.横断面和矢状面可见位于体中线位置的椭圆形肿块（箭头）；F.彩色和频谱多普勒发现团块内有部分不规则血流，代表部分血栓形成的假性动脉瘤（箭头）

图7.13　两例肝内假性动脉瘤的患者

[A~C with permission from Crossin JD, Muradali D, Wilson SR.US of liver transplants: normal and abnormal.Radiographics.2003；23（5）：1093-1114.]

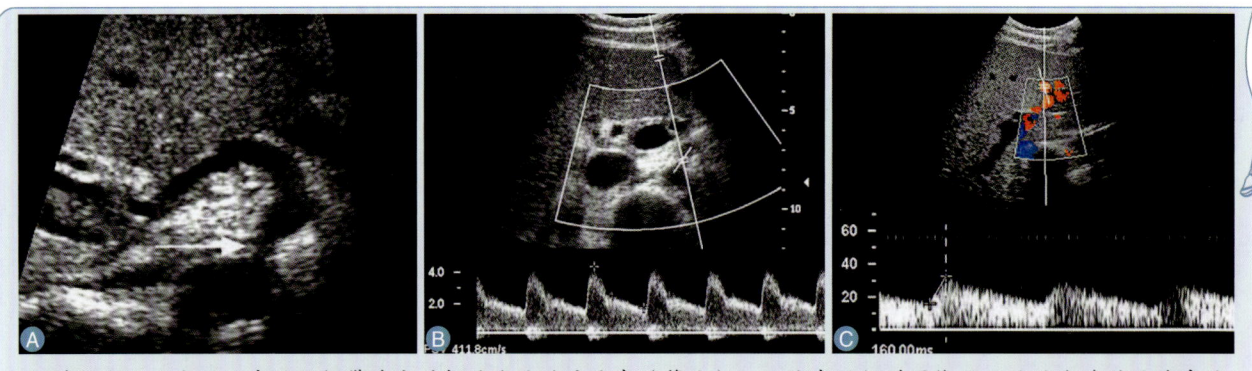

A.横断面显示由膈正中弓状韧带冲击引起的腹腔动脉狭窄（箭头）；B.狭窄区频谱图像显示收缩期峰值流速高达412 cm/s；C.肝左叶肝动脉分支的频谱图像显示低阻力的小慢波，手术结扎膈正中弓状韧带后，频谱波形恢复正常。

图7.14　腹腔动脉狭窄：由膈正中弓状韧带卡压引起

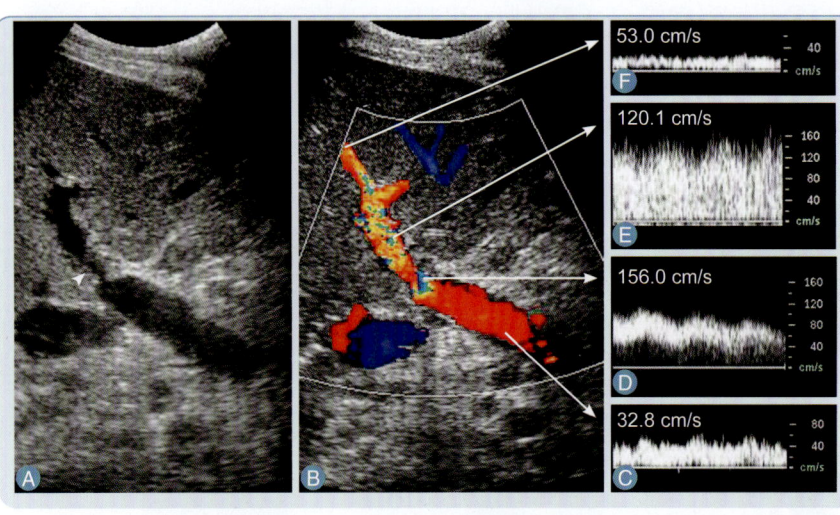

A.灰阶超声显示门静脉主干吻合口处管腔变窄（三角箭头）；B.彩色多普勒血流显示因高速湍流引起的狭窄区域的彩色混迭；C.频谱多普勒显示狭窄近端血流速度为32.8 cm/s；D.狭窄处的速度升高至156 cm/s；E.狭窄远端的高速湍流，速度为120.1 cm/s；F.湍流的远端，速度为53 cm/s，这代表了整个吻合口的速度梯度增加了3倍，表明狭窄具有血流动力学意义。

图7.15　门静脉狭窄：吻合口狭窄

段管径，但吻合口两端的血流速度并未出现梯度差。

门静脉血栓表现为门静脉管腔内出现的实性回声（图7.16，图7.17）。急性期的门静脉血栓可以是无回声的，导致灰阶超声难以检测到血栓，因此采用彩色多普勒超声对整个门静脉系统进行仔细的评估是必要的。与非移植肝脏中的门静脉血栓一样，肝移植术后的门静脉血栓可能会缩小并最终管腔再通，管腔再通表现为血栓内出现多个静脉通道。门静脉血栓或狭窄的治疗方法包括：取栓、门静脉节段性切除、经皮溶栓、支架置入和球囊血管成形术。

（六）下腔静脉并发症

下腔静脉狭窄是肝移植的一种罕见的并发症，可发生在肝上或肝下吻合处。下腔静脉狭窄在儿童受者和再次移植患者中更常见。下腔静脉狭窄的原因包括吻合口管径差异、下腔静脉扭转、纤维化或内膜增生。在灰阶超声上，下腔静脉的吻合口可能显示管腔明显狭窄，并伴有局部区域的彩色多普勒混迭。在频谱分析中，狭窄段的速度是狭窄近端的3~4倍。肝静脉可表现为血流反向或频谱失去正常的相位，呈单相波（图7.18，图7.19）。

据报道，不到3%的受者出现下腔静脉血栓，其原因包括手术技术难度高、高凝状态或相邻积液压迫。灰阶超声显示下腔静脉内的血栓回声可能延伸至肝静脉。在复发性肝细胞肝癌的病例中，癌栓可自肝静脉延伸到下腔静脉（图7.20）。

肝静脉狭窄

肝静脉狭窄在原位肝移植中发病率为1%，在活体肝移植中发病率为2%~5%，发病率的差异主要是与不同的手术技术相关。在原位肝移植中，供体下腔静脉和受体下腔静脉进行吻合，而不接触肝静脉。然而，在活体肝移植中，供体肝静脉与受体肝静脉残端或受体的下腔静脉吻合，这导致肝静脉被严格地固定在一个位置上，这样移植肝的任何移动都会导致肝静脉的弯曲和狭窄。此外，活体移植肝术后的进行性生长可能导致肝静脉的拉伸或扭曲，进一步导致肝静脉出口的狭窄。

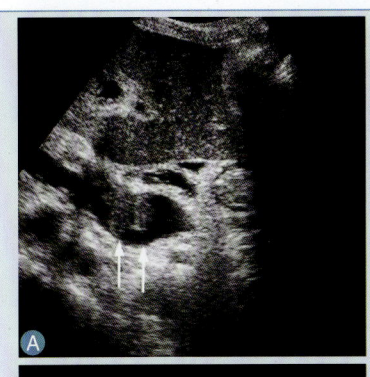
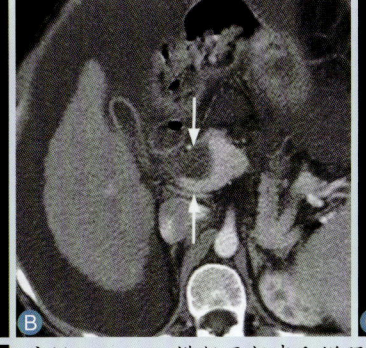
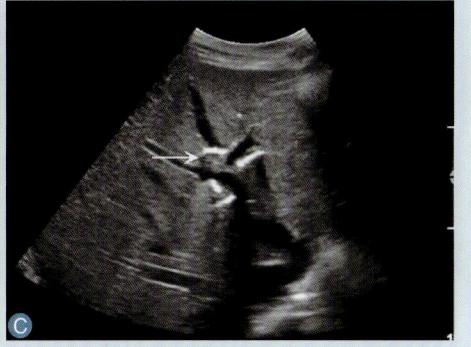
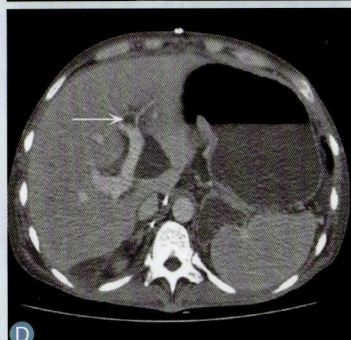

病例1：A、B.横断面超声和增强CT，可见门静脉主干有不完全阻塞性血栓（箭头）。病例2：C、D.横断面超声和增强CT，可见门静脉左支矢状部不完全阻塞性血栓（箭头）。

图7.16　门静脉：2例患者的血栓

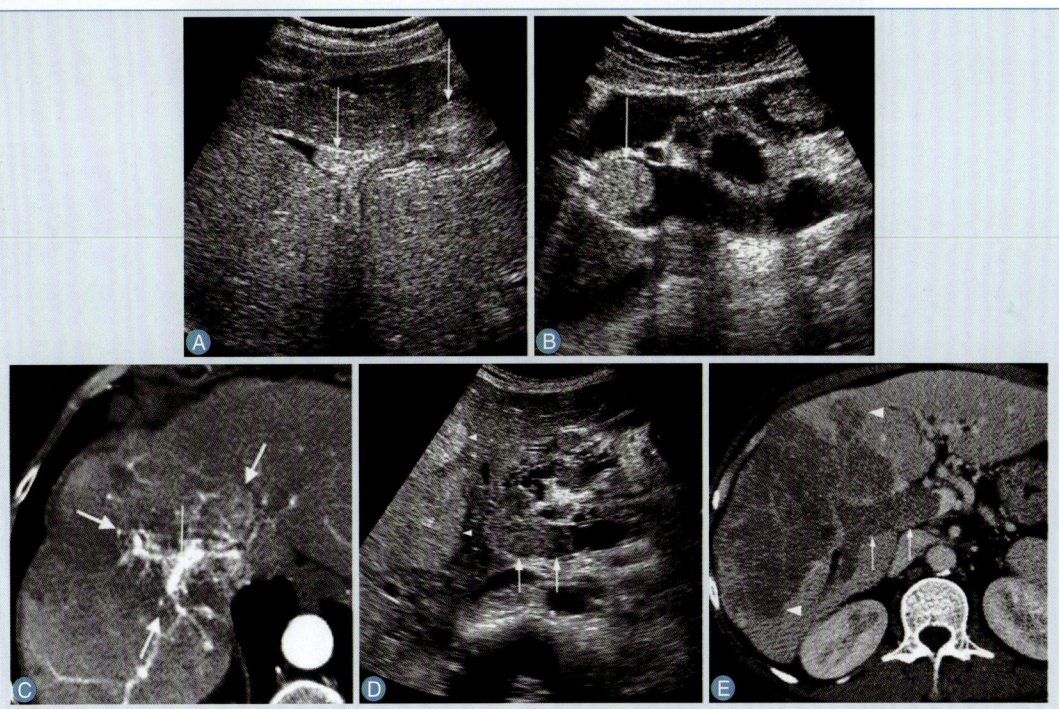

病例1：A.门静脉右支癌栓（箭头）的横断面；B.延伸至门静脉主干（箭头）；C.肝脏三期CT显示复发性肝细胞肝癌（箭头）导致的门静脉癌栓。病例2：D.横断面超声显示门静脉主干内有癌栓（箭头），背景肝脏回声极其异常，出现一个巨大的肿块回声（三角箭头）；E.三期CT的门脉期证实复发性肝细胞肝癌（三角箭头）伴有门静脉主干扩张及其内部强化的癌栓（箭头）。

图7.17　门静脉：2例患者的癌栓

[A and B with permission from Crossin JD, Muradali D, Wilson SR.US of liver transplants：normal and abnormal.Radiographics.2003；23（5）：1093-1114.]

临床上，肝静脉狭窄表现为肝充血、肝肿大、腹水和（或）胸腔积液。术后早期出现肝静脉阻塞是一种外科急症，如果发生了实质性的肝坏死，通常需要再次手术来进行矫正或行再次肝移植。迟发性肝静脉梗阻可能与更隐匿的肝功能恶化有关。这些患者可能更适合接受肝静脉支架置入或球囊扩张成形术,因为吻合口的纤维化会导致手术矫正肝静脉狭窄的难度增加。

肝静脉狭窄的直接征象包括灰阶超声显示局部管腔的缩窄,彩色多普勒超声血流及频谱显示为高速湍流(图7.21)。持续性的单相频谱波形提示可能存在肝静脉狭窄,但不能诊断肝静脉狭窄;因单

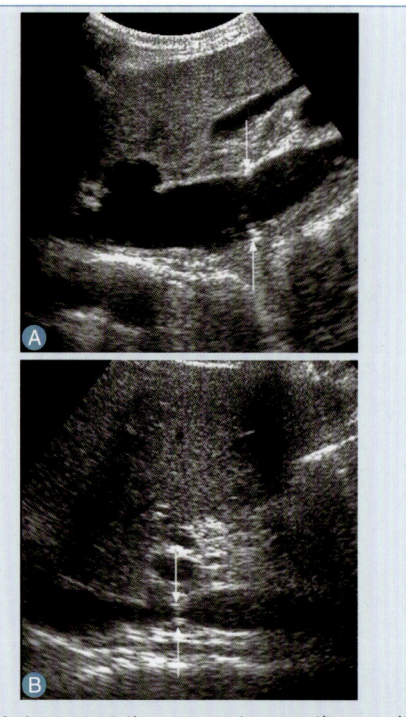

下腔静脉矢状面图像。A.吻合口处管径正常(箭头);B.吻合口处管径狭窄(箭头)。

图7.18 下腔静脉肝下吻合口:正常和异常的2例患者

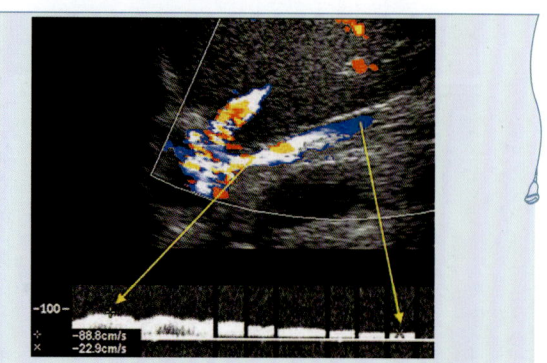

下腔静脉狭窄段的矢状面彩色多普勒超声显示由于下腔静脉和肝静脉产生的高速湍流导致的彩色混迭。频谱多普勒显示,在狭窄区域(左箭头)的速度较狭窄前段增加了3倍。

图7.19 下腔静脉肝上吻合口狭窄

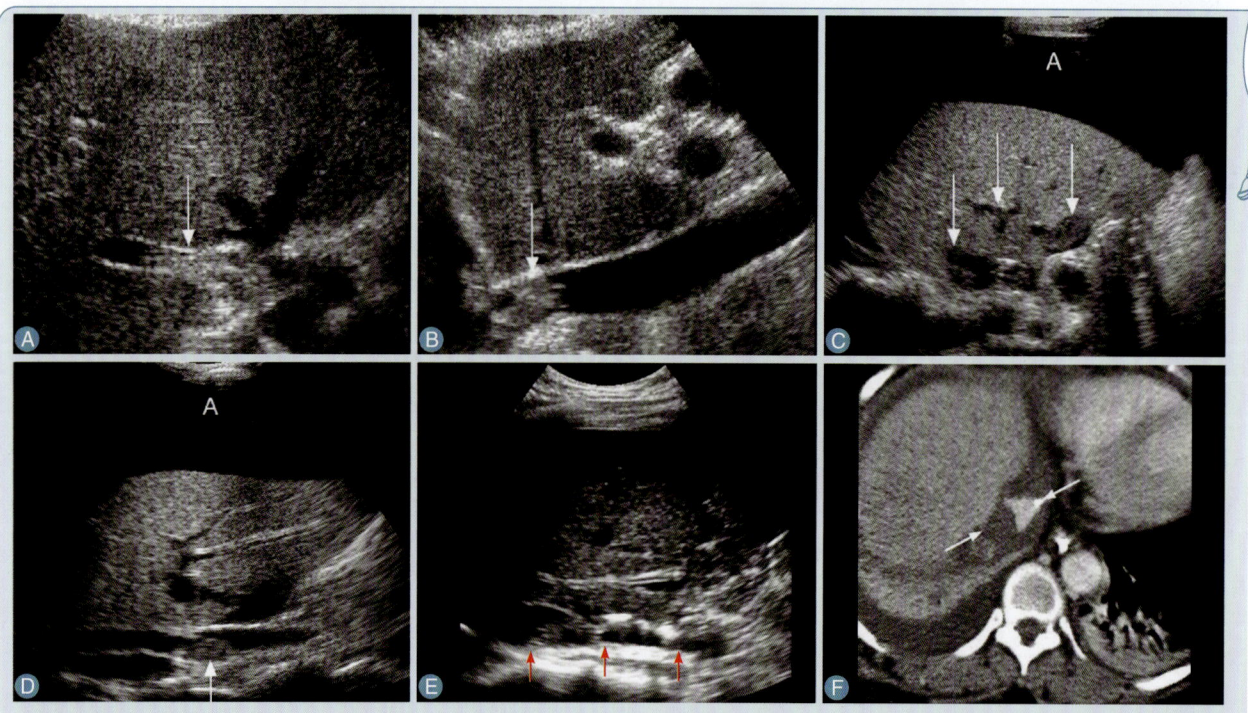

病例1:A、B.横断面超声和矢状面超声,可见移植后复发性肝细胞肝癌患者的下腔静脉和肝静脉癌栓(箭头)。病例2:C、D.肝静脉横断面超声和下腔静脉的矢状面超声,均可见血栓(箭头)。病例3:E、F.矢状面图像和增强CT,可见下腔静脉中血栓(箭头)。A:腹水。

图7.20 3例患者的下腔静脉栓子形成

[A and B with permission from Crossin JD, Muradali D, Wilson SR.US of liver transplants:normal and abnormal.Radiographics.2003;23(5):1093-1114.]

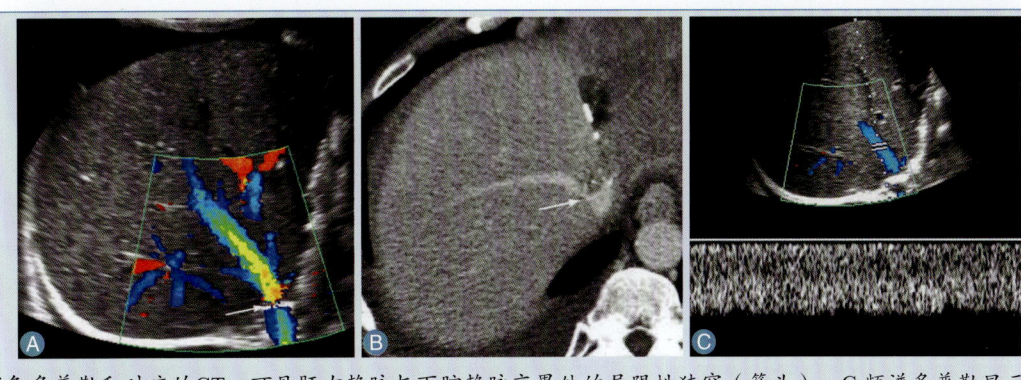

A、B.彩色多普勒和对应的CT，可见肝右静脉与下腔静脉交界处的局限性狭窄（箭头）；C.频谱多普勒显示肝右静脉呈单相波。

图7.21　肝静脉狭窄

相波形也可能存在于正常的、无阻塞的肝静脉中。然而，如果频谱多普勒显示三相或双相波形的存在，则提示排除了肝静脉狭窄。

（七）肝周积液

肝移植术后经常可以观察到肝周积液和腹水。术后早期可观察到少量游离液体或右侧胸膜腔积液，但通常可在几周内吸收。肝周积液和血肿一般位于血管吻合（肝门部及下腔静脉附近）、胆道吻合的区域、小网膜囊、肝周及肝下间隙。由于肝脏周围的腹膜反折在移植术时已被缝扎，因此液体可能积聚于肝脏裸区的周围，这是肝脏术前不会出现液体聚集的位置（图7.22）。

超声在检测积液方面具有高度的敏感性，但由于胆汁、血液、脓液和淋巴液具有相似的图像表现，因此在病因诊断方面缺乏特异性。积液内部的回声表现可提示是出血还是感染。在腹膜的癌性病变中也可观察到癌结节及癌性腹水，尽管这在肝移植受体人群中较少出现。

肾上腺出血

右侧肾上腺出血可在术后即刻被观察到，其原因：①切除下腔静脉的一部分时，因结扎右侧肾上腺静脉而导致静脉瘀血；②由于患者术前已经存在的肝病所导致的凝血障碍。在超声图像中，肾上腺出血可表现为低回声区或右侧肾上腺区域的积液（图7.23）。

（八）肝内积液

术后的无菌性积液常沿肝脏的镰状韧带和静脉韧带分布，通常表现为韧带回声周围的液性无回声区（图7.24）。胆汁瘤可表现为低回声或复杂性囊肿。肝实质内血肿可能是肝移植术中活检或经皮穿刺活检所致，也可能是供体受到创伤（如机动车车祸）导致的后遗症。

脓肿与梗死

肝移植术后早期鉴别肝脓肿与肝梗死可能是困难的。在初期，肝脓肿和梗死都可表现为稍低回声区，同时伴有肝脏实质回声的局部增粗。梗死可逐渐形成无血管的圆形或楔形病变，最终形成与液化和坏死相关的中心低回声区域。肝脏局灶性梗死的诊断应该同时具有肝动脉损伤的多普勒超声诊断依据。

与肝梗死类似，肝脓肿的超声表现也因其成熟度不同而有所不同。肝移植术后成熟脓肿的典型表现为复杂的囊性结构，囊壁厚且不规则，内部有细密光点的液性暗区，伴或不伴有分隔。

梗死和脓肿都可含有气体，可见点状强回声、伴或不伴后方声影（图7.25）。肝实质脓腔内的气体，偶尔会与良性的胆道积气相混淆，或可能被误诊为肝外的胃肠道气体。排除这些错误诊断后，对于具有脓肿或梗死风险的患者，肝内回声改变需要高度警惕。

（九）肝内实性肿块

移植肝内孤立性肿块的鉴别诊断与非移植肝相似。一些良性病变如血管瘤和囊肿，在移植肝中相对常见，其超声表现与非移植肝的表现相同。然而，移植肝特有的几种病理改变在灰阶超声中也可表现为实性或复杂性肿块，包括梗死（图7.26）、脓肿、血肿、复发性或转移性肝癌、移植后淋巴细胞增生性疾病（post transplant lymphoproliferative disorder，PTLD）。

复发性肝细胞肝癌是一种严重的并发症，对于那些术前已有终末期肝硬化伴已知的或隐匿的肝肿

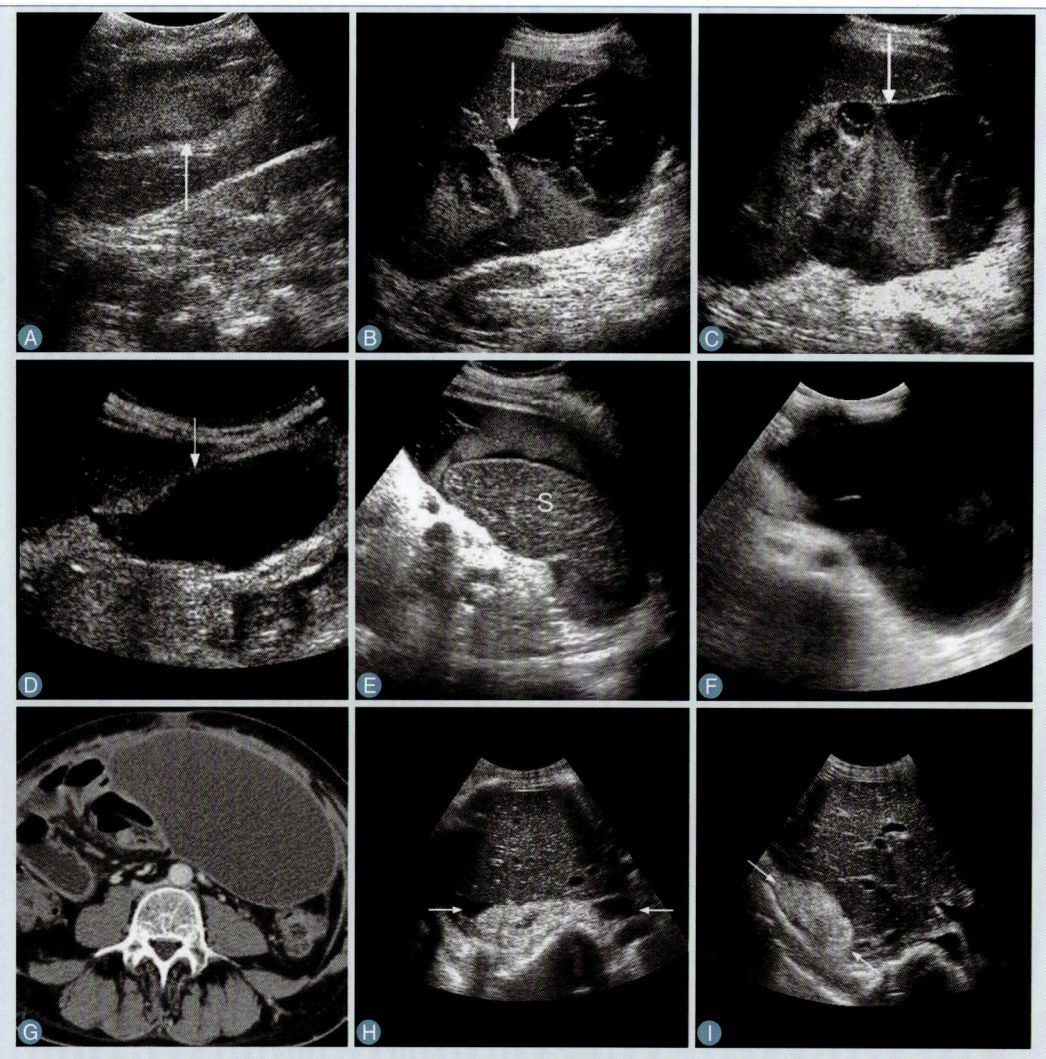

A~D.活体肝移植肝右叶切缘的血肿：横断面（图A）显示急性血肿表现为不均匀性实性高回声区，血肿在3周后出现液化（图B，图C），其内为条索状回声及碎屑样液性回声，2个月后血肿进一步液化为较小的无回声区（图D），箭头为血肿与肝脏的分界。E.矢状面图像显示脾脏（S）周围见腹腔积血，有液-液平面和内部条索状回声。F、G.胆肠吻合术后的吻合口漏：横断面及对应的CT图像显示左下腹大量积液。H、I.继发于吻合口漏的胆汁瘤：矢状面及横断面显示膈下的复杂性高回声区（箭头）。

图 7.22　肝外积液

瘤病史患者，在肝移植术后可潜在地发生肿瘤。肺脏是肝细胞肝癌复发最常见的部位，可能是由于移植术前或术中肿瘤细胞经肝静脉转移所致。第二常见发生的部位是移植肝内，再次为局部或远处淋巴结转移。早期发现移植肝中复发的肝肿瘤，有利于肿块早期切除、消融或化疗至关重要（图7.27）。在一般人群中，肝移植受体可在肝内发生任何类型的原发性或继发性肿瘤。

二、肾移植

对于许多需要透析的严重慢性肾功能衰竭患者来说，肾移植是首选治疗方法。移植的禁忌证仅限于不适合全身麻醉或手术、存在既往感染或恶性肿瘤及存在复发性风险的肾病（如活动性血管炎或草酸中毒）。移植前，必须获得与受体人类淋巴细胞抗原（human lymphocyte antigen，HLA）适配的供体。

随着肾功能衰竭患者数量的持续增加，适配供肾的短缺成为限制肾移植的主要因素。移植器官短缺致使捐赠的活体肾移植数量不断增加。捐赠者多数为受赠者的家庭成员或亲朋好友。接受尸肾移植的患者平均预期寿命为7~10年，而接受活体移植肾的患者预期寿命为15~20年。

无论是尸体肾还是活体肾移植，成功移植且功能正常地患者，预后远远好于顽固慢性肾功能衰竭患者，因此有针对性地提供多种医疗服务及资源，以确保患者最大程度的获益。超声是监测肾移植最有价值的无创成像方式。

（一）外科手术技术

详细的移植肾超声检查需要了解大多数医疗机构所使用的手术方式及术后的解剖学关系。根据患者的既往手术史和外科医师的偏好，选择右下腹或左下腹切口。通常，选择右下腹切口是因为右侧髂静脉在盆腔中走形更浅表和水平，有利于建立血管吻合。

动脉吻合术的方式取决于移植肾来自尸体还是活体，以及供体肾动脉的数量和大小。在尸肾移植时，供体动脉和部分主动脉Carrel瓣（Carrel patch）端与受体髂外动脉端侧吻合。在活体肾移植时，供体肾动脉与受体髂内动脉（端端）或与髂外动脉（端侧）吻合。多条大小相似的供体动脉可先行侧侧吻合，形成一个共同的开口，或者多支动脉可作为一个Carrel瓣吻合，或分别与髂外动脉吻合。

供体肾静脉通常与髂外静脉行端侧吻合。在有多支肾静脉的情况下，通常结扎较小的静脉，仅留一条供体静脉。

输尿管通常通过膀胱造口术与膀胱的外上侧壁吻合。膀胱造口术有多种方式，但基本的过程包括将输尿管穿过膀胱壁，以防止尿液回流到移植肾。对于曾多次行集合系统手术和接受过复杂手术的患者，可使用受体的输尿管连接膀胱（图7.28）。

由于供体器官的长期短缺，年轻供体（＜5岁）的成对尸肾可整体移植，以提供类似于单个成年人尸肾的功能。在取供体肾时，双肾可作为一个整体切除，并同时保留了输尿管、主要的肾动静脉，以及部分肾上和肾下（肾脏水平上下）腹主动脉节段和部分下腔静脉。供体主动脉和下腔静脉的头侧与受体肾动脉和静脉的起点处平行缝合，尾侧与受体的髂外动脉和静脉端侧吻合。供体输尿管通过个体化的或常见的输尿管膀胱再造口术植入膀胱。这种手术在儿童中比在成年人中更常见（图7.28）。

（二）正常移植肾超声

1. 灰阶超声评估

由于移植肾位于右下腹或左下腹表浅的位置，超声通常容易进行扫查。移植肾主要依靠肾蒂固定于受体，因此，移植肾在受体内可呈现不同的方位。其中，肾脏沿其长轴平行于手术切口，肾门朝向下方和后方是最常见的位置。偶尔在体型肥胖患者中，也可能会出现肾脏长轴沿前后走行的情况。

图像上测量移植肾纵径与横径均需经过肾门。

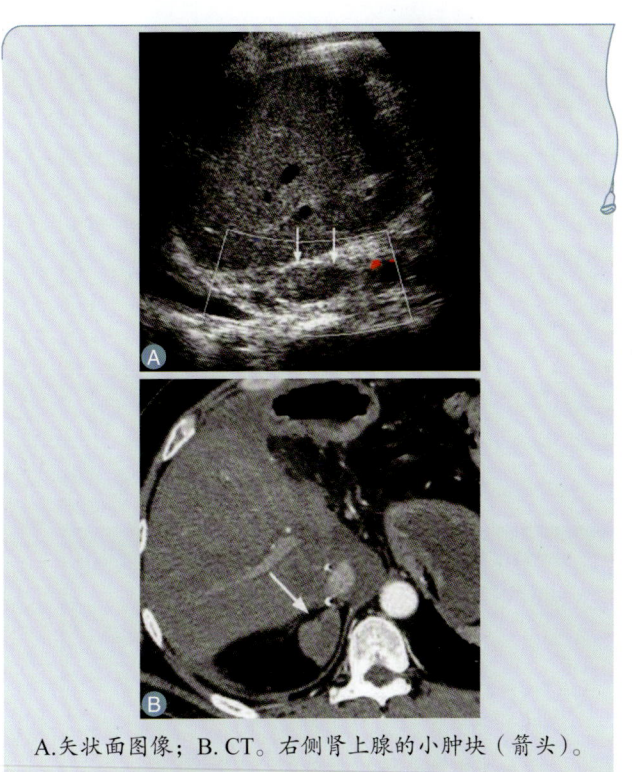

A. 矢状面图像；B. CT。右侧肾上腺的小肿块（箭头）。
图 7.23 右侧肾上腺出血

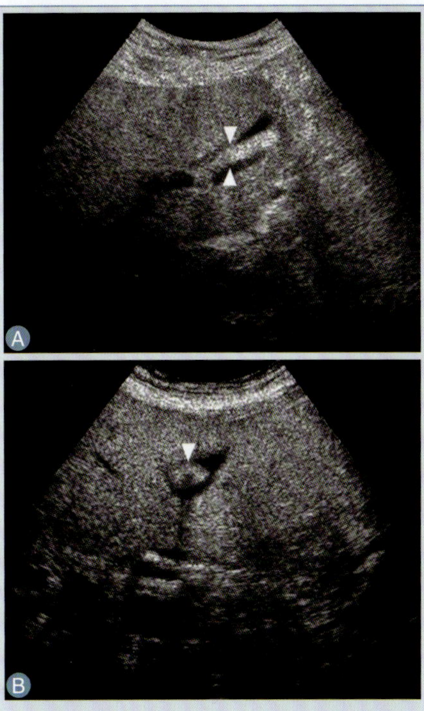

A. 横断面图像；B. 矢状面图像。无回声液体围绕镰状韧带（箭头）。
图 7.24 肝内积液

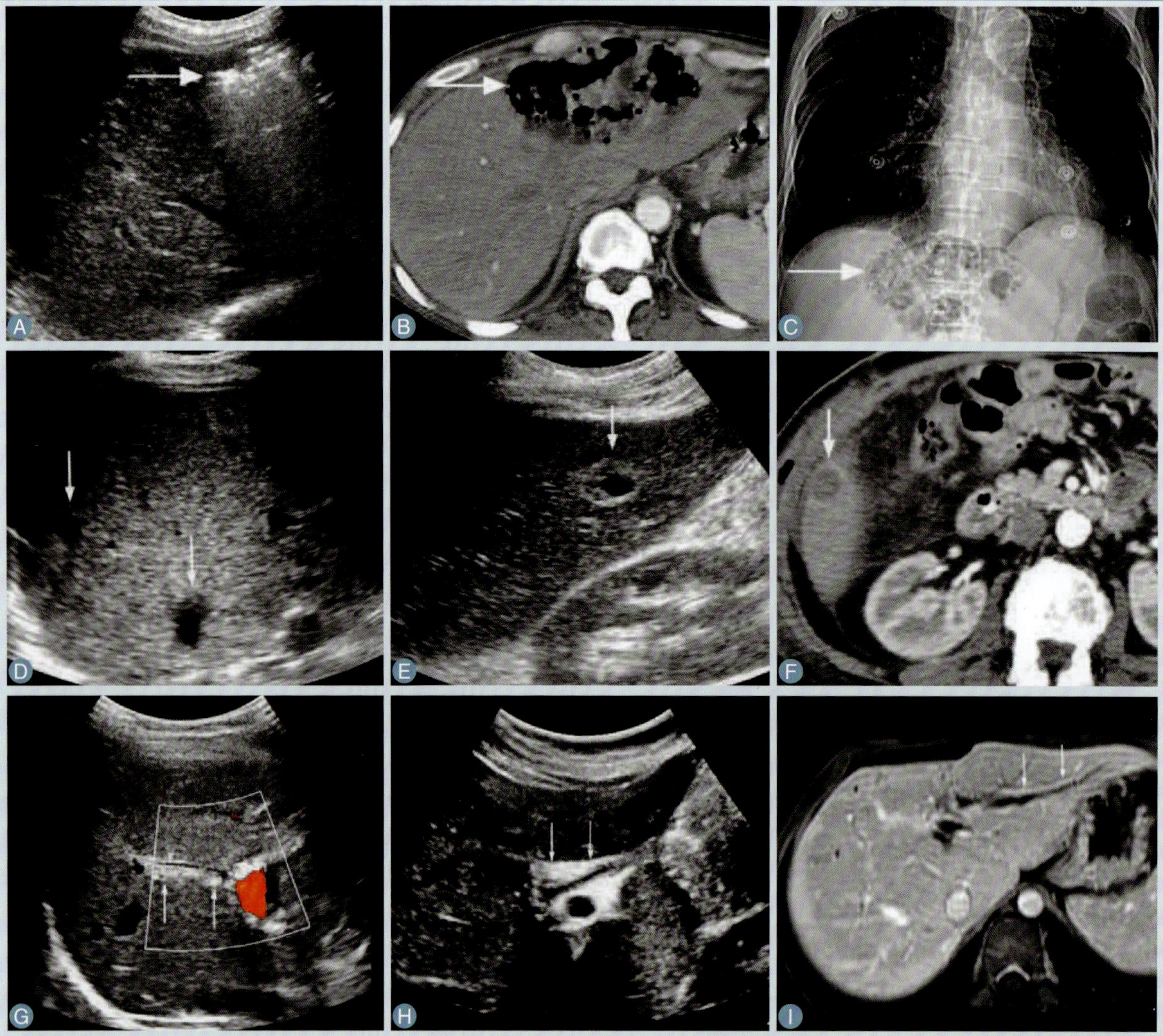

A~C.肝脏Ⅳ段的含气性脓肿（箭头）：横断面（图A）、CT（图B）和平片（图C）显示脓腔内的气体，超声表现为强回声伴有暗淡声影。D~F.多灶性脓肿：横断面（图D）和矢状面（图E）图像显示多个小的实质内液性回声区（箭头），对应层面的CT（图F）显示边缘轻度强化（箭头）。G~I.逆行性胆管炎：横断面（图G）显示右肝内胆管的管壁周围回声增强（箭头），斜切面（图H）显示肝总管的管壁增厚，管壁周围的脂肪回声增强（箭头），T_1WI增强磁共振（图I）显示肝内胆管周围强化（箭头）。

图7.25　3例患者的肝脏感染：孤立性脓肿

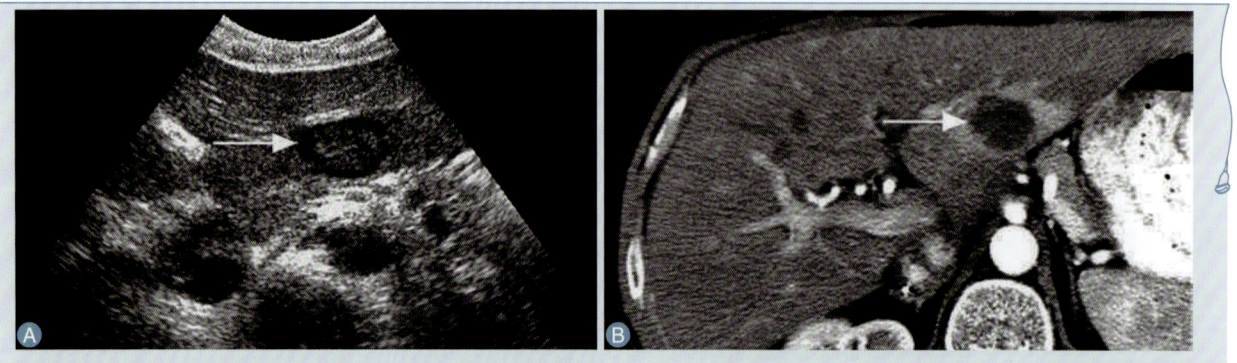

A.横断面显示不典型性梗死（箭头）为圆形肿块伴周边低回声晕；B.对应的CT显示梗死（箭头）为无血供伴有周边实质强化。

图7.26　不典型梗死

[With permission from Crossin JD, Muradali D, Wilson SR.US of liver transplants：normal and abnormal.Radiographics.2003；23（5）：1093-1114.]

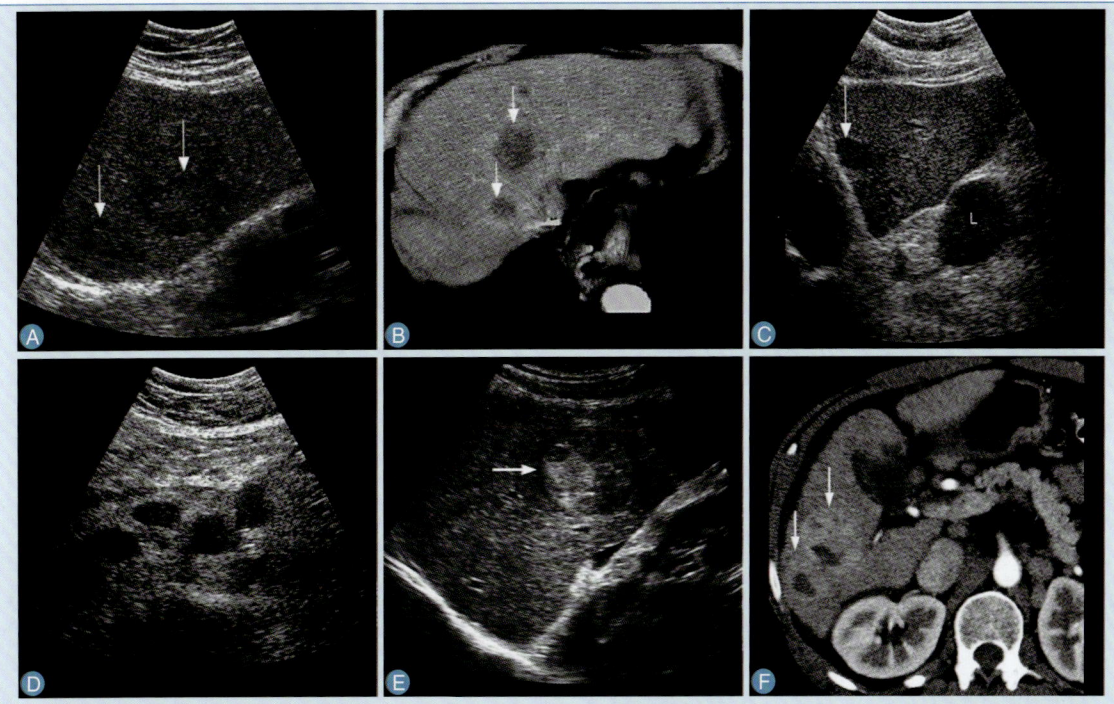

病例1：A.横断面显示两个继发于复发性肝细胞肝癌的恶性肿块（箭头）；B.对应的CT显示动脉期肿块周边强化（箭头）；C.矢状面图像显示第三个肝细胞肝癌病灶位于肝左叶中段（箭头）及一枚肿大的转移性淋巴结（L：淋巴结）；D.腹部正中横断面显示多发肿大的转移性淋巴结。病例2：E.矢状面图像显示具有高回声与等回声区的实性肿块（箭头）；F.对应的CT显示肿块在动脉期呈高增强（箭头），与复发性肝细胞肝癌的表现一致。

图7.27　2例复发性肝细胞肝癌患者

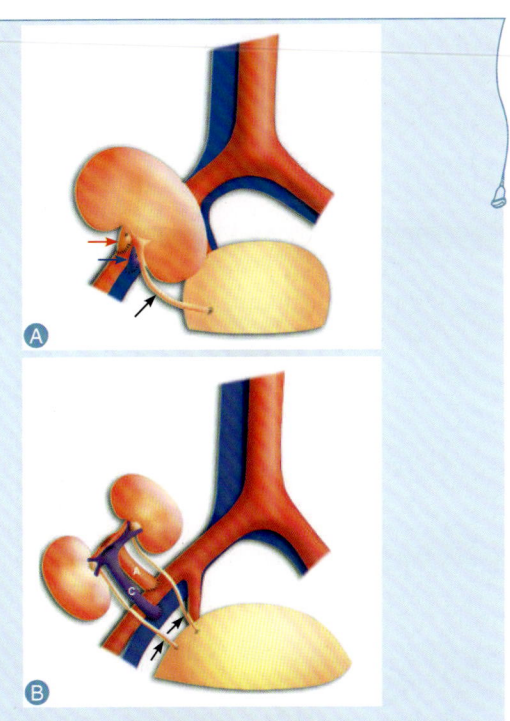

A.单个尸肾移植，肾动脉主干（红箭头）和肾静脉主干（紫箭头）分别与髂外动静脉吻合。输尿管（黑箭头）与膀胱外上侧壁吻合；B.双尸肾移植，主动脉（A）和下腔静脉（C）分别与髂外动静脉吻合。输尿管（黑箭头）与膀胱外上侧壁吻合。

图7.28　肾移植手术

尽管目前移植肾径线尚无可供比较的正常参考值范围，但其测值可作为后期随访评估移植肾体积变化的参照。移植肾在术后2周内体积可能增加15%，最大可增加40%，术后6个月左右达到稳定体积。

移植肾与自体肾形态相似，由于移植肾位于更表浅的位置，超声分辨率的提高使得二者的细微差异得以呈现（图7.29，动图7.1，动图7.2）。正常肾脏皮质边界清晰，呈低回声，易与中央呈高回声的肾窦脂肪组织相鉴别。除更易区分肾脏皮髓质外，移植肾肾锥体较自体肾更易显示，表现为相对于周围实质的低回声楔形结构。

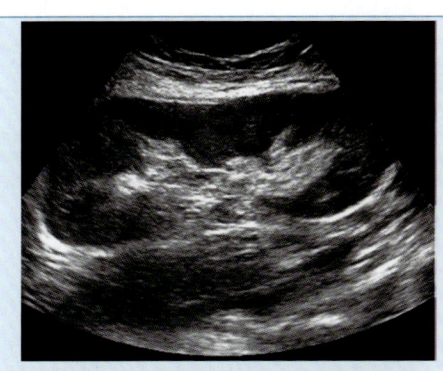

图7.29　正常移植肾灰阶超声图像

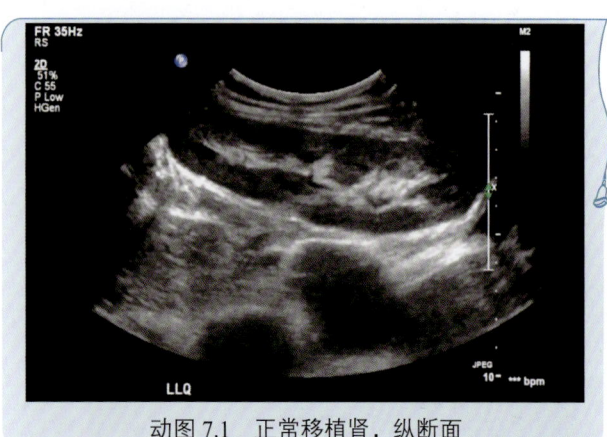

动图7.1　正常移植肾，纵断面

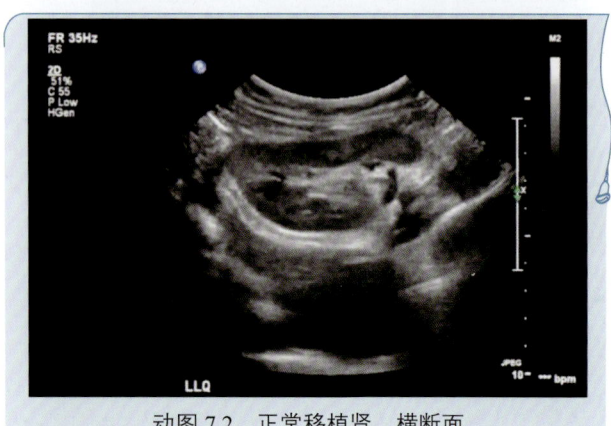

动图7.2　正常移植肾，横断面

需评估集合系统有无肾积水。若集合系统有支架，则需记录支架近端及远端的位置，同时，需存储膀胱横断面及矢状面图像。并进一步评估肾周间隙及其周围组织是否存在局限性或游离性积液。

超声检查者需注意的是，移植肾表现出来的病变有可能在供体捐献时就存在，如良性囊肿、血管平滑肌脂肪瘤及髓质海绵肾（图7.30，图7.31）。

2. 多普勒超声评估

彩色多普勒超声有助于清晰显示肾动、静脉主干，并对肾实质内整体灌注情况进行评估。应早期应用彩色多普勒超声筛查肾实质局部的低灌注区，并进一步采用频谱多普勒超声评估叶间动脉。

测量叶间动脉的频谱时应采用低通滤波、最大增益、最小速度标尺的条件，频谱测量需包括移植肾上、中、下极的收缩期峰值流速。正常肾动脉频谱波形表现为收缩期快速上升、低阻的持续性血流信号；阻力指数正常值为0.6~0.8。肾实质内动脉阻力指数在0.8~0.9为可疑异常，阻力指数≥0.9为异常，提示肾实质内阻力升高。总的来说，阻力指数升高是反映移植肾功能障碍的非特异性指标，但无法协助诊断引起功能障碍的原因。

应记录肾动脉主干数目，若动脉吻合口超过一个，则每个吻合口均需单独评估。多普勒超声还应观察手术吻合口头侧的髂外动、静脉。若受体髂总动脉流速正常，移植肾肾动脉主干流速应小于250 cm/s（图7.32，图7.33）。

肾实质内与实质外的肾静脉表现为单相连续血流或随心动周期变化的期相性血流。目前，肾静脉峰值流速尚无公认的正常值。记录移植肾内及主肾

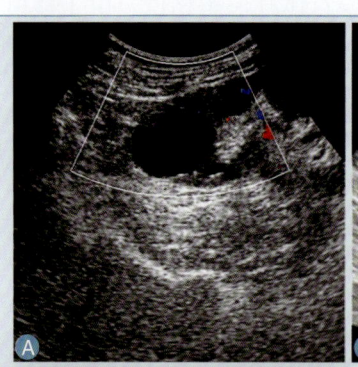
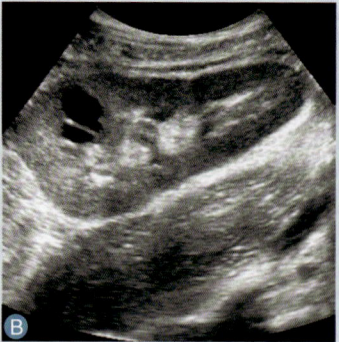
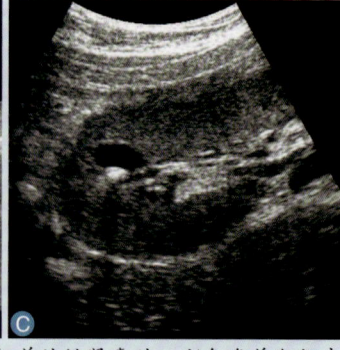
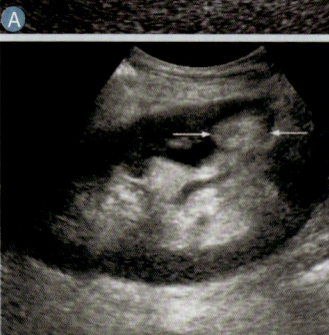

移植肾矢状面超声图像。A.肾上极单纯性肾囊肿，彩色多普勒超声显示无血流信号；B.肾上极囊肿伴单线状分隔；C.伴钙化的钙乳性肾囊肿；D.造袋术后肾囊肿（箭头）表现为高回声团块。

图7.30　4例患者良性肾脏囊肿

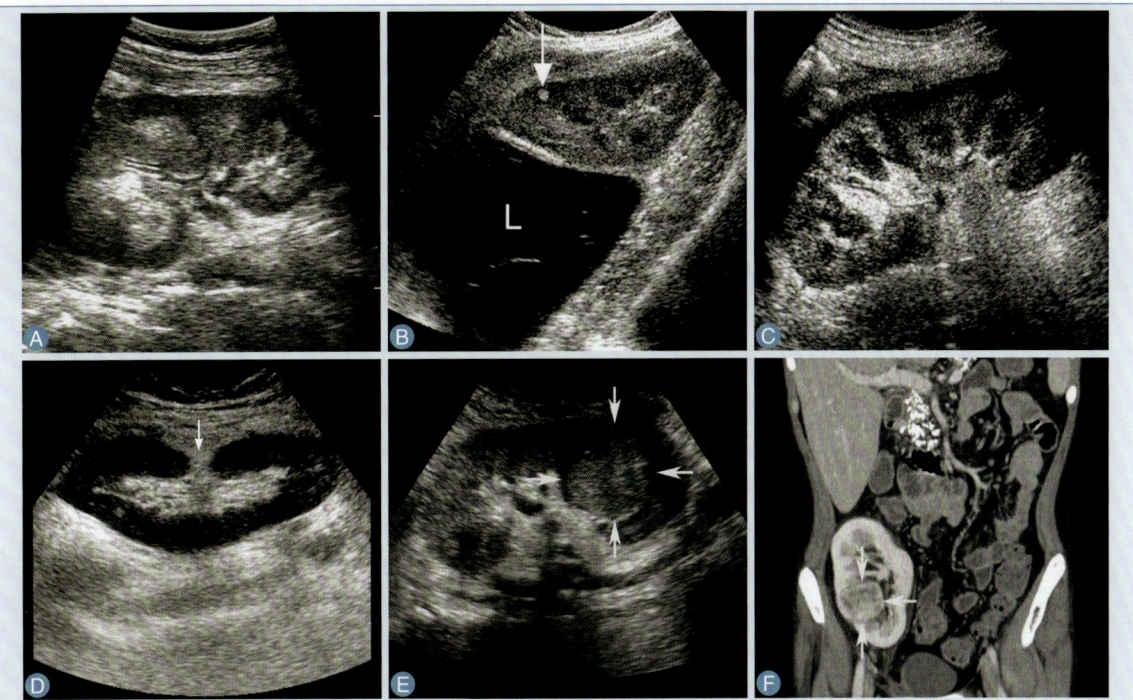

移植肾矢状面超声图像。A.肾钙质沉积症伴髓质钙化；B.小血管平滑肌脂肪瘤（箭头）；C.Anderson-Carr形态伴肾髓质椎体周围高回声；D.肾中极瘢痕（箭头）；E、F.肾细胞癌（箭头）超声图像及CT。L：淋巴管瘤。

图7.31　4例患者供肾病变

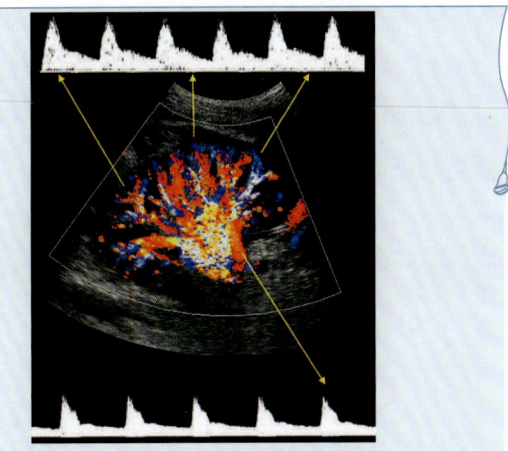

彩色多普勒显示肾脏整体血流（顶部）。频谱多普勒显示肾内上、中、下极阻力指数低于0.8且舒张期持续存在。肾动脉主干峰值流速为低于200 cm/s的持续血流（底部）。

图7.32　正常移植肾多普勒超声

静脉内是否存在血流，在静脉吻合口处是否存在合适的静脉流速梯度对患者的治疗十分重要。

（三）异常肾移植

超声检查是肾移植术后的常规筛查手段，当血清肌酐水平升高或尿量减少时还可用于肾功能不全的评估。据报道，肾移植受体术后并发症发病率高达20%。当临床怀疑移植肾功能不全时，超声医师应从以下方面分析可能的原因：①移植肾实质病变；②肾前因素；③肾后并发症。移植肾实质病变包括急性肾小管坏死、急性和慢性排斥反应、感染。肾前因素包括所有影响移植肾血供或静脉回流的因素。肾后并发症包括可能阻塞肾盏系统或移植输尿管的内源性或外源性病变。

（四）移植肾实质病理异常

1.急性肾小管坏死和急性排斥反应

急性肾小管坏死是由于血管吻合前或继发于围手术期低血压导致的供体器官缺血引起的并发症，最常见发生于术后早期，是移植肾功能延迟恢复（标准为移植第一周内需要透析）的主要原因。需行透析患者的移植肾功能通常在移植后的前两周就能恢复，但也可能延迟至3个月。由于活体肾移植的供肾冷缺血时间较短，急性肾小管坏死多发生在尸体移植肾中。

超急性排斥反应常在术中血管吻合后立即发生并导致移植失败，因此超声科医师很少能看到相应的图像。在移植早期，高达40%的患者会发生急性排斥反应，在术后1~3周达到峰值，这是一个远期预后不良的指标。大多数发生急性排斥反应的患者是无症状的，但少部分患者可能存在流感样症状、

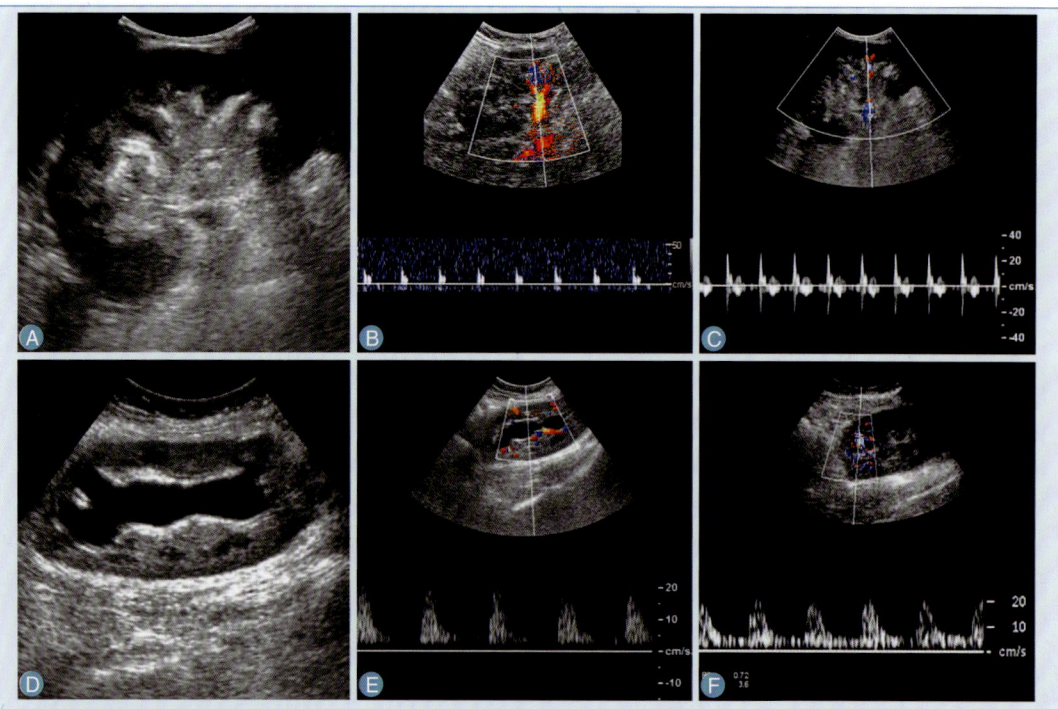

A~C.急性排斥反应，超声矢状面（图A）显示肾皮质回声增强，频谱多普勒超声（图B）显示术后早期无舒张期血流，且阻力指数为1.0，1周后随访频谱多普勒超声（图C）显示舒张期血流反向，与患者临床情况恶化一致；D~F.集合系统梗阻，矢状面扫查（图D）显示继发于输尿管狭窄（未显示）的3级肾积水，频谱多普勒（图E）显示阻力指数为1.0，肾积水治疗后频谱多普勒超声（图F）显示阻力指数恢复正常值为0.72。

图7.33 两例患者肾移植后阻力指数增高

乏力、发热和移植肾压痛等表现。若可以早期诊断，大剂量类固醇或抗生素治疗通常可以迅速逆转急性排斥反应。

急性肾小管坏死与急性排斥反应在灰阶和多普勒超声上的影像特征基本一致。这两种情况都会导致移植肾体积增大。然而，很难在多次超声检查间进行精确的体积比较，二维测量值的细微变化尚未被作为潜在功能障碍的有力临床指征。其他灰阶超声表现包括皮质厚度增加、皮质回声增强或减弱，皮质髓质分界不清、肾窦回声消失和锥体突出（图7.34）。

彩色多普勒评估可能正常，或偶尔显示弥漫性血流减少。肾实质内动脉的阻力指数可能正常或升高，在这种情况下同样是非特异性的。严重病例可能会出现舒张期血流完全缺失或反向（图7.35）。尽管灰阶超声和多普勒超声在这些急性情况下缺乏特异性，但连续频谱多普勒超声测量结合临床评估和生化指标，可为临床医师监测移植肾功能和确定是否需行经皮穿刺活检提供有用指导。

2.慢性排斥反应

慢性排斥反应是远期移植肾功能丧失的最常见原因，被定义为移植至少3个月后开始出现的同种异体移植肾功能下降，并伴有组织学上纤维内膜增厚、间质纤维化和肾小管萎缩等表现。既往反复发

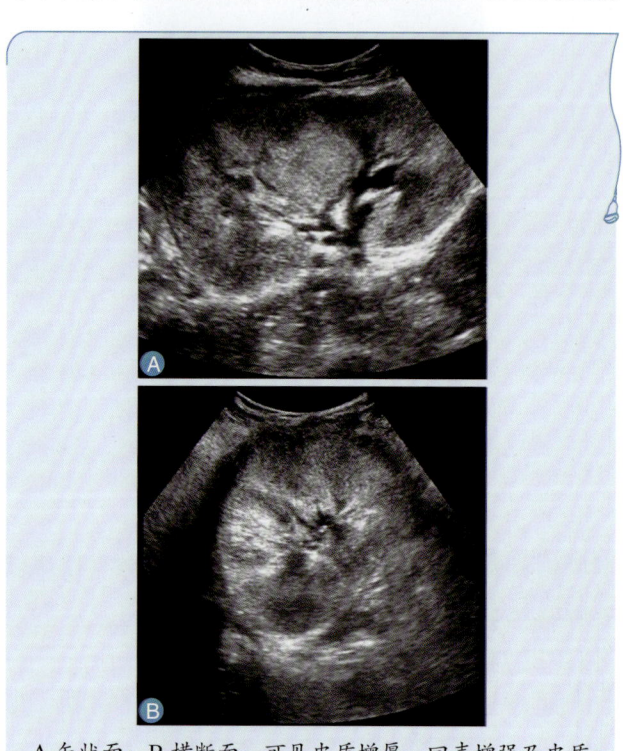

A.矢状面；B.横断面。可见皮质增厚、回声增强及皮质髓质分界不清。

图7.34 急性肾小管坏死

作的急性排斥反应是慢性排斥反应最常见的诱因。超声显示肾皮质逐渐变薄，中央肾窦脂肪突出，移植肾整体体积缩小。营养不良性钙化可散在分布于残余肾实质中。在终末期肾移植中，整个肾皮质均可发生钙化，表现为边界清晰的强回声伴清晰的后方声影（图7.36）。

3. 感染

超过80%的同种异体肾移植患者会在移植术后第一年内发生感染。移植肾肾盂肾炎可能由逆行感染、血液播散或邻近局限性液性感染灶传播引起。超声表现包括肾皮质呈局灶性或弥漫性颗粒状回声增强，并伴皮髓质分界不清；累及到肾周组织的炎症或感染导致的肾周脂肪增厚、回声增强；尿路上皮增厚等（图7.37）。

慢性阻塞性移植肾偶尔会发生肾盂积脓。在早期阶段，扩张的集合系统管腔呈无回声。一旦管腔内充满脓性物质，肾盏系统和输尿管内就会出现低回声，伴有液体-碎屑平面。集合系统内的回声物质也可能由腔内血液或其他物质充盈缺损引起，或者还可能源于散射或旁瓣伪像造成的伪影（图7.37）。

脓肿可由无菌性积液感染引起。在超声上，脓肿表现为复杂的囊性结构，可能伴随有液-液平面或液-气平面（图7.38）。

气性肾盂肾炎的集合系统内可以观察到气体，表现为明亮的强回声灶伴后方不清晰声影。乳钙囊肿也会产生不清晰声影，与肾内脓肿类似。患者平卧位

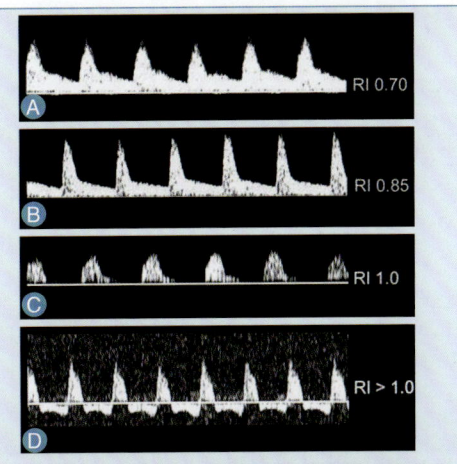

A.正常波形显示阻力指数为0.70；B.阻力指数为临界值（0.85）；C.阻力指数升高（1.0），舒张期无血流；D.升高的阻力指数（＞1.0）伴舒张期血流反向，见于排斥反应或肾静脉血栓形成导致的肾脏血管阻力明显升高。

图7.35　4例患者的肾内频谱波形

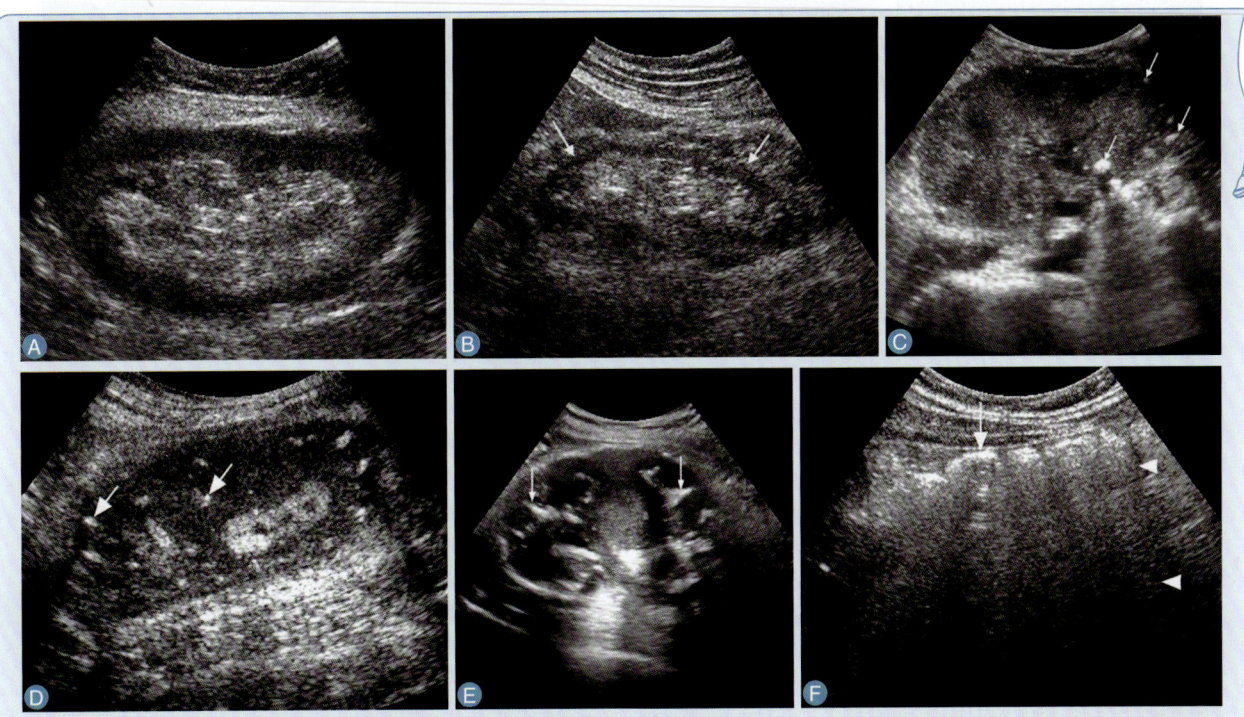

A、B.皮质变薄，矢状面（图A）扫描显示皮质中度变薄，肾窦脂肪丰富，随疾病进展（图B），肾脏（箭头）变小，皮质进一步变薄；C~F.营养不良性钙化，矢状面（图C）超声显示少许外周皮质点状钙化（箭头），外周和中央皮质多处钙化（图D箭头），从外周延伸到深层皮质的线性钙化（图E箭头），终末期肾脏钙化（图F），表现为与强回声（箭头）伴后方不清晰声影（三角箭头），在这个阶段，肾脏通常在超声检查中无法显示。

图7.36　6例慢性肾功能衰竭患者

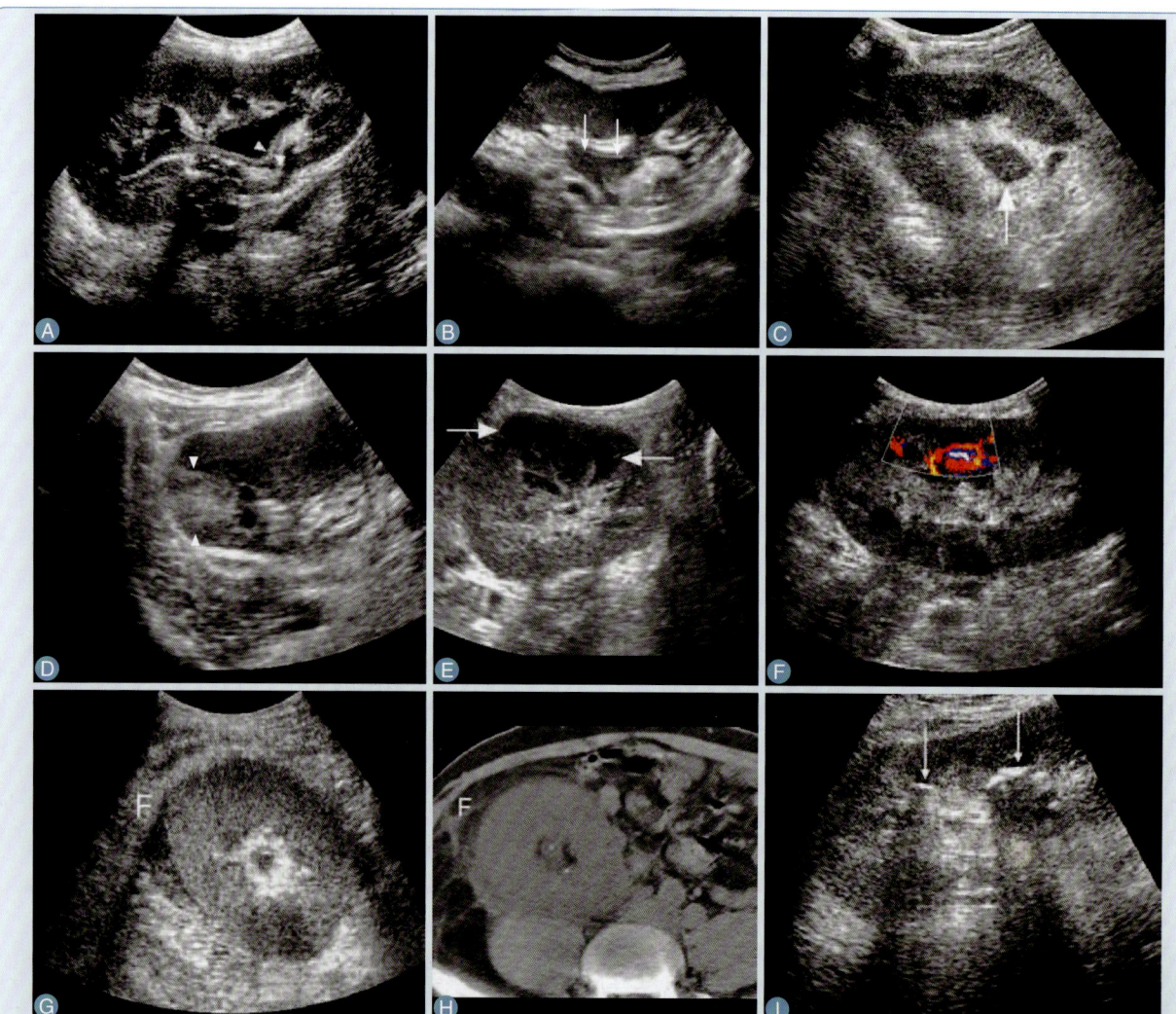

A.尿路上皮增厚，矢状面超声显示轻度尿路上皮增厚（三角箭头）；B.矢状面扫查显示继发于早期肾盂肾炎的轻度尿路上皮增厚（箭头），周围集合系统轻度扩张，并伴有内部回声；C.横断面超声显示中度至重度尿路上皮增厚（箭头），这可能被误诊为肾盂内肿块；D~F.局灶性肾盂肾炎，矢状面（图D）超声显示上极皮质内局灶性回声稍增强区域（三角箭头），实质内蜂窝织炎（图E）在肾皮质内表现为低回声肿块（箭头），在彩色多普勒（图F）上，图E中显示蜂窝织炎呈富血供；G、H弥漫性肾盂肾炎，横断面（图G）超声显示肾脏增大，肾皮质回声呈颗粒状，伴周围呈高回声的炎性肾周脂肪（F），相应的CT（图H）显示伴有感染的脂肪（F），表现为肾周条纹；I.气性肾盂肾炎，矢状面超声显示集合系统内有气体（箭头），表现为明亮、强回声的线性病灶，后方有不清晰声影。

图7.37 肾移植相关感染

进行扫查可对二者进行鉴别；前者气体会上升到管腔的反重力方向，而乳钙囊肿则不会（图7.39）。

（五）肾前血管并发症

1.动脉血栓

肾动脉血栓通常出现在手术后的第1个月内，发生率小于1%，发生初期往往无明显症状。超急性或急性排斥反应会造成肾实质小动脉闭塞，从而逆行性引起肾动脉主干血栓的形成，是肾动脉血栓形成的最主要病因。其他常见病因包括小儿供肾、动脉粥样硬化性栓塞、后天性肾动脉狭窄、低血压、血管扭曲、环孢霉素中毒、高凝状态、术中血管损伤及内膜吻合不良等。

当肾动脉主干形成闭塞性血栓、肾实质无灌注时，可发生移植肾的完全性梗死。灰阶超声上可表现为移植肾肿大和弥漫性回声减低，彩色和频谱多普勒超声可表现为闭塞远端的肾动脉及静脉内血流信号的缺失。动脉血栓患者可行手术取栓，但最终往往需进行移植肾切除。

当移植肾为单一肾动脉供血而其主要分支动脉发生血栓（图7.40），或移植肾为多支肾动脉供血而其中一支肾动脉发生血栓，以及存在全身性血管炎时均可能发生移植肾的节段性梗死。梗死灶在灰

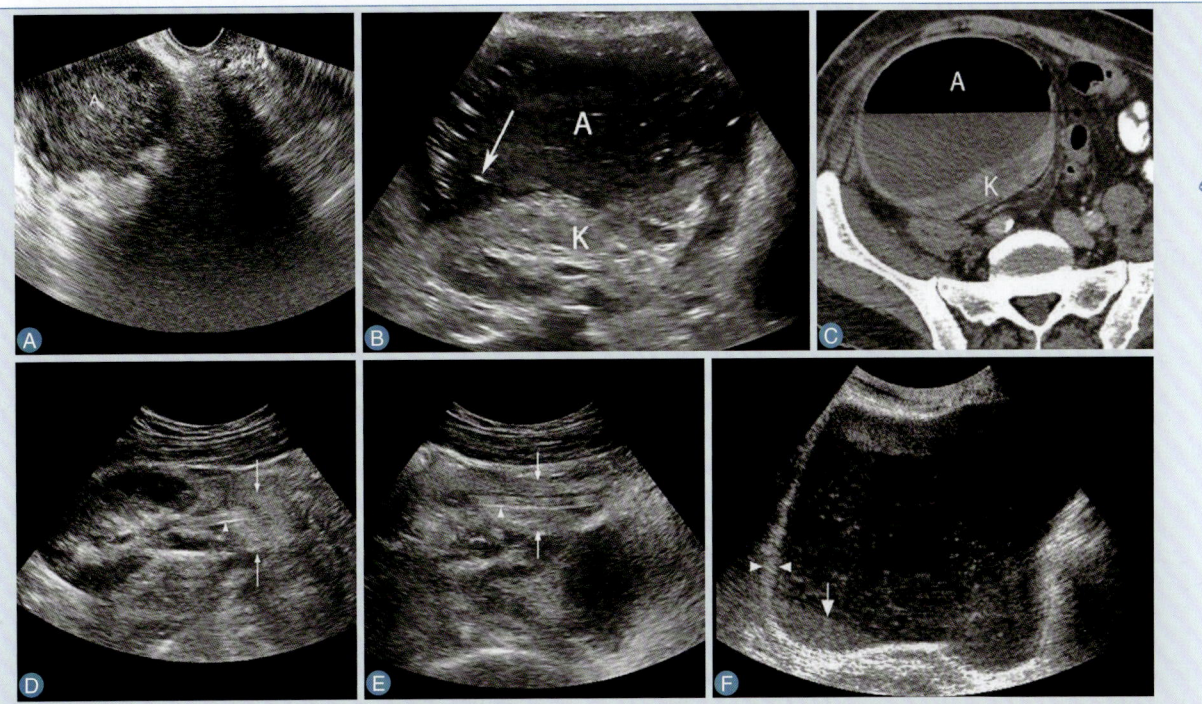

A.肾周念珠菌脓肿,经腹矢状面扫查显示脓肿与移植肾下极相邻;B、C.超声和CT显示包膜下脓肿,注意含气(箭头)不均质脓肿(A)压缩肾脏(K);D、E.输尿管炎,近端(图D)和中段(图E)输尿管的矢状面超声显示继发于输尿管支架感染(三角箭头)呈高回声的炎性脂肪(箭头);F.膀胱炎,横断面超声显示继发于膀胱炎的膀胱内部回声和液体-碎屑平面(箭头),三角箭头显示膀胱壁增厚。

图 7.38　肾移植相关感染

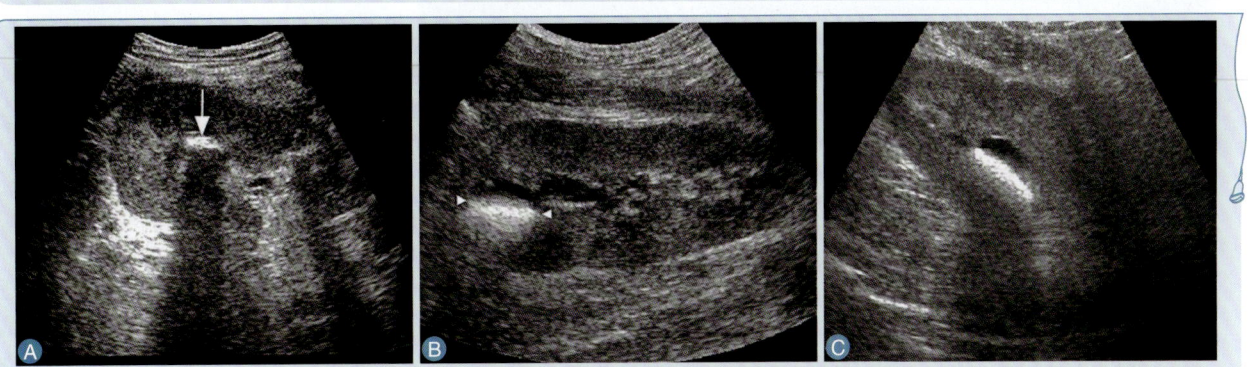

A.气性肾盂肾炎,横断面扫查显示集合系统内空气(箭头);B.乳钙囊肿,仰卧位超声显示囊肿中钙化分层(三角箭头),伴有不清晰声影;C.卧位扫查该患者,钙层的方向改变为囊肿的重力方向,从而与含气的集合系统鉴别。

图 7.39　气性肾盂肾炎的鉴别

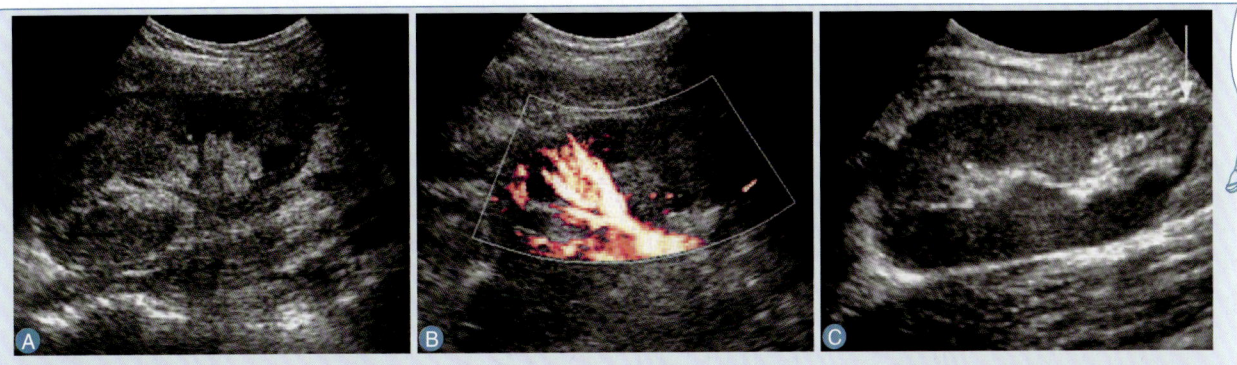

A.术后第1天移植肾矢状面灰阶超声显示正常;B.能量多普勒显示移植肾下极无血流灌注,提示肾段动脉血栓形成;C.3个月后,移植肾下极出现继发性瘢痕形成(箭头)。

图 7.40　肾动脉血栓

阶超声上可表现为边界不清的低回声区、低回声肿块，或低回声肿块伴边界清晰的高回声壁。在彩色多普勒超声上，梗死表现为缺乏彩色血流信号及频谱信号的楔形区域。灰阶和多普勒指标的解释不应受到移植肾尿量或实验室数据的影响，因为在肾功能保留的情况下可能会发生节段性梗死。

除了动脉血栓以外，超急性排斥反应和肾静脉血栓亦可表现为肾实质血流灌注信号缺失。但后两者肾动脉主干的频谱多普勒超声具有特征性表现，即舒张期的反向血流。

2. 肾动脉狭窄

肾动脉狭窄是肾移植术后最常见的血管并发症，肾移植患者术后第一年内发生率高达10%。与尸体移植肾相比，活体移植肾更容易发生肾动脉狭窄。存在药物控制不佳的难治性重度高血压时需考虑发生肾动脉狭窄的可能。现在多肾动脉的肾移植手术越来越多，与单动脉肾移植相比，多动脉移植肾发生动脉狭窄率略高。狭窄可能发生在移植动脉的3个区域之一：供体部分（图7.41），最常出现在端侧吻合中，可能是由排斥反应或复杂的手术操作引起；受体部分（图7.42），比较少见，通常是由

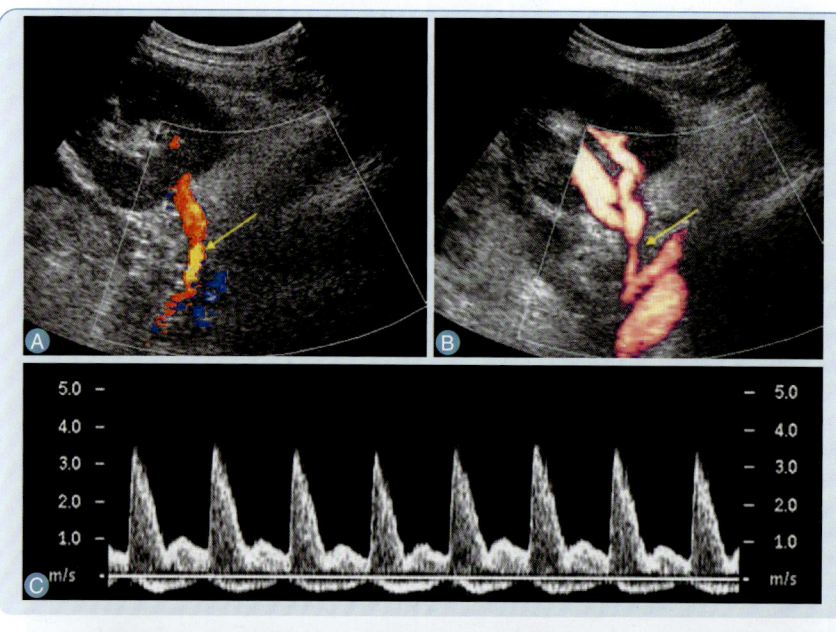

A.彩色多普勒超声显示供肾动脉近吻合处局部出现彩色血流信号混迭（箭头）；B.能量多普勒显示该区域狭窄（箭头）；C.频谱多普勒显示箭头处流速升高（角度校正后），大于400 cm/s。

图7.41　肾动脉狭窄：供体部分

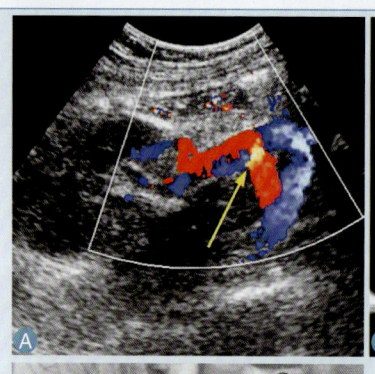
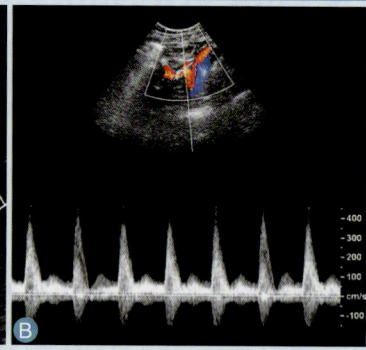
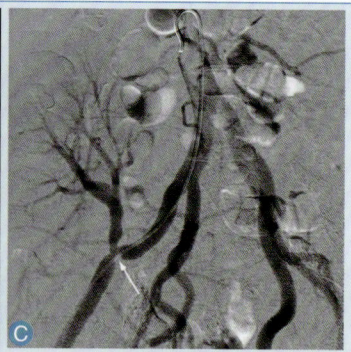
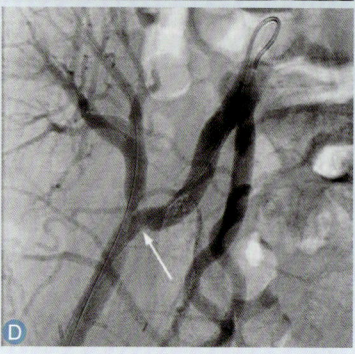

A.彩色多普勒超声显示肾动脉吻合口近端局部出现彩色血流信号混迭（箭头）；B.在图A中看到的彩色血流混迭区域的频谱多普勒显示收缩期峰值流速（角度校正后）为400 cm/s；C.CTA显示由髂外动脉引起的局部狭窄区域（箭头）；D.血管成形术后进行的CTA显示狭窄区域消失（箭头）。

图7.42　肾动脉狭窄：受体部分

术中钳夹损伤或原有的动脉粥样硬化疾病引起；吻合口部分（图7.43），在端端吻合中更常见，与手术操作相关或可能继发于排斥反应。

彩色多普勒超声中出现彩色混迭区域往往表明高速湍流的存在，因此应先通过彩色多普勒对吻合口及彩色混迭的区域进行定位，并指导频谱多普勒检查。通过频谱多普勒来测得吻合口及彩色混迭区域血流的频谱，并测量其收缩期最高峰值流速。

移植肾动脉正常的最高峰值流速上限尚不明确。使用收缩期峰值流速200 cm/s作为诊断肾动脉狭窄的标准可能导致较高的假阳性率。因此一些学者建议使用收缩期峰值流速250 cm/s用于诊断肾动脉狭窄的标准。

然而，移植肾动脉流速偏高可受髂外动脉血流变化的影响。因此肾动脉-髂外动脉的收缩期峰值流速比率，可用于确定移植肾动脉流速改变是由肾动脉狭窄还是由髂外动脉高流速引起。肾动脉-髂外动脉收缩期峰值流速比大于1.8∶1时提示肾动脉狭窄。此外，在肾动脉狭窄患者的肾实质内动脉可测得"小慢波"频谱。如果移植肾动脉主干在彩色和频谱多普勒检查中未检测出血流异常，则可以排除显著的狭窄。

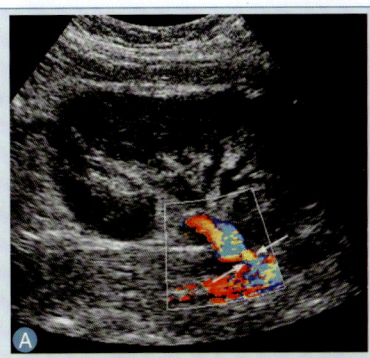
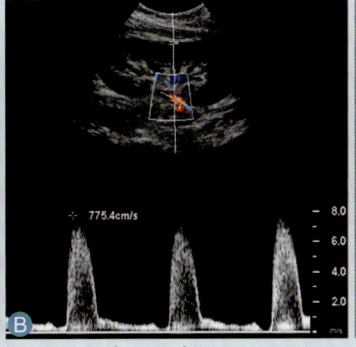
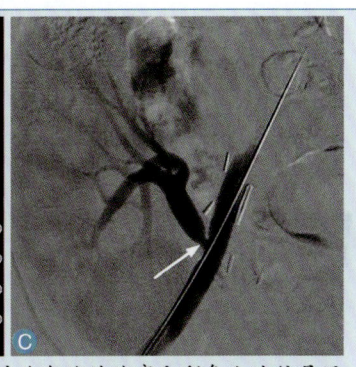
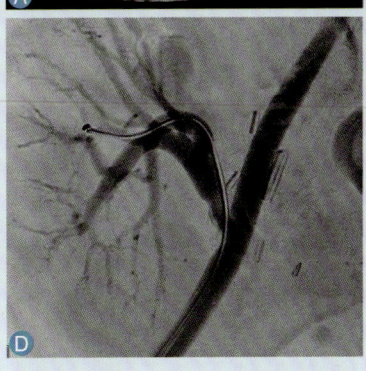

A.彩色多普勒超声显示移植肾动脉吻合处的狭窄和彩色血流信号混迭（箭头）；B.吻合处的频谱多普勒显示流速（角度校正后）升高为775.4 cm/s；C.肾动脉血管造影证实吻合处狭窄（箭头）；D.血管成形术后进行的血管造影显示吻合口狭窄消失。

图7.43　肾动脉狭窄：吻合口处

肾动脉狭窄的多普勒诊断标准

狭窄段的彩色混迭

远端湍流

收缩期峰值流速 > 250 cm/s

肾动脉和髂外动脉的流速比大于1.8∶1

慢性排斥反应发生时由于血管周边疤痕组织的形成可造成肾实质内动脉狭窄。频谱多普勒超声可在移植肾段动脉和叶间动脉中测得加速时间延长的频谱多普勒波形，而肾动脉主干的波形则表现为正常。

肾动脉狭窄的治疗方案包括经皮腔内血管成形术、血管内支架置入术和外科手术。外科手术治疗的方法包括切除或修复狭窄，并在狭窄段插入补片。

当移植肾动脉发生突然转向，或存在严重扭曲，或多普勒检查技术出现错误时可能会出现多普勒诊断肾动脉狭窄的假阳性诊断（图7.44）。超声科医师在进行频谱多普勒检测时无意中压迫肾动脉主干也可能导致动脉一过性变窄和收缩期峰值流速的升高。改变患者体位，移除移植肾前方的腹部或骨盆壁组织可减少扫查过程中移植肾受到的外部压力。

3. 静脉血栓形成

闭塞性肾静脉血栓比动脉血栓更常见，在移植肾中发生率高达4%，可引起急性疼痛、移植肾肿胀，并可在术后第3～8天引发急性肾功能衰竭。风险因素包括手术操作困难、血容量不足、股动脉或髂动脉血栓形成及积液压迫。在灰阶超声上，移植肾中可能会出现静脉扩张,在极少数情况下,可能会在扩张的腔内检测到血栓。频谱和彩色多普勒超声显示肾实质中静脉和肾静脉主干血流缺失,肾动脉主干出现舒张期血流反向,有时也会在实质内动脉中出现(图7.45)。超声医师需意识到,只有在肾实质和肾静脉主干静脉血流缺失时,肾动脉主干或实质内动脉分支出现舒张期血流反向才高度提示肾静脉血栓形成。舒张期动脉血流反向,同时肾静脉血流存在,是一种非特异性指标,表明肾内小血管或肾门血管中的血管阻力极高。这些患者的预后普遍较差,移植肾失败率为33%～55%。舒张期血流反向的潜在原因包括急性排斥反应、急性肾小管坏死、移植物周围血肿(压迫肾或肾门血管)和肾小球硬化。

4. 肾静脉狭窄

肾静脉狭窄最常发生于血管周围纤维化或周边

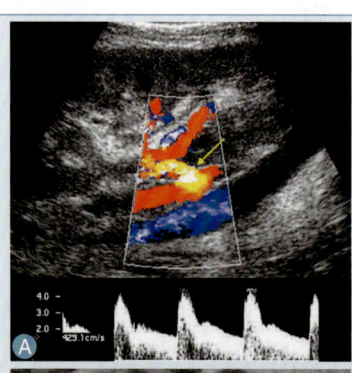
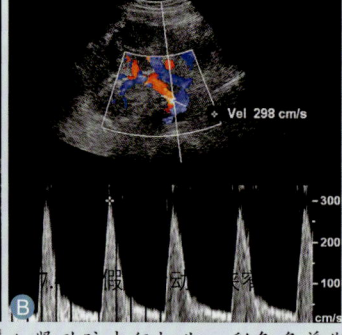
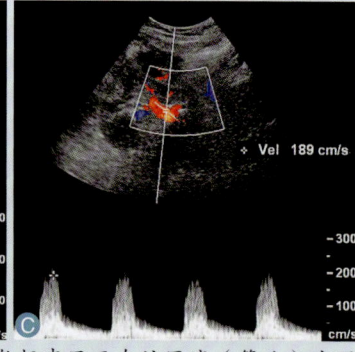
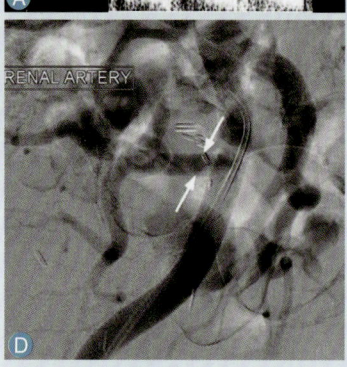

A.肾动脉走行扭曲,彩色多普勒超声显示在该区域(箭头)出现彩色血流信号混迭,收缩期峰值流速为429 cm/s;B～D.角度校正不当,最初频谱多普勒(图B)显示肾动脉吻合处速度升高为298 cm/s,流速测量时角度校正未与肾动脉的方向平行导致此次流速测值增高,角度校正后,频谱多普勒超声(图C)测得流速189 cm/s,提示为正常肾动脉流速,肾血管造影(图D)证实肾动脉正常(箭头)。

图7.44 假性肾动脉狭窄

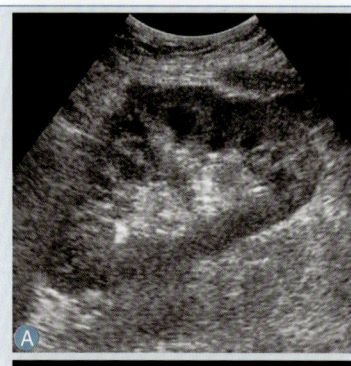
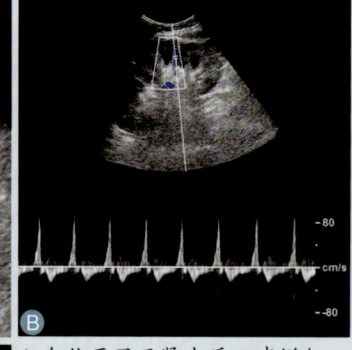
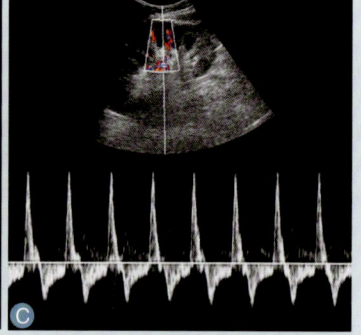
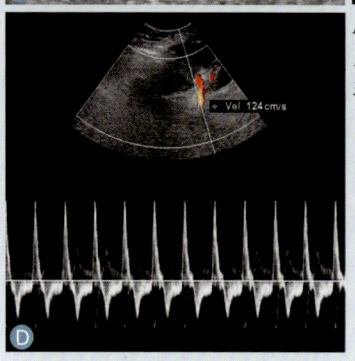

A.矢状面显示肾皮质回声增粗、增强;B～D.频谱多普勒成像显示皮质动脉(图B)、肾窦动脉分支(图C)和肾动脉主干(图D)出现舒张期反向低速血流信号。在移植肾中未检测到静脉血流信号。

图7.45 肾静脉血栓

积液导致的外部压迫。肾皮质呈正常或低回声，在彩色多普勒上，由于局灶性高速湍流，在狭窄区域识别出混迭。在频谱多普勒超声检查中，整个狭窄区域的速度增加了3~4倍，表明具有血流动力学上的显著狭窄（图7.46）。

（六）肾后集合系统梗阻

肾集合系统梗阻在肾移植中并不常见，发生率不足5%。因异体移植肾失去神经支配，故集合系统出现扩张时患者无明显疼痛或其他不适等临床症状。肾集合系统梗阻通常在常规超声筛查时被偶然发现，或在移植患者出现无症状肾功能恶化检查时被发现。

输尿管梗阻常见病因为缺血性狭窄。因其从肾动脉获得的血供有限，移植输尿管极其容易发生缺血。最常见的受累部位为输尿管与膀胱连接处，因其在解剖学上距离肾门最远，而肾门是输尿管分支的起始处。引起输尿管梗阻的病因还包括医源性损伤引起的狭窄、输尿管腔内病变（如结石、血凝块、乳头脱落）、移植肾周围纤维化和输尿管扭转（图7.47，图7.48）。移植肾外周积液对输尿管造成的外部压迫也可导致集合系统梗阻。

肾移植患者发生结石的风险高于普通人群，约15%的结石发生与高钙血症有关。因移植肾失去神经支配，故结石引发肾集合系统梗阻时，患者可不出现肾绞痛等典型临床症状。

由于旁瓣伪像和散射伪像的存在导致肾盂和输尿管成像不佳，因此利用基波灰阶超声成像来评估肾集合系统可能会比较困难。谐波成像的声束更窄并且旁瓣更小，不易受散射伪像的影响。上述特征使谐波成像成为评估轻度扩张的肾集合系统等无回声结构及其腔内小结石的理想方法（图7.49）。

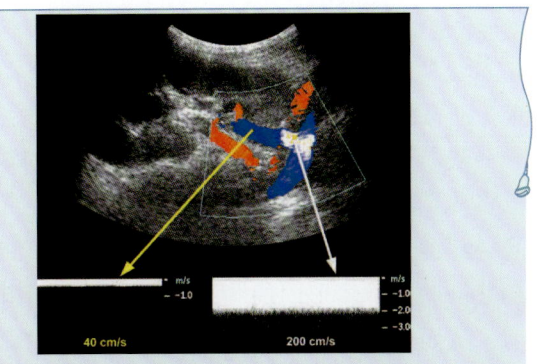

肾静脉吻合口处彩色多普勒血流成像显示局部混迭现象（白箭头）。混迭区频谱显示流速为200 cm/s。混迭区附近频谱显示流速为40 cm/s（黄箭头），提示肾静脉存在血流动力学改变的显著狭窄。

图7.46　肾静脉狭窄

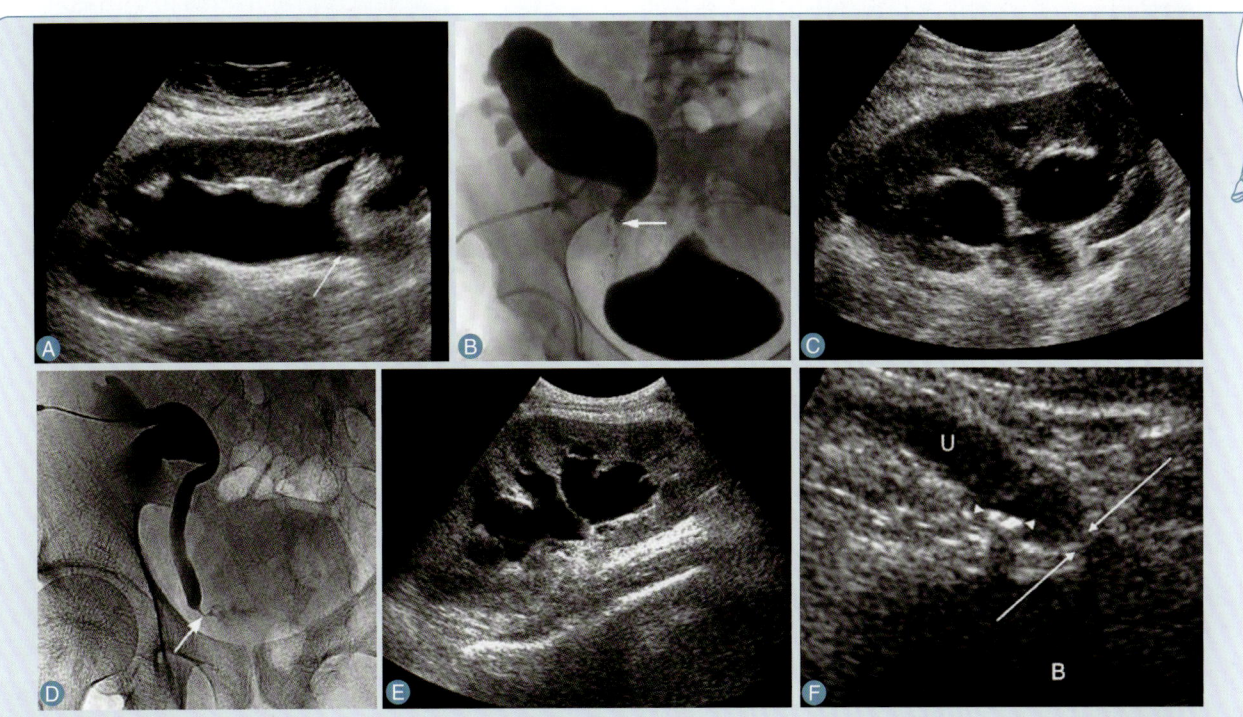

A、B.矢状面和经皮肾造影，可见继发于肾盂输尿管连接处狭窄而出现的3级肾盂扩张（箭头）；C.矢状面显示4级肾盂扩张，超声未扫查到远端输尿管；D.经皮肾造影示输尿管膀胱连接处狭窄（箭头）；E、F.矢状面（图E）显示由输尿管膀胱连接处狭窄（图F）导致的3级肾盂扩张（箭头）。三角箭头：未造成梗阻的小结石；B：膀胱；U：输尿管。

图7.47　输尿管狭窄

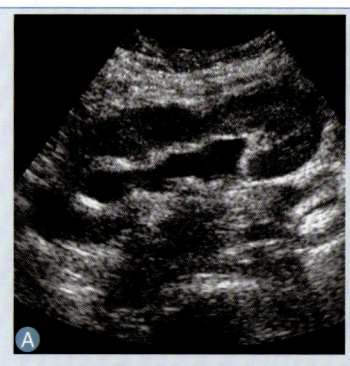 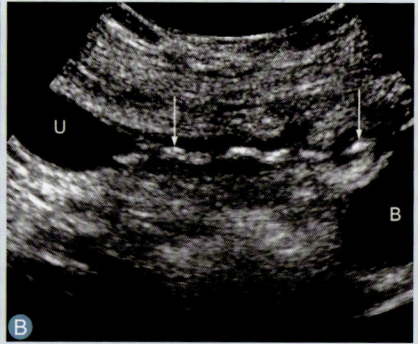 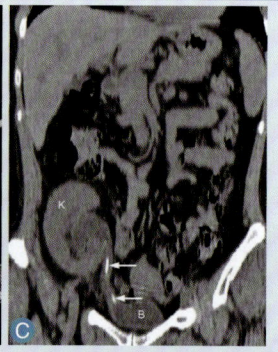

A.矢状面显示3级肾盂扩张;B.远端输尿管(U)矢状面显示多发结石(箭头);C.冠状面CT显示多发梗阻性输尿管结石(箭头)。B:膀胱;K:肾脏。

图7.48 多发结石所致的输尿管梗阻

轻度肾盂肾盏扩张可继发于非梗阻性病因,如过度水化、输尿管张力降低(移植肾失去神经支配)和输尿管-膀胱反流,也可短暂发生于术后即刻的吻合口周围水肿等。此外,多发肾盂旁囊肿可与扩张的集合系统表现类似(图7.50)。

(七)动静脉畸形和假性动脉瘤

肾实质内动静脉畸形是在经皮穿刺活检时动静脉血管损伤所导致的,通常无临床症状,临床后遗症较少。尽管有研究报道移植后动静脉畸形的发生率为1%~18%,但由于大多数动静脉畸形体积较小且能自愈,因此其发生率目前尚不清楚。在极少数病例中,大的动静脉畸形可引起出血、高输出性心力衰竭或大量分流引起肾灌注减少。对于这些患者,通常需要经皮栓塞治疗。

灰阶超声可能无法显示小的动静脉畸形。彩色多普勒血流成像示肾实质内可出现明亮五彩镶嵌的局部混迭区,通常与主要的供血动脉或回流静脉有关。动静脉畸形内的湍流引起血管周围组织的振动,从而使肾脏血管外相邻的软组织出现彩色血流信号。所有的动静脉畸形在频谱多普勒超声可表现为典型的低阻、高速、动静脉混杂的图像。如果检测到主要回流静脉,其波形可能呈搏动性或动脉性(图7.51,动图7.3)。

在彩色多普勒血流成像中,肾皮质内局灶营养不良性钙化或小结石可表现为与动静脉畸形类似的明亮五彩镶嵌的血流信号,称为快闪伪像。可通过

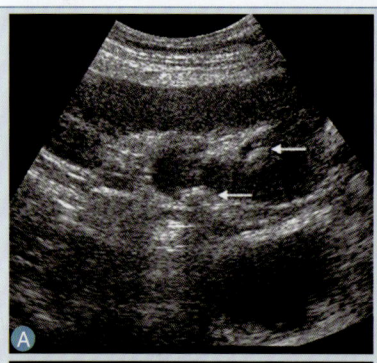 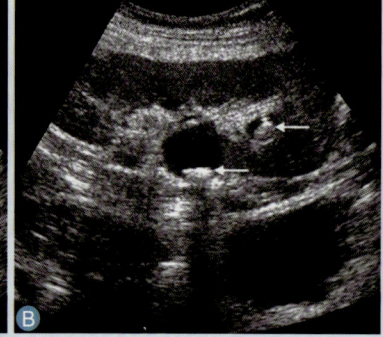 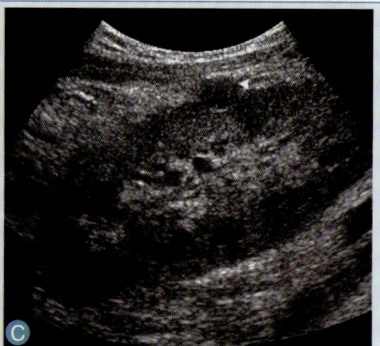
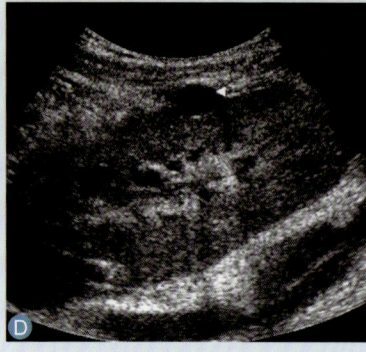

A.矢状面几乎检测不到结石(箭头)和扩张的肾集合系统;B.谐波成像显示扩张的肾集合系统呈无回声,提高了结石的分辨率(箭头),从而可显示后方声影;C.灰阶超声显示肾皮质内囊肿(箭头),内透声差;D.谐波成像显示囊肿呈无回声,内回声均匀(箭头),透声佳。

图7.49 两组谐波成像

频谱多普勒与动静脉畸形鉴别，钙化或小结石在频谱多普勒上表现为特征性的线状条带。在临床中，还可观察到钙化灶后方的彩色条状伪影会延伸到取样框边界处，但在动静脉畸形中并不会出现这种现象，因此利用这种方法可以有效鉴别血管畸形和局灶性钙化（图7.52）。

假性动脉瘤可由经皮穿刺活检时血管损伤引起，更多的是发生在血管吻合口处，可位于肾内或肾外（图7.53，图7.54，动图7.4）。与肾内假性动脉瘤相比，肾门处的假性动脉瘤破裂风险更高。假

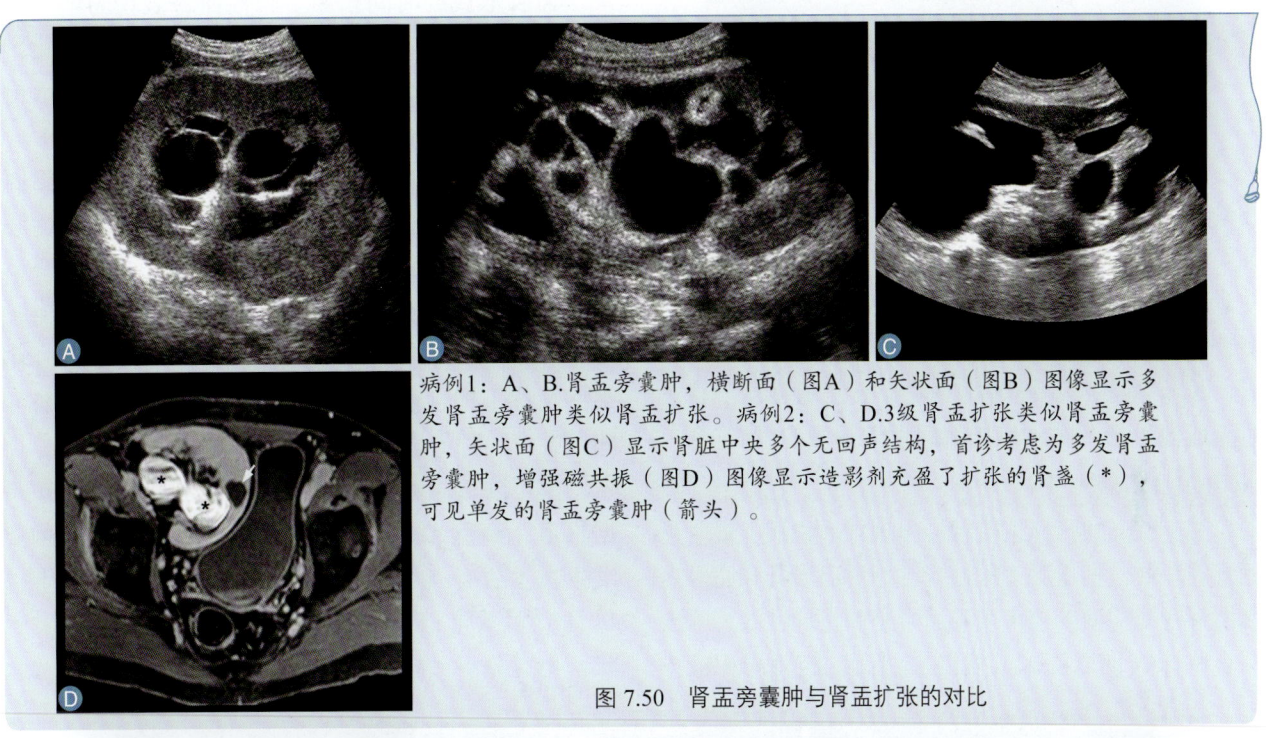

病例1：A、B.肾盂旁囊肿，横断面（图A）和矢状面（图B）图像显示多发肾盂旁囊肿类似肾盂扩张。病例2：C、D.3级肾盂扩张类似肾盂旁囊肿，矢状面（图C）显示肾脏中央多个无回声结构，首诊考虑为多发肾盂旁囊肿，增强磁共振（图D）图像显示造影剂充盈了扩张的肾盏（*），可见单发的肾盂旁囊肿（箭头）。

图 7.50　肾盂旁囊肿与肾盂扩张的对比

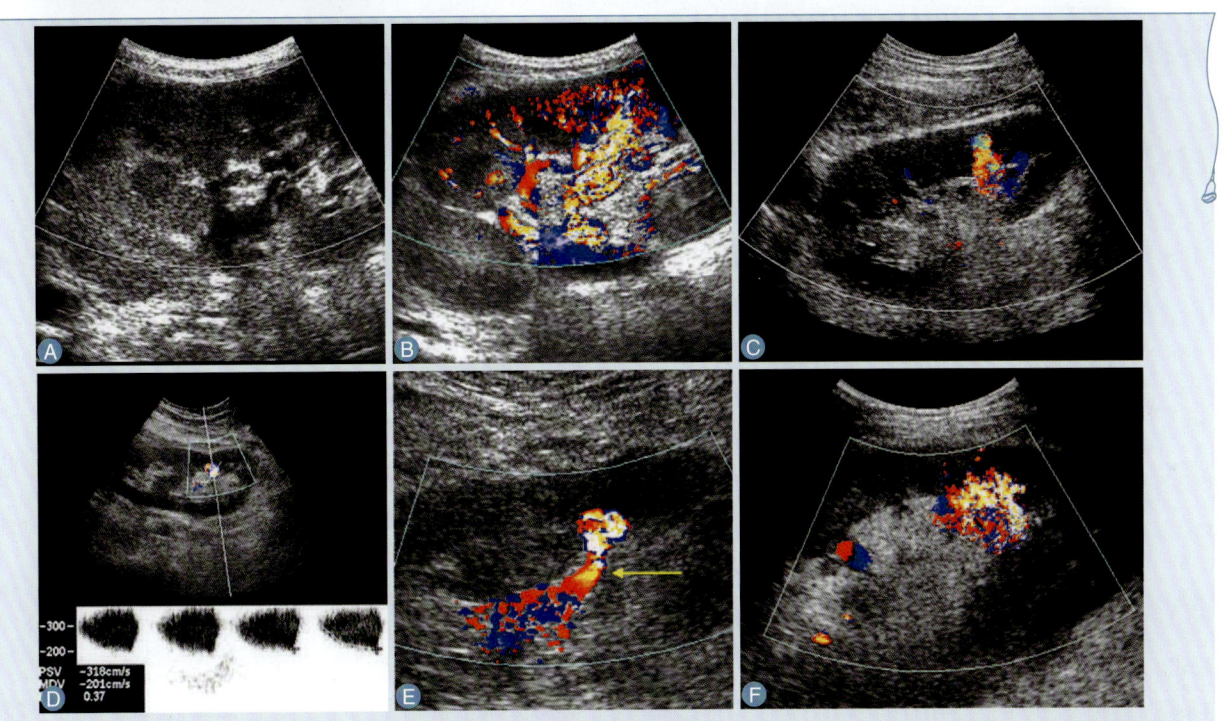

A.灰阶超声未见明显动静脉畸形；B.相应的彩色多普勒显示大的动静脉畸形；C.矢状面显示肾下极的动静脉畸形；D.频谱多普勒显示图C中的动静脉畸形呈高速、低阻波形；E.矢状面显示动静脉畸形与供血血管（箭头）；F.矢状面显示肾下极动静脉畸形伴有周围组织振动。

图 7.51　动静脉畸形

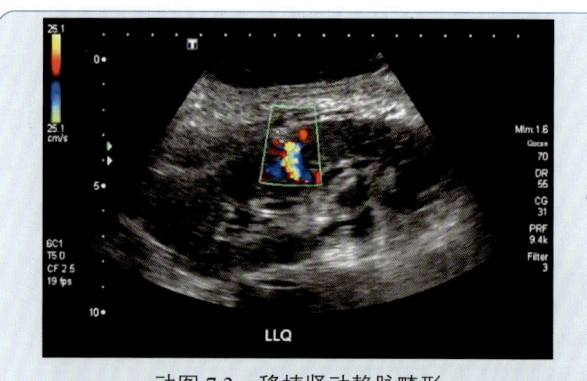

动图 7.3 移植肾动静脉畸形

性动脉瘤的灰阶超声图像表现与单纯性或复杂性囊肿类似。彩色多普勒血流成像很容易在未闭合的假性动脉瘤瘤腔内探查到涡流状血流信号，而频谱多普勒超声可探测到往返型或无规律的动脉频谱波形。位于肾实质或肾门处的囊肿应使用彩色多普勒血流成像进行评估，以排除假性动脉瘤的可能。

（八）积液

多达50%的肾移植受者会出现肾周积液。最常见的肾周积液包括血肿、尿性囊肿、淋巴囊肿和脓肿。移植肾肾周积液的超声表现通常是非特异性的，需要综合临床表现以明确其病因。然而，当肾周积液中出现气体，且无近期经皮介入病史，此时可高度提示脓肿。在常规扫查时应记录每一处积液的范围和位置，其积液量增加可能提示需要手术干预。

术后血肿大小不一，但通常体积较小，位于肾周，无明显临床症状，可自行吸收。其超声表现取决于血肿形成的时间长短。急性血肿表现为回声不均匀的实性肿块。随着时间的推移，血肿将液化，呈内部可见线状或分隔的混合回声结构。穿刺活检后血肿的形态与术后血肿相似（图7.55，图7.56）。

据报道，高达6%的肾移植患者会在术后2周内发生尿漏或尿性囊肿，通常继发于吻合口漏或输尿管缺血。在极少数病例中，尿性囊肿可能由集合系统重度梗阻引起（图7.57）。灰阶超声图像上，尿性囊肿呈边界清晰的无回声区，可伴有肾积水，在某些情况下尿性囊肿会迅速增大。大量尿液外漏可能导致广泛外渗液和尿性腹水。

淋巴囊肿可由手术过程中髂淋巴管破坏引起，据报道，高达20%的患者术后出现淋巴囊肿。通常发生在术后4~8周，但也可能发生在移植后数年。尽管大多数淋巴囊肿是偶然发现的，且无临床症状，但它是导致输尿管梗阻的最常见病因。淋巴囊

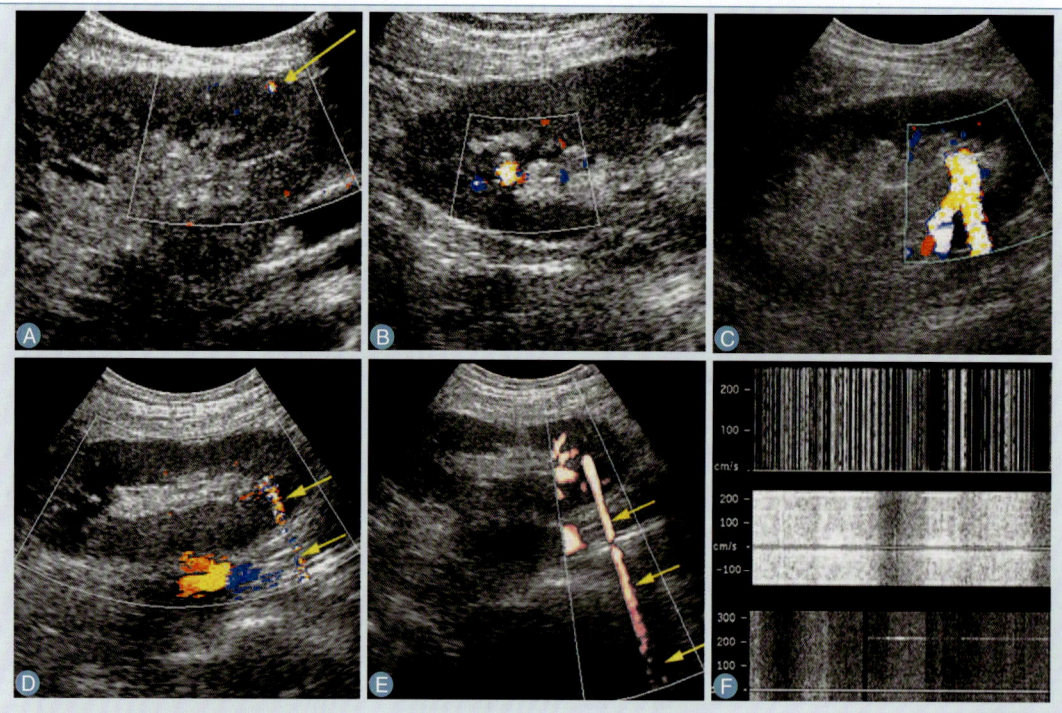

A~C.矢状面显示由肾下极营养不良性皮质内钙化（图A箭头）、肾上极结石（图B）及肾下极结石（图C）产生的快闪伪像。D~F.显示与动静脉畸形的鉴别点，在彩色多普勒（图D）和能量多普勒（图E）上，可以在肾边界后方看到彩色伪像（箭头），该伪像的大小随取样框的大小而变化，在频谱多普勒超声（图F）上，快闪伪像在这3个频谱图像上呈特征性线状条带。

图 7.52 动静脉畸形：鉴别诊断

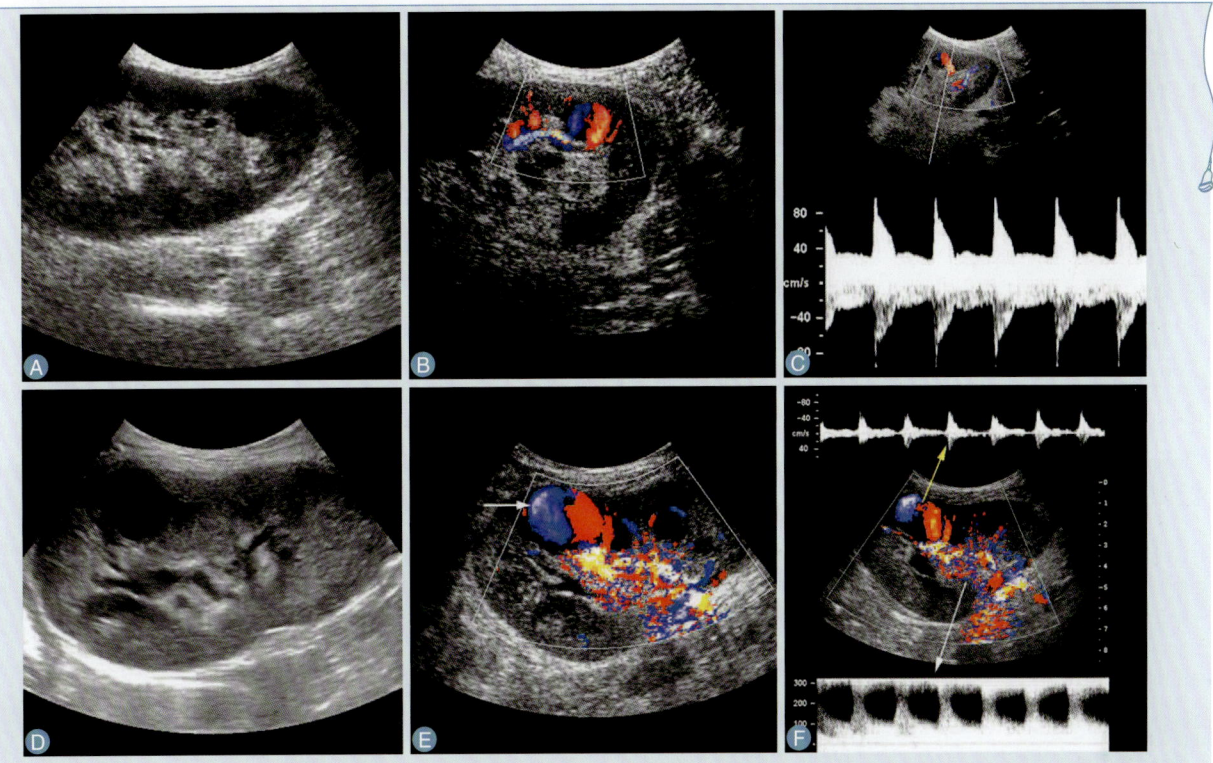

病例1：A.矢状面显示肾下极无回声结构，类似单纯性囊肿；B.但彩色多普勒血流成像可见该无回声结构内涡流状血流信号，提示为假性动脉瘤；C.频谱多普勒超声在图B假性动脉瘤内检测到无规律涡流。病例2：D.矢状面显示肾上极无回声结构；E.彩色多普勒超声在图D中的无回声结构中检测到涡流（箭头），与大的中央动静脉畸形相邻；F.频谱多普勒超声显示假性动脉瘤内杂乱无章血流（黄箭头）和动静脉畸形中央的低阻高速血流信号（白箭头）。

图 7.53　肾内假性动脉瘤

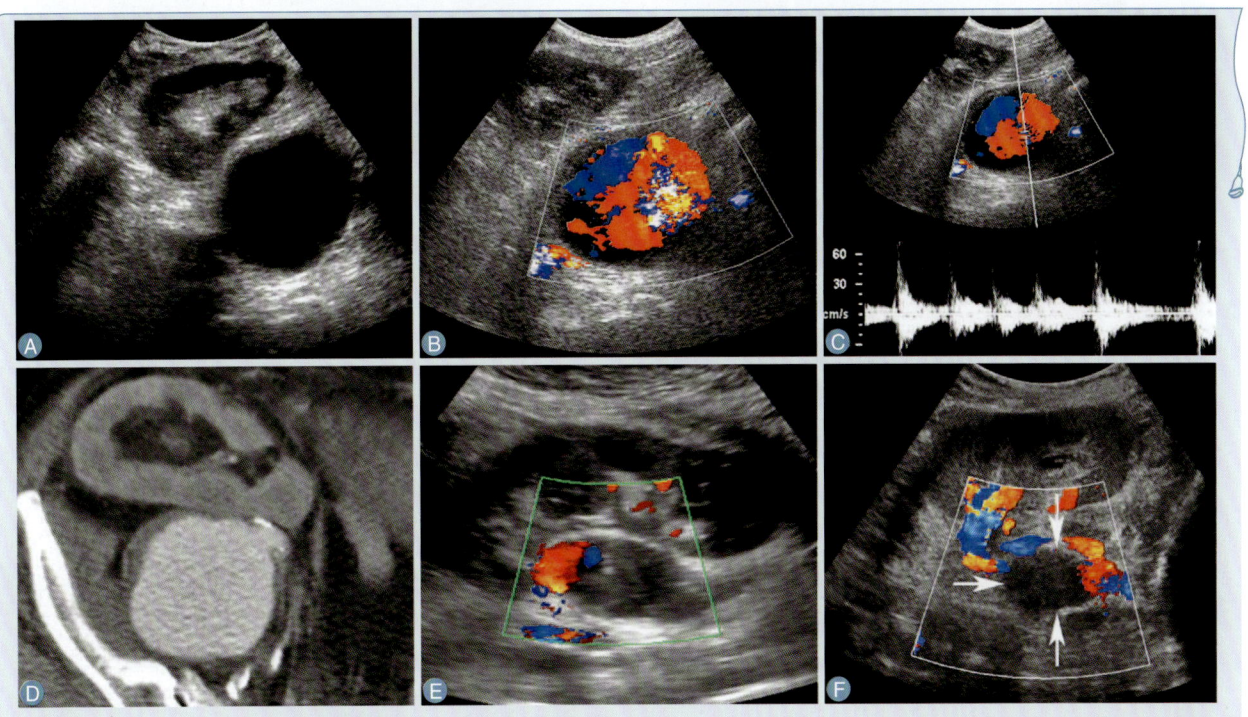

A.横断面显示邻近肾门的无回声结构；B.彩色多普勒血流成像显示该结构内涡流状血流信号，提示为假性动脉瘤；C.频谱多普勒超声显示假性动脉瘤内杂乱无章的血流信号；D.CT示肾动脉吻合处出现的假性动脉瘤；E、F.在另一患者中，彩色多普勒血流成像显示假性动脉瘤内部分血栓形成（箭头）。

图 7.54　肾外假性动脉瘤

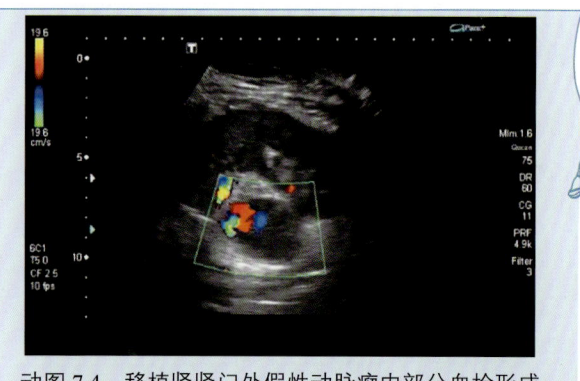

动图 7.4 移植肾肾门处假性动脉瘤内部分血栓形成

肿可能继发感染或影响静脉回流，导致下肢、阴囊或阴唇水肿。出现临床症状时可进行抽液（切开引流或经皮穿刺）治疗或造瘘放置引流袋。淋巴囊肿在灰阶超声图像上可呈边界清晰的无回声或内部可见细小点状回声（图7.58，图7.59）。

三、胰腺移植

胰腺移植是唯一可以调节自身内分泌的替代治疗方法，适用于特定的存在严重并发症的Ⅰ型糖尿

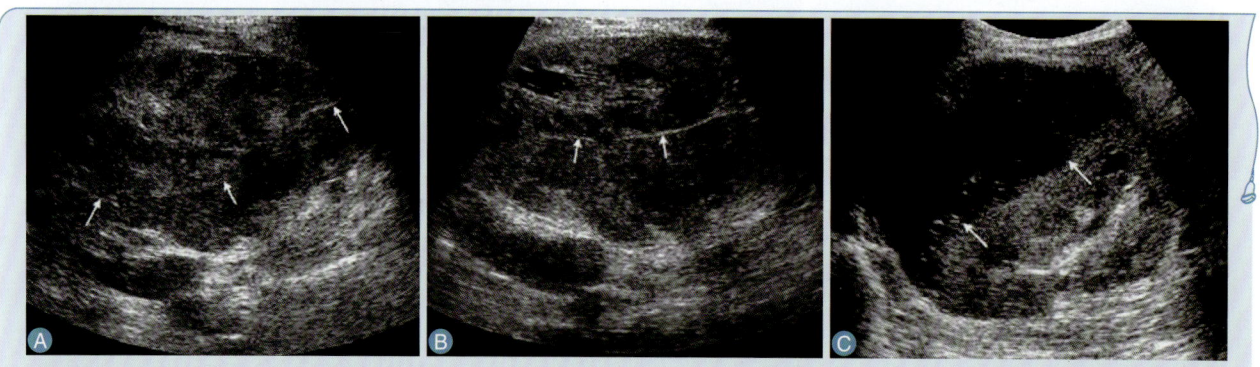

A.矢状面显示急性血肿表现为实性不均质包块；B.1周后，血肿内出现少许液化区域；C.1个月后，液化区域因高渗效应增大。箭头：肾皮质和血肿的交界处。

图 7.55 移植肾活检后继发包膜下血肿

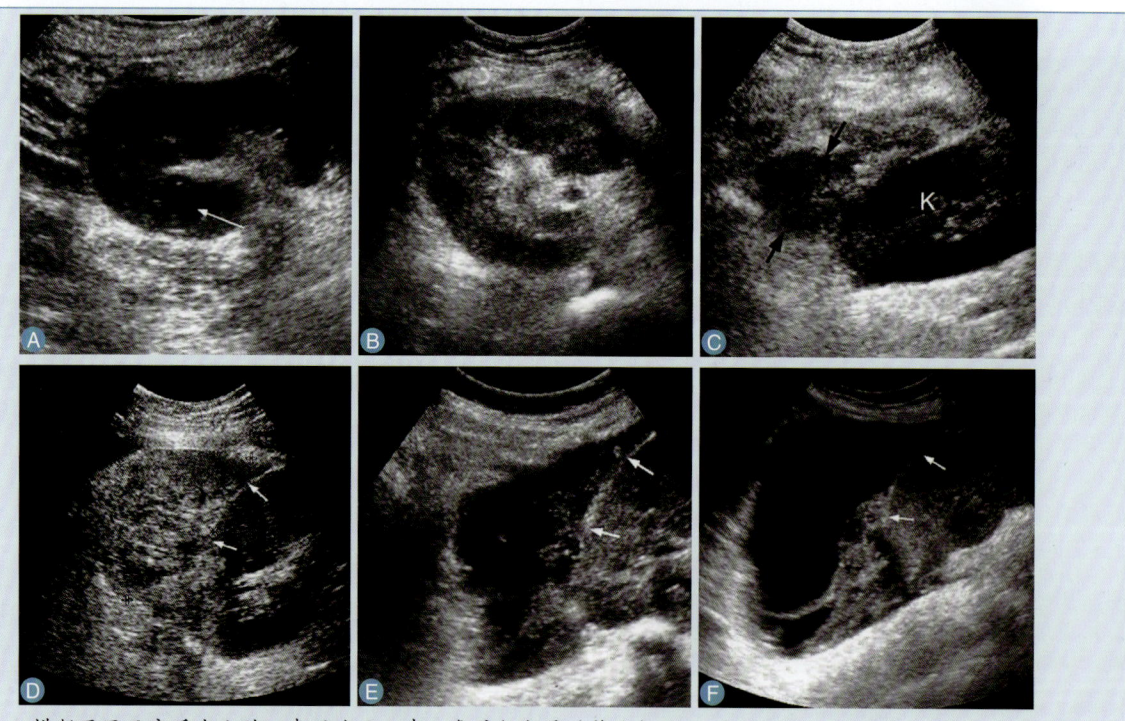

病例1：A.横断面显示实质内血肿，表现为无回声，囊壁欠光滑（箭头）；B.8个月后，血肿吸收。病例2：C.矢状面显示低回声实性肿块（箭头）紧邻移植肾上极（K）。病例3：D~F.术后肾周血肿，矢状面（图D）显示术后1天血肿，表现为内部回声不均匀的实性肿块，4周后（图E），血肿开始液化，内部散在实性成分，6周后（图F），血肿几乎完全液化，箭头指示血肿和肾皮质的交界处。

图 7.56 血肿

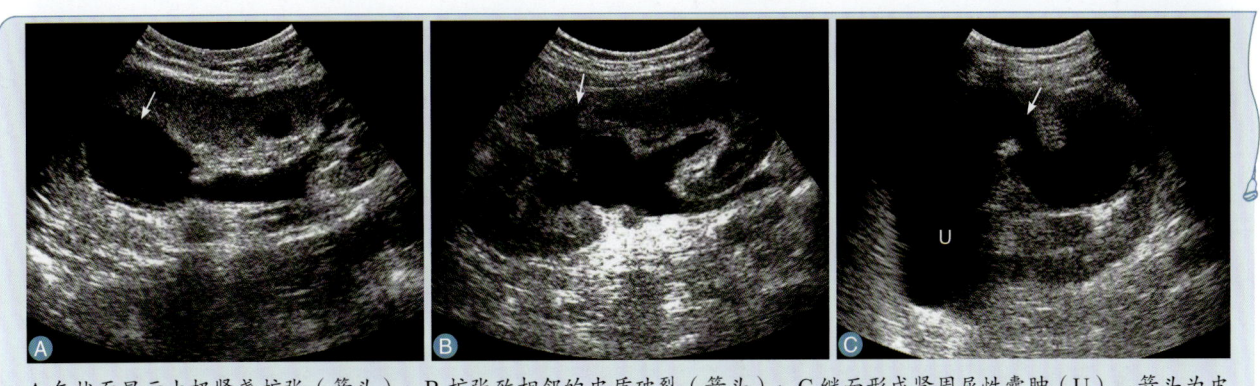

A.矢状面显示上极肾盂扩张（箭头）；B.扩张致相邻的皮质破裂（箭头）；C.继而形成肾周尿性囊肿（U），箭头为皮质破损处。

图7.57 继发于重度输尿管膀胱交界处梗阻的尿性囊肿

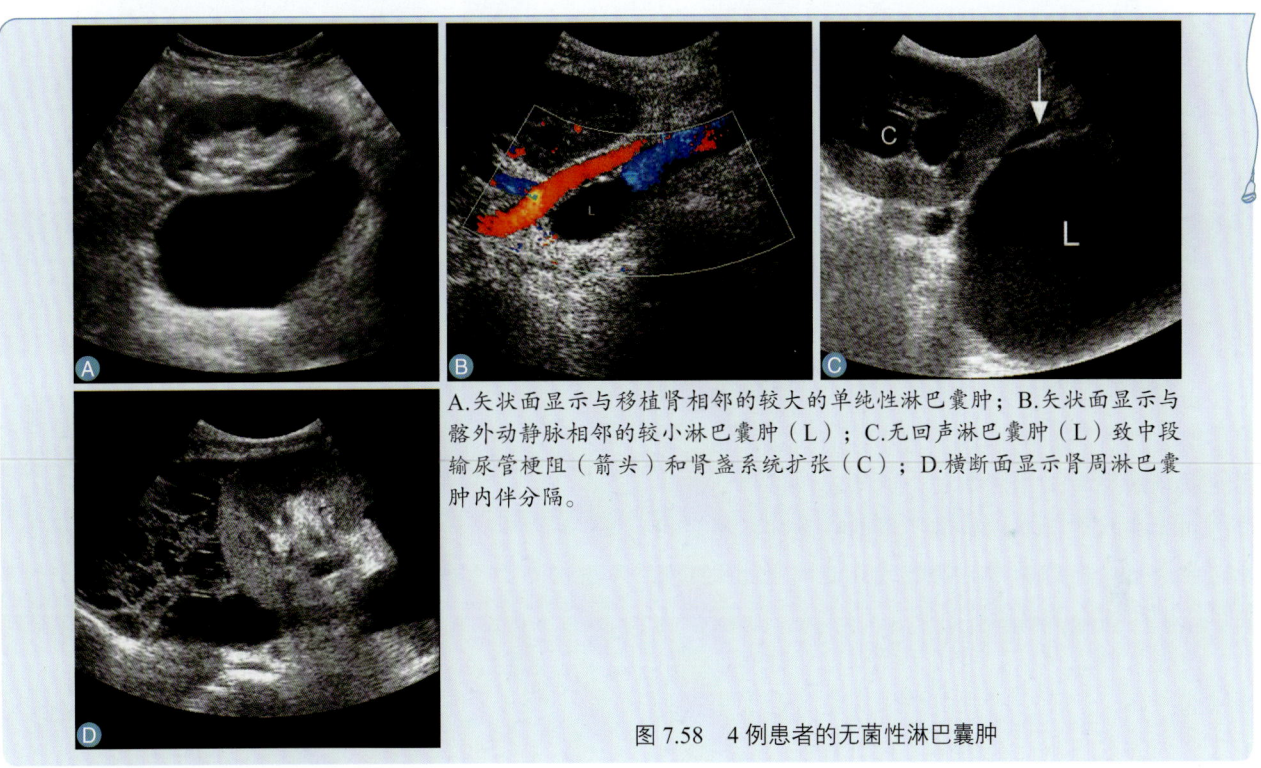

A.矢状面显示与移植肾相邻的较大的单纯性淋巴囊肿；B.矢状面显示与髂外动静脉相邻的较小淋巴囊肿（L）；C.无回声淋巴囊肿（L）致中段输尿管梗阻（箭头）和肾盂系统扩张（C）；D.横断面显示肾周淋巴囊肿内伴分隔。

图7.58 4例患者的无菌性淋巴囊肿

病患者。80%以上受者在术后1年内不再需要外源性胰岛素。自1988年以来，美国实施了超过15 000例胰肾联合移植和6000例胰腺移植，病例1年生存率超过90%。

胰腺移植旨在恢复具有足够功能的胰岛β细胞群，从而恢复生理性的血糖调节机能，尤其适用于胰岛素依赖型糖尿病患者。受者常患有Ⅰ型糖尿病伴终末期肾功能衰竭，并伴有其他如神经病变和动脉粥样硬化疾病的糖尿病远期后遗症。改善血糖的控制可有效降低糖尿病患者发生远期并发症的风险，胰肾联合移植可有效提高患者的长期生存率。

（一）外科手术技术

胰肾联合移植是美国最常用的胰腺移植术式，占所有胰腺移植手术的80%，该术式采取全胰移植联合肾移植以获得功能最佳的β细胞群。血肌酐对于移植胰腺功能障碍的判断十分重要，因为血清淀粉酶和脂肪酶并不是胰腺排斥的敏感或特异性标志物，血清淀粉酶检测排斥反应的敏感性仅为50%，而脂肪酶在排斥反应和胰腺炎中均可升高。建议在患者需要行透析治疗之前进行胰肾联合移植手术，此时血肌酐不仅可以作为肾脏排斥反应的标志物，还可作为胰腺排斥的替代标志物。

此外还有一些其他的胰腺移植的相关术式，如

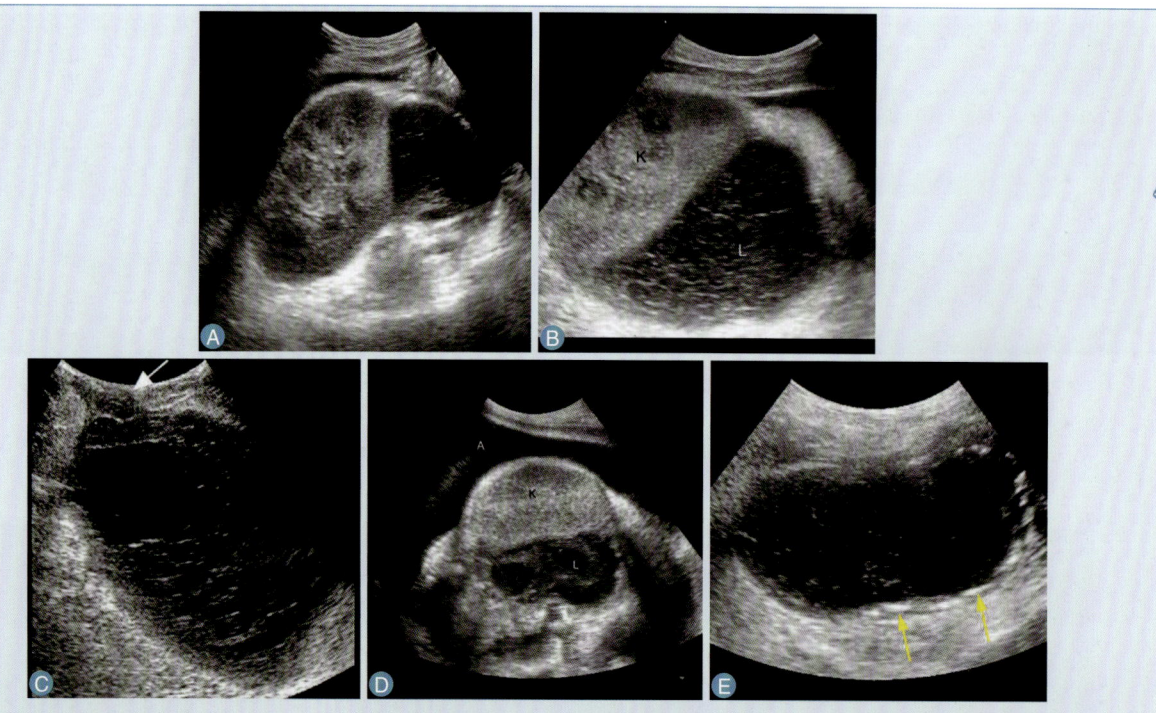

A.矢状面显示继发感染的淋巴囊肿内部少许细线样回声;B.内部多发线条样回声;C.内部线条样回声通过皮肤瘘管延伸至皮肤(箭头);D.厚分隔和内部透声差;E.内部点状回声和囊壁点状钙化(箭头)。A:腹水;K:肾脏;L:淋巴囊肿。

图 7.59　5 例患者继发感染的淋巴囊肿

肾移植成功后二期行胰腺移植,此术式约占美国胰腺移植的25%。通常建议5岁以下伴有持续严重并发症的糖尿病患者采用此术式,通常建议选择活体供肾;而无症状性低血糖是最严重的并发症,患者可能完全没有低血糖的常见特征或其他预警征象(如颤抖、出汗和心动过速)。

单独行胰腺移植,可用于无糖尿病肾病证据的糖尿病患者,然而只有少数糖尿病患者会采用这种术式,因为它仅限于在医学上难以管理的症状性低血糖患者。

目前有两种成熟的胰腺移植技术。传统术式使用膀胱进行外分泌引流(十二指肠膀胱造口术)并使用髂血管为动静脉供血,被认为对于预防及控制术后感染发生,更为安全。膀胱外分泌引流术将供体十二指肠与受体膀胱吻合,将供体门静脉与受者髂外静脉吻合(经体循环静脉-内分泌引流)(图7.60)。此术式将胰腺置于盆腔右侧,将肾脏置于盆腔左侧。胰液长期流入膀胱会造成脱水、代谢性酸中毒和移植胰腺炎等问题,胰液中高水平的淀粉酶和脂肪酶导致化学性膀胱炎发生风险也较高,可导致反复尿路感染和血尿。男性患者患尿道感染和龟头炎的风险升高,进而可能导致尿道狭窄。

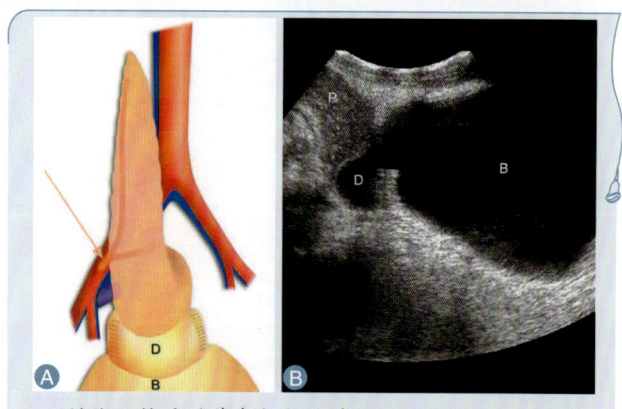

A.供体门静脉(紫色)与髂外静脉吻合,供体Y型动脉移植物(红箭头)与髂外动脉吻合,十二指肠残端(D)与膀胱(B)吻合;B.矢状面图像显示十二指肠残端与膀胱(B)吻合。P:胰腺。

图 7.60　胰腺移植:体静脉回流术式(传统术式)

由于上述并发症的存在,胰腺移植手术转向了肠道或以肠道为基础进行引流的方式,十二指肠空肠吻合术用于胰液外分泌引流应运而生,可通过侧侧吻合或 Roux-en-Y 吻合术得以实现。

内分泌引流使用体循环(供体门静脉与右髂总静脉或远端下腔静脉吻合)或门静脉(供体门静脉与肠系膜上静脉吻合)(图7.61)。该术式与传统术式相比更符合生理特性,且不会引起脱水或代谢性酸中毒。而且与传统术式中经体循环-膀胱引流相比，此术式血糖控制更佳，空腹胰岛素水平更低，并且可能与移植物排斥发生率较低有关。表7.1显示了两种胰腺移植术式的主要差异（膀胱外分泌引流和肠道外分泌引流）。

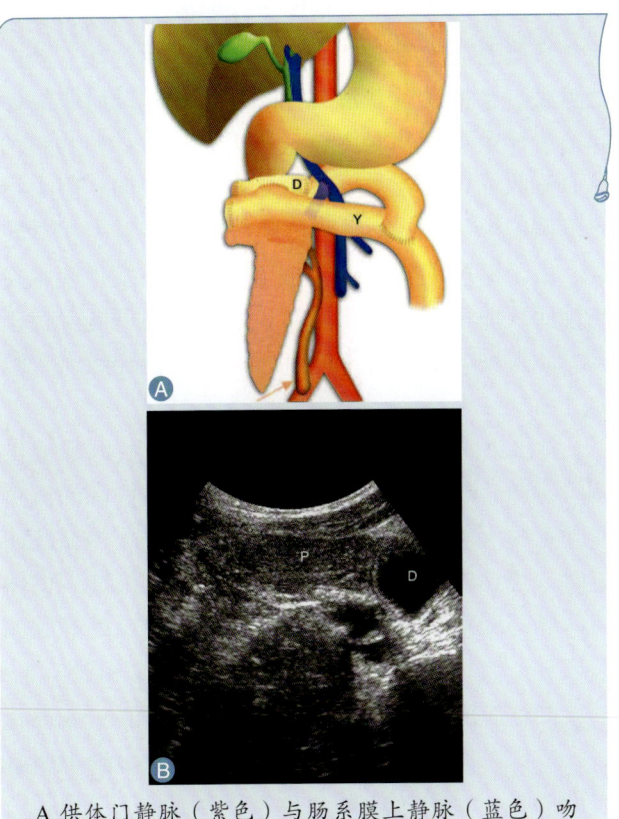

A.供体门静脉（紫色）与肠系膜上静脉（蓝色）吻合，供体动脉（箭头）与髂总动脉吻合，十二指肠残端（D）与空肠（Y）吻合；B.横断面显示移植胰腺（P）伴十二指肠残端积液（D）。

图7.61 胰腺移植：门静脉-肠内引流（新术式）

表7.1 胰腺移植手术技术

	体循环-膀胱引流	门静脉-肠道引流
位置	右下腹	右上腹
胰腺方位	胰头朝向足侧	胰尾朝向足侧
动脉血供	供体Y型动脉移植物与受者髂总动脉吻合	供体脾动脉与受体髂总动脉吻合
静脉引流	供体门静脉与髂外静脉吻合	供体门静脉与肠系膜上静脉吻合
外分泌引流	体循环	门静脉
内分泌引流	供体十二指肠残端至受体膀胱	十二指肠段与空肠Roux-en-Y环吻合

1. 静脉引流

现有的两种静脉引流方法，一种是经体循环引流，采用移植物门静脉与受体髂静脉或腔静脉吻合，另一种经门静脉引流术则引流至受体肠系膜上静脉。与经体循环引流相比，门静脉引流在长期随访中没有更多优势。

2. 动脉血供

上述两种手术方式（经体循环引流和经门静脉引流），动脉供血均是将供体髂总动脉连接到受体的髂总动脉或髂外动脉。在笔者医疗中心普遍使用来自供体髂总动脉、髂外动脉和髂内动脉组成Y型血管分别与供体胰腺的肠系膜上动脉和脾动脉行端端吻合。其他方式包括：形成单个供体髂动脉管道（如髂总动脉和髂内成型，或髂总动脉与髂外动脉成型），即以端端吻合的方式进行肠系膜上动脉的吻合，以端侧吻合的方式进行脾动脉与髂血管的吻合。然而，门静脉引流术式与体循环引流术式相较，血管会长很多。

（二）正常移植胰腺超声表现

超声医师对移植胰腺进行检查评估前，需仔细阅读手术记录或与外科医师进行沟通，了解移植使用的术式、移植胰腺在腹腔中的位置及血管吻合方式。

经体静脉引流方法，胰头置于髂窝，胰体尾斜置于中腹，胰尾位置高于胰头。

经门静脉引流方法，移植胰腺置于腹部右侧结肠系膜下间隙内，胰头在上，胰体尾在下，以使受体的肠系膜上静脉与移植胰腺门静脉吻合。某些情况下，移植胰腺可于横向中线水平放置，使受体肠系膜上静脉矢状朝向移植胰腺门静脉。

正常移植胰腺具有正常胰腺的灰阶特征，边缘清晰、回声均匀，与肝脏回声相等或稍低，胰管纤细不扩张（图7.62，动图7.5，动图7.6）。胰周脂肪回声正常，偶尔可观察到微量的胰周积液，通常可自行消退。彩色多普勒超声显示肠系膜血管有助于

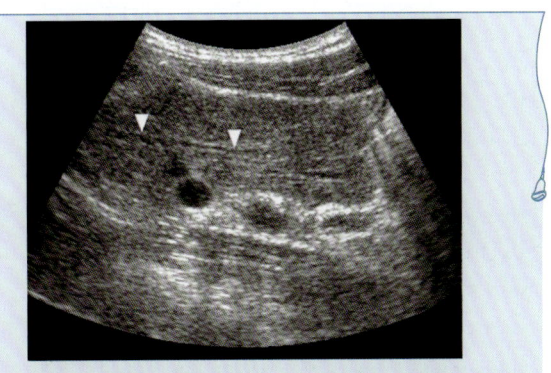

灰阶超声显示移植胰腺回声和纹理正常，胰管未扩张（箭头）。

图7.62 正常移植胰腺

移植胰腺的定位，尤其是由于肠内气体干扰导致移植胰腺无法清晰显示时。正常移植胰腺的频谱多普勒超声多为连续单相静脉血流和低阻动脉波形。

如果患者体型较瘦且移植胰腺位于右侧髂窝内相对表浅的位置，则可以使用5～12MHz高频线阵探头进行扫查。探头加压和让患者右前斜位将有助于推开覆盖于移植胰腺表面的肠气。彩色多普勒和能量多普勒对于定位移植胰腺腺体及确认移植物血管具有很大帮助，特别是当移植胰腺因肠气干扰显示不清时。频谱多普勒超声显示正常移植胰腺静脉呈连续单相血流，动脉呈收缩期快速上升，舒张期连续的低阻波形。

（三）超声造影的应用

CT和MRI常用于诊断术后并发症，然而对存在肾功能损害的患者，必须考虑碘造影剂对其影响。同样，在行增强MRI时，尤其是肌酐升高的患者，需权衡获益和肾源性系统纤维化的潜在风险。

超声造影可避免潜在肾损伤，增强移植胰腺与周围组织对比，还可评价低灌注区。超声造影的其他优势包括安全性高、患者耐受性好和无电离辐射。因移植胰腺为富血供器官，超声造影可显示微循环减少或缺失的区域。超声造影为血池造影剂，因此可显示局部灌注减少或灶性坏死，并可辅助超声准确引导组织活检。同时超声造影对于早期移植胰腺排斥反应的诊断具有一定参考价值。

（四）移植胰腺异常

移植胰腺血管系统由以下部分组成。

- 髂动脉与供体肠系膜上动脉和脾动脉吻合，通常从肠系膜上动脉、脾动脉的近端及远端、胰内动脉弓、胰横动脉获取频谱，用以评估动脉收缩期峰值流速及移植胰腺内血管阻力。正常移植胰腺动脉血流收缩期快速上升，舒张期持续正向，阻力指数范围0.5～0.7，表明移植胰腺内血管阻力相对较低。由于移植胰腺无包膜覆盖，因此在发生胰腺炎或排斥反应出现胰腺水肿时，血管阻力可能保持正常，此特征与移植肾不同，肾内水肿会导致血管阻力升高。

- 移植胰腺脾静脉与肠系膜上静脉共同形成供体门静脉，与受体髂静脉、腔静脉（体循环回流）或肠系膜上静脉（门静脉回流）相吻合。体循环回流时，可在静脉波形中观察到心脏搏动周期。供体门静脉与受体髂静脉或肠系膜上静脉吻合处静脉波形相对平缓并不少见，与该部位轻度狭窄相关。

静脉血栓形成和假性动脉瘤是最常见的并发症。

移植胰腺血栓形成时，患者可能会出现不明原因高血糖、移植区压痛，以及在经体循环-膀胱引流情况下血尿和尿淀粉酶水平降低。移植胰腺血栓形成可能导致胰腺功能障碍及坏死、胰腺炎、胰漏和败血症。

1. 血栓形成

移植物血栓形成包括动脉血栓形成和静脉血栓形成，发生率约为2%～19%，是导致移植物失功的第二大原因，仅次于排斥反应。由于移植胰腺血流速度低于移植肾，因此更易形成血栓。移植胰腺血栓形成并无特异性临床表现及体征，但及时检出血栓对于挽救移植胰腺和预防危及生命的并发症（如败血症和心血管衰竭）都至关重要。静脉血栓形成发生率约为5%，可增加出血性胰腺炎、组织坏死、感染、血栓延伸和肺栓塞的风险，应引起高度重视。

移植胰腺血栓形成根据术后诊断时间可分为早期血栓形成和晚期血栓形成。早期血栓形成发生在移植后1个月内，常继发于供胰保存过程中微血管损伤或手术操作不当。晚期血栓形成发生在移植术后1

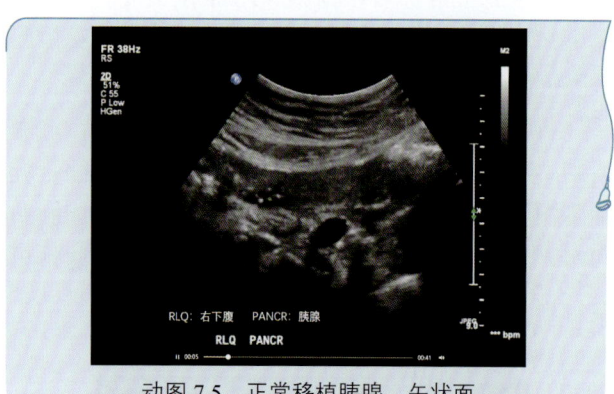

动图7.5 正常移植胰腺，矢状面

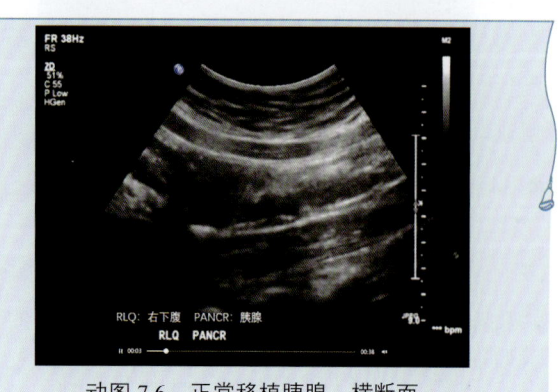

动图7.6 正常移植胰腺，横断面

个月，通常由免疫性动脉炎引发小血管逐渐闭塞，最终导致近端血管完全闭塞。其他易导致移植物血栓形成的技术因素包括凝血异常、保存时间延长、供体血管不良、移植胰腺置于左侧导致吻合口过深，以及移植物静脉保留过长等。

是否需要手术干预取决于血栓的严重程度。移植胰腺脾动静脉血栓形成可导致移植物胰体尾梗死，移植胰腺肠系膜上动脉和肠系膜上静脉血栓可导致胰头和移植十二指肠梗死。急性血栓形成时胰腺常表现为肿大，而慢性血栓形成时表现为移植胰腺弥漫性萎缩。

静脉血栓形成比动脉血栓形成更为常见，可发生于肠系膜上静脉、脾静脉或同时存在，导致管腔完全或部分闭塞。隐匿性胰腺炎相关的静脉炎可导致静脉血栓形成。其他引发静脉血栓形成的机制包括吻合口周围积液引起血流淤滞，或移植胰腺移位导致静脉吻合口牵拉或扭转。位于胰十二指肠血管远端的肠系膜上静脉残端内血流淤滞也可能导致静脉血栓形成。

移植胰腺内的静脉血栓可局限于原位，不累及门静脉、髂静脉、下腔静脉（体循环回流）或肠系膜上静脉（门静脉回流），因此移植胰腺功能可维持正常水平。但因其存在延伸可能，如超声显示不清，可能需要在多期动态CT或MRI静脉期进行诊断。

脾静脉血栓形成时，多普勒超声显示动脉舒张期血流反向，静脉血流消失。影像学上移植胰腺门静脉的弥漫性狭窄，常常与受体静脉压力升高相关。

脾静脉完全性闭塞时可能需要溶栓治疗或与系统抗凝联合治疗。存在部分或完全闭塞的患者，如确认不合并隐匿性胰腺炎或血管受压，可行血管内血栓切除术。

由于胰腺炎、感染或脓肿，吻合口部位或其他部位可发生假性动脉瘤，手术创伤或活检也可导致假性动脉瘤。医源性假性动脉瘤可能与动静脉瘘有关。与之前描述的静脉残端血栓形成相似，手术造成肠系膜上动脉外周段和脾动脉段残端血流量减低及血液淤滞可导致残端血栓形成。

动脉血栓形成可发生于移植胰腺肠系膜上动脉、脾动脉或供体Y型血管结构。与其他类型移植物相比，胰腺的微循环血流量较低，增加了血栓形成的风险。胰腺内动脉侧支形成可减轻动脉血栓形成的影响，这表明只有一根同种异体移植动脉（肠系膜上动脉或脾动脉）通畅也足以保证移植胰腺的存活和功能。由于侧支血管管径相对较细，使用CT等方式评价效果更佳。

与其他术式相比，胰肾联合移植中血栓形成可能性最低；此外，与门静脉回流方法相比，体循环-膀胱引流方法血栓形成可能性较小。然而，门静脉-肠道引流方式中的Y型血管移植物因长度较长（移植胰腺放置在腹部的较高位置）更容易发生扭曲。

许多动脉并发症可通过血管内介入治疗，包括弹簧圈栓塞和覆膜支架植入。移植部位脓肿导致移植胰腺感染和假性动脉瘤形成时需要手术切除胰腺和假性动脉瘤。

超声可检测出移植胰腺动静脉内闭塞或非闭塞性血栓（图7.63）。笔者也观察到几例发生在动脉或静脉盲端缝合线上的血栓（图7.64）。频谱多普勒在闭塞性动脉血栓部位不能检测到动脉血流。当移植物静脉出现阻塞性血栓时，频谱多普勒上不显示静脉血流，动脉血流呈高阻频谱，表现为舒张期无血流（阻力指数=1）或血流反向。手术结扎的动脉内存在血栓时，在近血栓处可见折返血流，考虑继发于局部涡流，近端动脉波形正常。

2. 动静脉瘘和假性动脉瘤

动静脉瘘和假性动脉瘤是胰腺移植术后少见的并发症，可能与切取胰腺过程中沿胰腺下缘肠系膜血管结扎有关。当移植物感染时某些患者可能出现真菌性假性动脉瘤。

动脉畸形通常无法通过灰阶超声显示，但彩色多普勒超声可探及由畸形血管缠绕和邻近组织振动引起的"马赛克征"。典型动静脉瘘频谱多普勒表现为高速低阻血流（图7.65）。假性动脉瘤在灰阶超声上常表现为球形无回声结构，有时可检测到附壁血栓，频谱多普勒显示为典型的双期双向频谱。

3. 排斥反应

排斥反应是胰腺移植失败最常见的原因，发生率高达40%，分为超急性、急性和慢性排斥反应。由于评估移植胰腺功能障碍的临床参数对于检测排斥反应的敏感性及特异性较低，导致早期识别排斥反应面临巨大挑战。需注意的是，目前尚无区分急性排斥反应与血管血栓或胰腺炎的特异性生化指标。

尽管目前免疫抑制剂应用的进展降低了急性排斥反应的发生，但慢性排斥仍然是移植胰腺远期失败的主要原因之一。

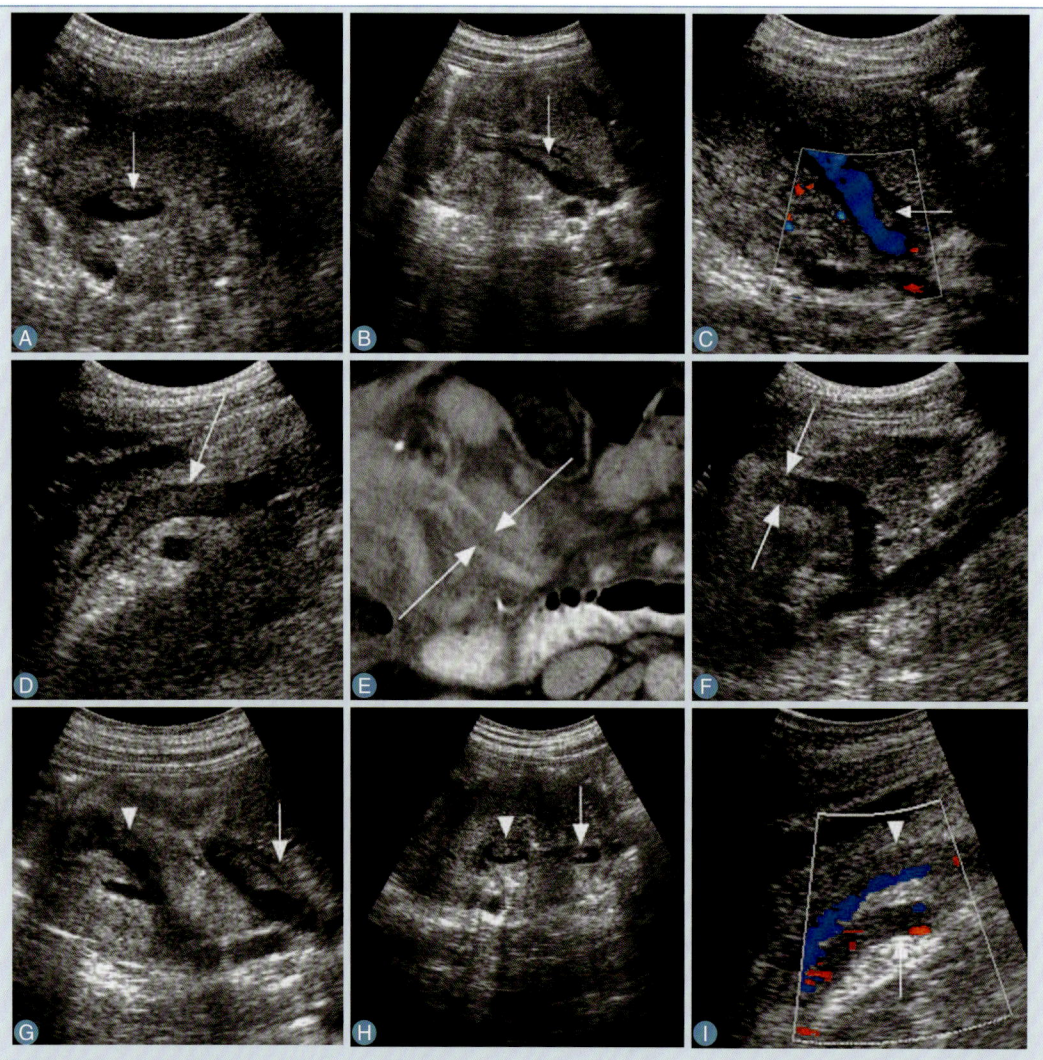

A~C.横断面、矢状切图像和彩色多普勒，可见非闭塞性静脉血栓（箭头）；D、E.灰阶超声和CT显示非闭塞性静脉血栓（箭头）；F.矢状面图像显示闭塞性动脉血栓（箭头）；G~I.矢状面、横断面图像和彩色多普勒，可见同一移植物中存在非闭塞性静脉（三角箭头）和动脉（箭头）血栓。

图7.63 不同患者移植胰腺血栓形成

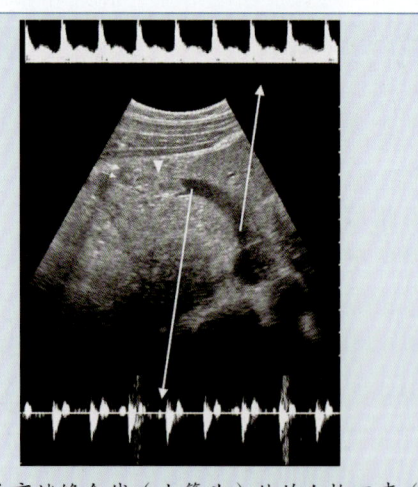

结扎动脉盲端缝合线（小箭头）处的血栓回声（箭头）。血栓附近的频谱呈双期双相波形（底部），而更远端的频谱波形（顶部）正常。

图7.64 缝合线附近血栓

超急性排斥反应非常少见，发生于术后即刻，通常由于受者血液中预先存在循环细胞毒性抗体，可导致血栓形成及移植胰腺即刻丧失功能。

急性排斥反应由自身免疫性血管炎导致，于移植后1周至3个月内出现。急性排斥反应时小血管闭塞，如果不尽早进行治疗会导致胰腺灌注减少和远期梗死。若急性排斥反应不能确诊或治疗不充分反复发作会导致慢性排斥反应，伴进行性小血管动脉内膜炎及腺泡萎缩，最终导致纤维化和实质萎缩。4%~10%的患者出现慢性排斥反应，表现为外分泌功能逐渐下降，随后内分泌功能下降。

发生排斥反应时，灰阶超声可探及移植胰腺内低回声区或多个无回声区，实质回声不均匀，呈斑片状改变（图7.66）。此外，发生排异反应时移植胰

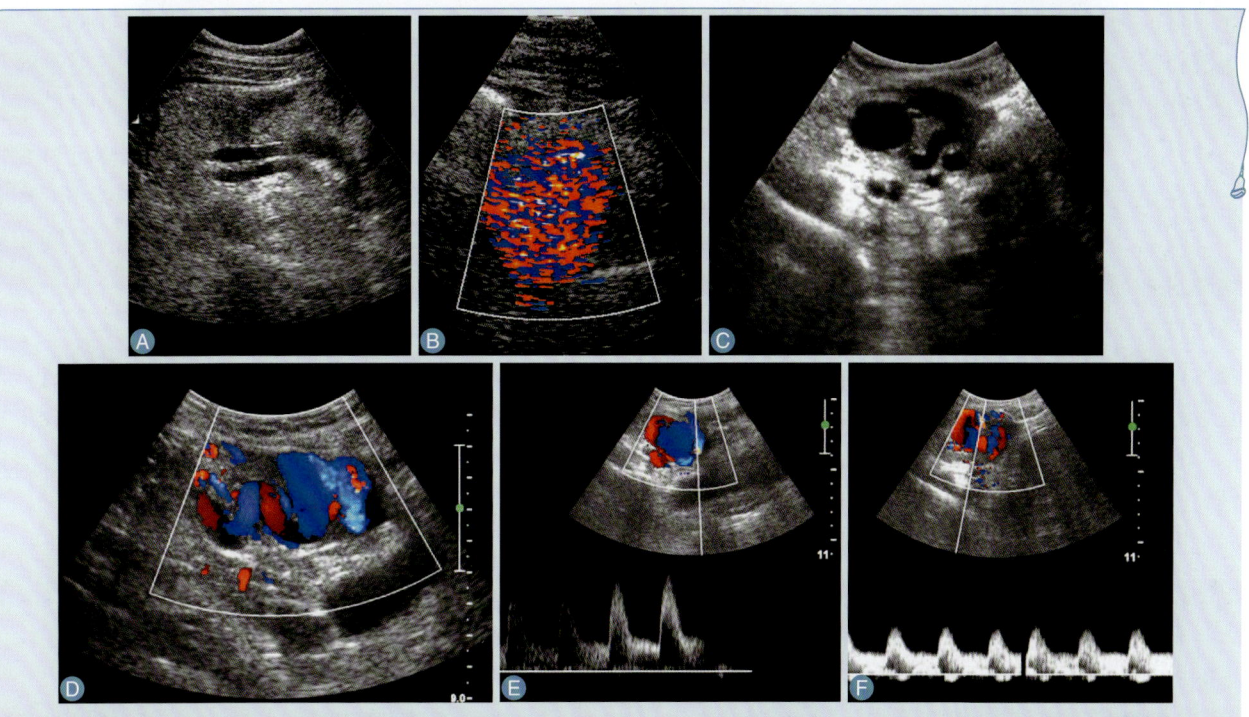

A、B.实质内动静脉畸形，横断面灰阶超声（图A）未见异常，彩色多普勒超声（图B）显示胰腺内继发于实质动静脉畸形的典型马赛克征；C~F.移植相关动静脉瘘，灰阶（图C）和彩色多普勒超声（图D）显示血管扩张，伴有动脉（图E）和动静脉混合波形（图F，译者注：原文为mixed atrial and venous waveforms，心房和静脉混合波形）

图 7.65　移植胰腺血管畸形

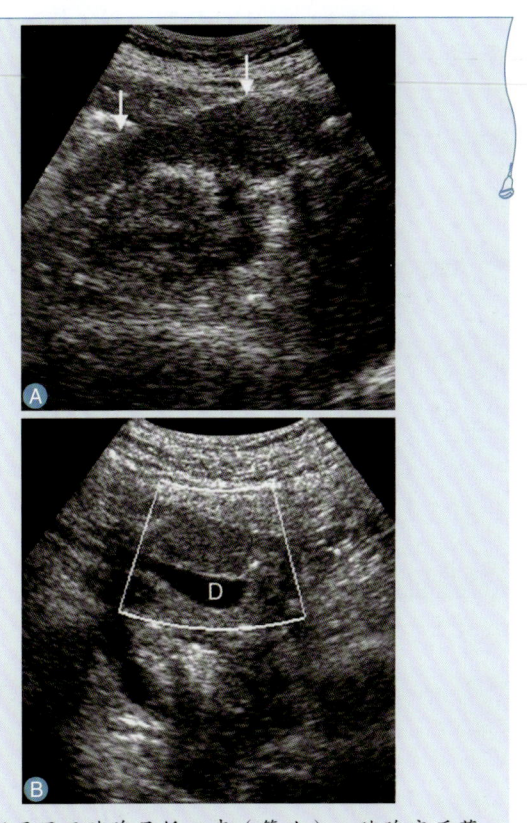

A.横断面显示胰腺呈低回声（箭头），胰腺实质萎缩；B.斜切面图像显示继发于周围实质萎缩的扩张胰管（D）。

图 7.66　移植胰腺排斥反应

腺的体积可能异常，通常情况下急性排异反应时胰腺体积增大，慢性排斥反应时萎缩。胰腺肿大对急性排斥反应的诊断敏感性为58%，特异性为100%。

动脉阻力指数对排斥反应的诊断价值尚存争议。有研究显示，移植胰腺供血动脉的阻力指数不能有效区分轻、中度排异反应和正常移植胰腺，其原因可能是移植胰腺缺乏完整的包膜，发生排斥反应时胰腺肿胀不一定会导致胰腺实质压力增加或血管阻力增加。经组织活检证实存在严重急性排斥反应的移植胰腺会检测到阻力指数升高（>0.8）。尽管阻力指数升高诊断严重排斥反应的敏感性较高，但特异性低。同样，在急性胰腺炎和胰腺缺血时也可以观察到移植胰腺肿大及回声不均匀。

超声造影在少部分移植胰腺患者的术后监测中，尤其对排斥反应的早期诊断具有重要作用。患者发生排斥反应时，时间-强度曲线的上升速度明显降低且最大增强强度减小，即峰值强度显著降低，达峰时间延长。在治疗成功后，上述参数恢复正常。

值得一提的是，影像引导下活检可确诊排斥反应，并对程度进行分级。

4. 胰腺炎

几乎所有患者在手术后即刻出现胰腺炎临床症

状，可能与缺血和再灌注损伤相关，通常波及整个移植胰腺。

移植术后48~96小时内可出现血清淀粉酶的一过性升高，通常无临床意义。也可伴有尿淀粉酶的一过性轻度升高。

附着于肠系膜上动脉残端的供体肠系膜脂肪局灶性水肿与供体淋巴管的结扎有关，应避免误诊为局灶性胰腺炎。胰腺炎的其他原因包括胰管部分或完全闭塞、移植胰腺灌注不良，在体循环-膀胱引流患者中，还应考虑到反流相关性胰腺炎。

长期结果表明，移植后胰腺炎的发生率高达35%，诱发的相关因素包括长时间热缺血、移植物处理（移植物修整）及再灌注损伤。主要鉴别诊断包括移植物排斥和缺血。

移植胰腺炎与自体胰腺炎的超声表现相似（图7.67）。灰阶超声表现为移植胰腺大小正常或增大、边界不清、胰周脂肪回声增强（继发于周围炎症）、胰周积液和邻近肠壁增厚。在梗阻性胰腺炎中可探及扩张的胰管。在非急性胰腺炎患者中，可见移植胰腺周围或远处的假性囊肿，表现为边界清晰的局限性积液伴周围轻度炎性改变，穿刺抽吸提示为高淀粉酶积液。

胰腺炎可伴有血管并发症，如局灶性动脉瘤或静脉血栓形成。严重的移植胰腺炎可出现与自体胰腺炎类似的一系列相关并发症，如胰腺出血和坏死、胰周积液、假性囊肿、脓肿和假性动脉瘤。

超声可用于引导胰周积液抽吸，并有助于对假性囊肿与脓肿或血肿进行鉴别。如果超声引导下抽吸考虑感染，则需通过CT检查对移植胰腺进行整体评估，尤其注意对胰管断端区域或十二指肠C环和十二指肠空肠吻合处周围积液进行评估。早期积液通常需行手术治疗。

5. 积液

胰周积液可增加移植胰腺丧失功能的风险，并导致患者死亡率和并发症发生率升高。对积液早期诊断及性质判断至关重要，在急性期进行有效治疗有助于改善移植物功能，降低并发症发生率。

术后即刻出现的胰周积液可能为断面的胰管和淋巴管渗漏胰液、炎性渗出物、血液或尿液等（图7.68）。根据患者临床状态，可能需要进行连续影像学随访或进行引流。

在体循环-膀胱引流术式中，十二指肠-膀胱吻合口裂开造成十二指肠瘘，并导致尿液囊肿形成，通常发生在移植物内侧。感染或移植胰腺坏死也可导致尿液囊肿。

在门静脉-肠道引流术中，十二指肠瘘发生在供体十二指肠的盲端或与受体Roux-en-Y环吻合处。十二指肠吻合口破裂的患者超声可观察到大量腹腔积液，十二指肠壁增厚或腹腔内游离气体。十二指肠瘘可导致严重败血症，危及生命。此外，消化酶

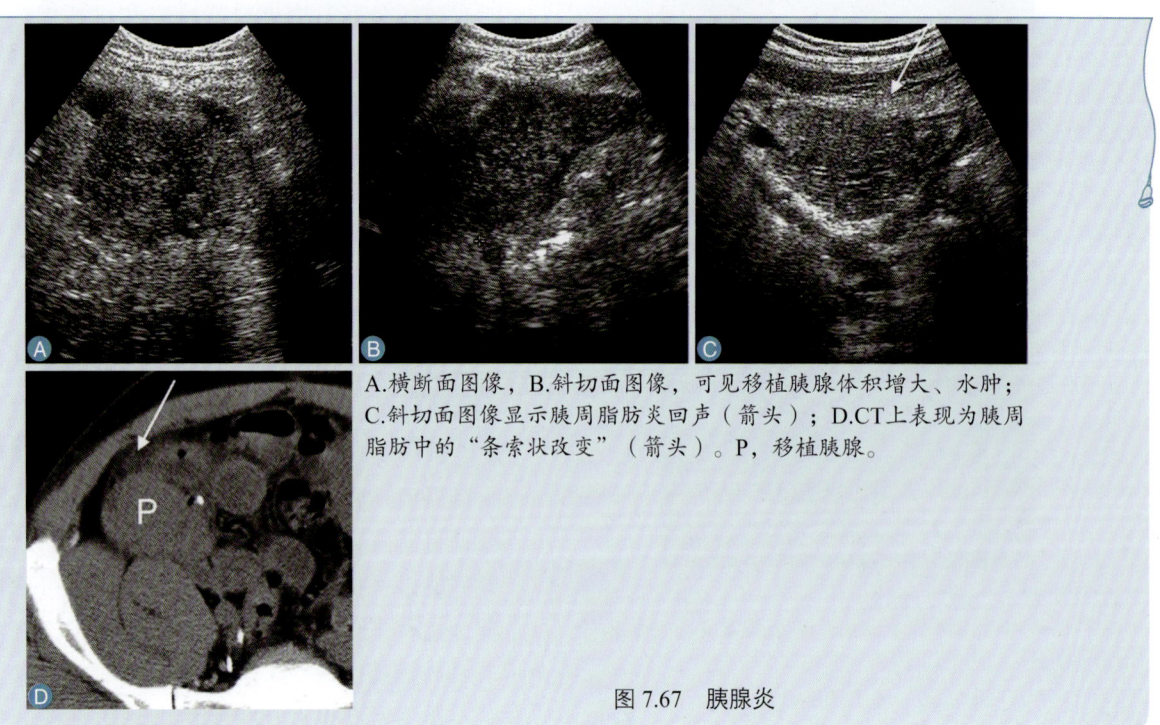

A.横断面图像，B.斜切面图像，可见移植胰腺体积增大、水肿；C.斜切面图像显示胰周脂肪炎回声（箭头）；D.CT上表现为胰周脂肪中的"条索状改变"（箭头）。P，移植胰腺。

图7.67　胰腺炎

第七章 器官移植

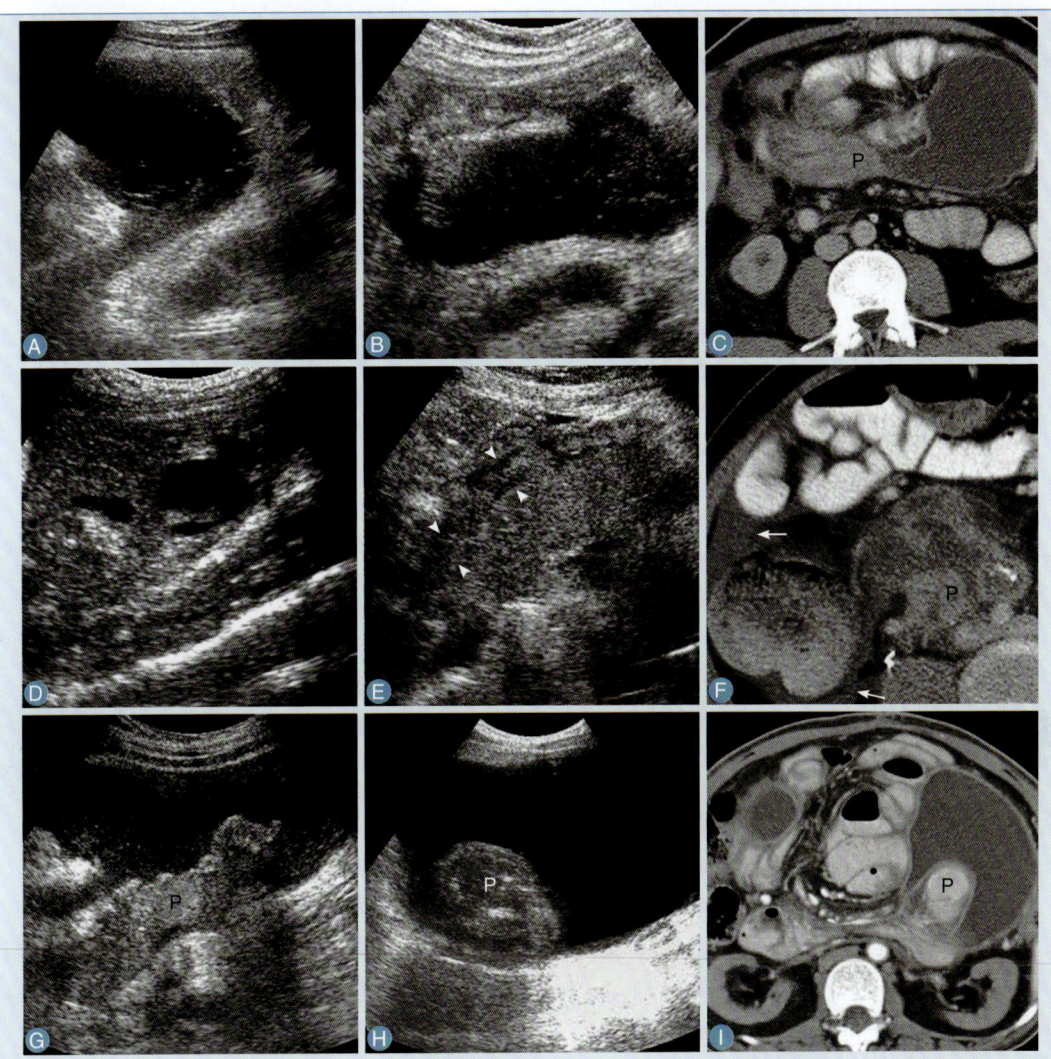

A.～C.血肿，矢状面（图A）和横断面（图B）显示积液内部回声复杂多样，并可见短线状回声，CT（图C）显示左上腹血肿延伸至胰腺（P）。D～I.3例患者假性囊肿。病例1：D.矢状面图像显示上腹部复杂囊肿内分隔。病例2：E.矢状面图像显示胰腺附近的复杂囊肿（箭头）；F.CT显示胰头周围积液（P）伴（腹腔）游离积液（箭头）。病例3：G.矢状面图像显示胰尾周围巨大假性囊肿（透声欠佳）（P）；H、I.血肿，横断面和CT显示胰腺体周围巨大囊性无回声结构（P），CT显示囊壁增强。抽吸结果显示为无菌性积液。

图 7.68 积液

与移植胰腺接触可能会造成大量组织坏死。

胰腺移植患者由于接受免疫抑制治疗且合并糖尿病导致易感染，偶尔可见脓肿形成，通常与血肿、尿路感染和胰腺炎有关。虽然积液中存在气体表明其内可能存在产气微生物，但也有可能是由于血栓形成导致的瘘管或组织坏死引起。

上述积液超声可表现为不规则厚壁伴周围组织充血，若存在气体，通常表现为强回声伴后方混响伪像。周围脂肪可表现为回声增强及积液。移植术后，感染、胰管及支架或外部引流管功能障碍、出血或相关组织梗死等多种因素可导致新出现的积液或图像的改变。

6. 其他并发症

胰腺移植的其他并发症包括发生于Roux-en-Y袢的肠套叠、粘连引起的肠梗阻、内疝（由于外科手术造成的肠系膜缺损）和沿移植物长轴的肠扭转。由于患者免疫功能低下，伤寒或难辨梭状芽孢杆菌结肠炎等疾病的发病率较高。

四、移植后淋巴细胞增生性疾病

移植后生存率的全面改善与免疫抑制剂方案的改良相关。由于患者对致癌病毒，如EB病毒（Epstein-Barr virus，EBV）的免疫反应减弱导致上述致癌病毒诱发的恶性肿瘤易感性增加。因此移植患者患恶性肿瘤风险比正常人群高了3~8倍。

移植后淋巴细胞增生性疾病是成年人移植患者中第二常见的恶性肿瘤，仅次于皮肤恶性肿瘤（非黑色素瘤）。移植后淋巴细胞增生性疾病包括从淋巴组织增生到低分化淋巴瘤演变过程中形成的不同类型，常需通过活检来区分不同亚型。很多患者无症状或症状不明显，常常被延误诊断。移植后淋巴细胞增生性疾病与感染或移植物排斥反应很难鉴别，影像学在明确诊断、组织取样和监测疗效等方面均发挥重要作用。

EBV感染较为常见，90%~95%的成年人血清抗体呈阳性；大多数免疫功能正常的宿主可以通过T细胞清除携带EBV抗原的B细胞，但在免疫缺陷患者及少部分免疫功能正常的宿主中，少量EBV感染的B细胞可发生免疫逃逸并长期存活，导致EBV隐性感染。

实体器官移植后的6个月内，由于免疫抑制药物的使用，患者体内具有细胞毒性的EBV特异性T细胞可完全消失，而隐性感染的B细胞却具有增殖潜能，从而导致移植后淋巴细胞增生性疾病的发生。

多种参与细胞分裂、增殖和死亡的基因突变（包括p53、NRAS）可导致移植后淋巴细胞增生性疾病，高水平的细胞因子如白介素6也与移植后淋巴细胞增生性疾病的发生有关。同样，巨细胞病毒血清学阴性患者在实体器官移植后发生移植后淋巴细胞增生性疾病的风险很高。

目前认为移植后淋巴细胞增生性疾病的发生率与免疫抑制程度和移植器官的类型相关。据报道，心肺移植术后移植后淋巴细胞增生性疾病的发生率高达4.6%，这与预防排斥反应需要较高的免疫抑制强度相关，而肝移植或肾移植患者所需免疫抑制强度较低，移植后淋巴细胞增生性疾病的发生率也较低，分别为2.2%和1%。

此外，肠移植和肺移植中有大量淋巴细胞聚集，这两者都与一些最高的移植后淋巴细胞增生性疾病发生率有关，因此使用抑制T细胞活性的药物导致移植后淋巴细胞增生性疾病发生风险较大也不足为奇。同理，应用大剂量的免疫抑制剂也可导致发生移植后淋巴细胞增生性疾病的风险升高。

移植后淋巴细胞增生性疾病发病率呈双峰，第一个高峰在移植后的第1年，第二个高峰大约在移植后4~5年。两者的临床表现在疾病进程中具有显著区别，早发型患者为多形性移植后淋巴细胞增生性疾病，对降低免疫抑制强度具有明显反应，通常预后较好。迟发型患者更常见于EBV感染，为单形性移植后淋巴细胞增生性疾病，疾病进程凶险，死亡率较高，且通常化疗耐药。

根据其原发部位，移植后淋巴细胞增生性疾病可分为淋巴结结内病变（22%）和结外病变（81%）。淋巴结结内病变多位于纵隔或腹膜后。受累淋巴结形态异常，表现为淋巴结皮质增厚、回声减低，淋巴门消失或变小（图7.69~图7.72）。根据定义，淋巴结结外病变主要累及中枢神经系统、实体器官或胃肠道3个主要部位。肝脏是腹腔内最常见的受累器官，可见于30%~45%的移植后淋巴细胞增生性疾病患者中。在极少数病例中，可能存在骨内病变，其CT和MRI的影像学特征与转移性疾病、感染或原发性骨淋巴瘤相似。总而言之，对于出现淋巴结病变或实体脏器、骨骼系统新发病灶的任何移植患者的鉴别诊断，应注意考虑到移植后淋巴细胞增生性疾病的可能。

实体器官受累时，主要分为4种类型。

• 浸润型：是指位于实质器官"门"外边界不清的肿块或多个肿块，其可导致继发性肿块效应和（或）血管侵犯。例如，肝脏病灶可导致胆道阻塞和周围门静脉回流障碍。肾脏受累时，肿块通常位于肾盂外，肿瘤占位效应明显，压迫血管和集合系统。以上两种情况，肿瘤在影像学上通常表现为低增强，但在正电子发射断层成像（positron emission tomography，PET）中表现为脱氧葡萄糖高摄取。

• 实质型：其特点是多处病变遍布整个受累器官。病灶在影像学上绝大多数表现为低增强。肺内病灶通常为实性，少部分出现空洞，也有部分病灶有不明确的肺泡浸润。

• 孤立性肿块：受累器官内孤立性肿块，超声上表现为低回声，彩色多普勒表现为无明显血流信号。钙化少见，但可发生在肿瘤治疗后或肿瘤坏死。

• 侵袭性病灶：除累及相关器官外，病灶也侵犯周围组织，如胸腔、腹壁及邻近区域的实质器官等，受累脏器可发生继发性功能障碍。胰腺移植后淋巴细胞增生性疾病倾向于发生弥漫性腺体肿大，其表现与胰腺炎或排斥反应鉴别困难。

胃肠道病变可累及肠道或腹腔。腹膜病变可表现为结节性或弥漫性腹膜浸润。移植后淋巴细胞增

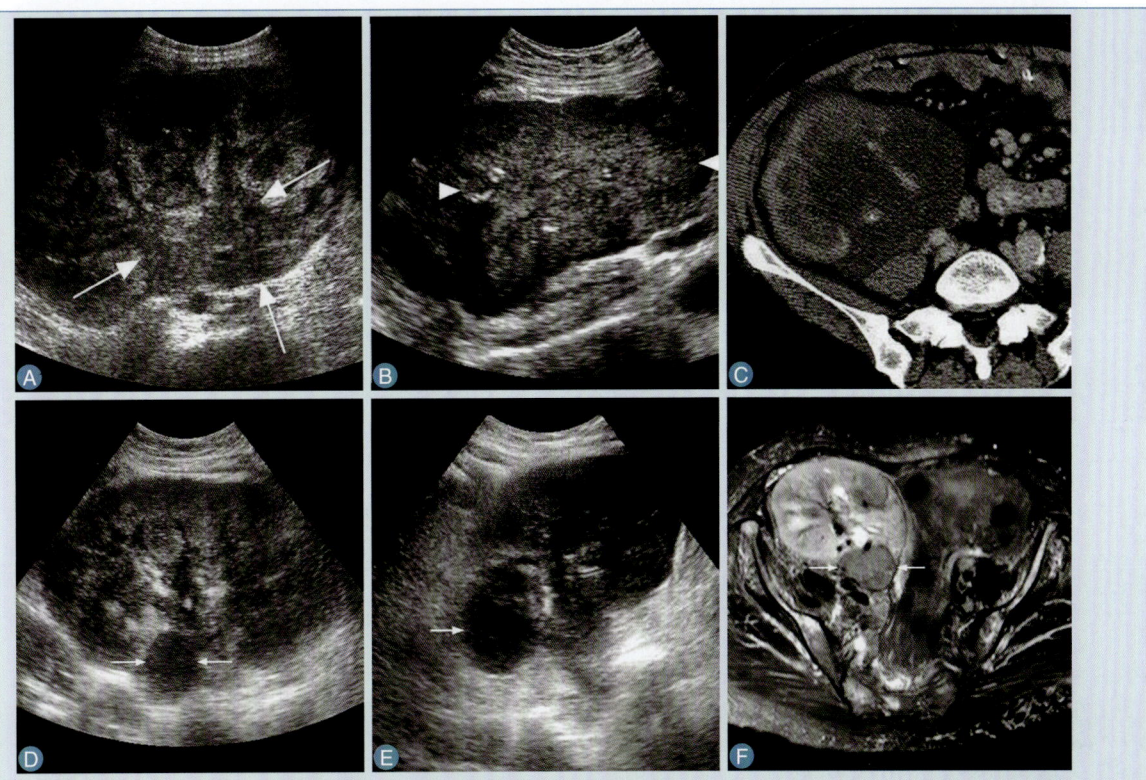

病例1：A.矢状面图像显示肾门浸润性肿块（箭头）；B.6个月后，肿块（箭头）已侵犯肾皮质；C.CT显示肾门肿块侵犯肾皮质。病例2：D、E.矢状面和横断面，可见肾门内低回声至无回声结构伴低回声（箭头），酷似复杂囊肿表现；F.增强MRI显示该结构为实性肿块（箭头）。

图 7.69　2例患者肾脏移植后淋巴细胞增生性疾病

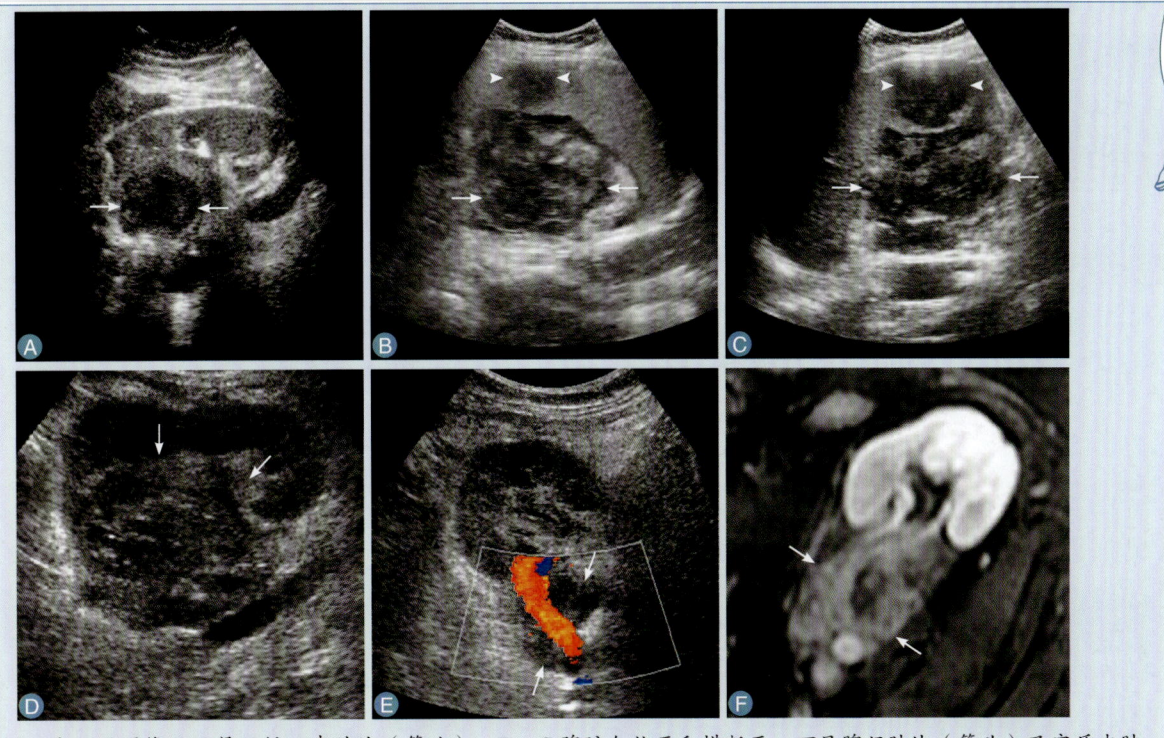

病例1：A.矢状面图像显示肾门低回声肿块（箭头）；B、C.脾脏矢状面和横断面，可见脾门肿块（箭头）及实质内肿块（小箭头）。病例2：D.矢状面图像显示肾门肿块（箭头）；E.横断面显示肿块（箭头）包绕移植肾动脉；F.MRI显示肾门肿块（箭头）包绕肾血管；

图 7.70　肾移植后淋巴细胞增生性疾病：2例患者的肾外表现

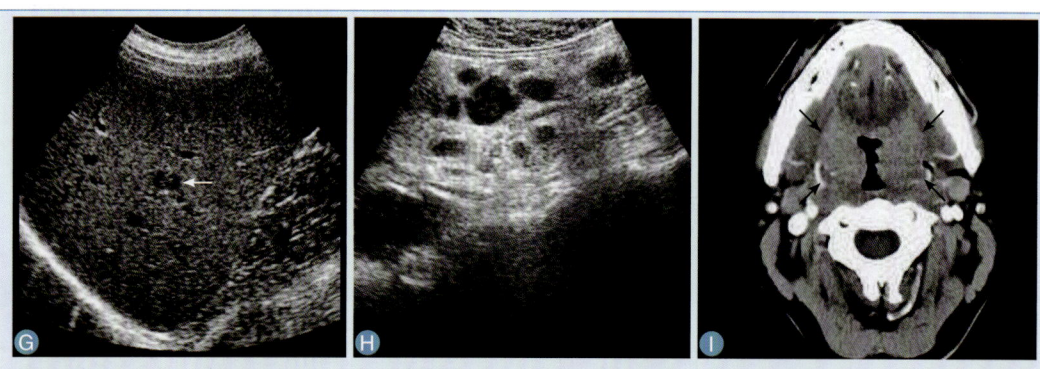

G.横断面显示肝恶性结节（箭头）；H.矢状面图像显示恶性淋巴结；I.CT 显示继发于移植后淋巴细胞增生性疾病的 Waldeyer环（箭头）扁桃体淋巴结肿大。

图 7.70　肾移植后淋巴细胞增生性疾病：2 例患者的肾外表现（续）

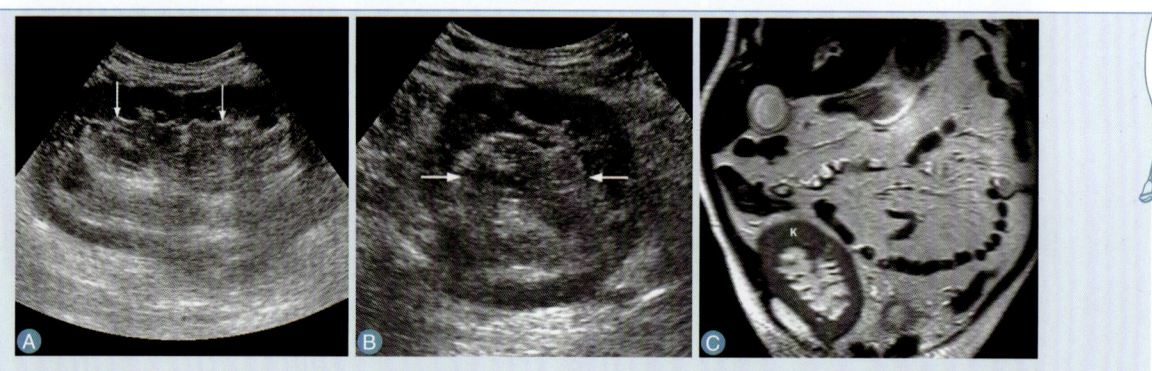

A、B.矢状面和横断面，可见肾窦（箭头）中边界不清的低回声区，可能代表浸润性肿块；C.MRI显示低回声区为肾窦脂肪。K，肾脏。

图 7.71　肾移植后淋巴细胞增生性疾病：疑似病例

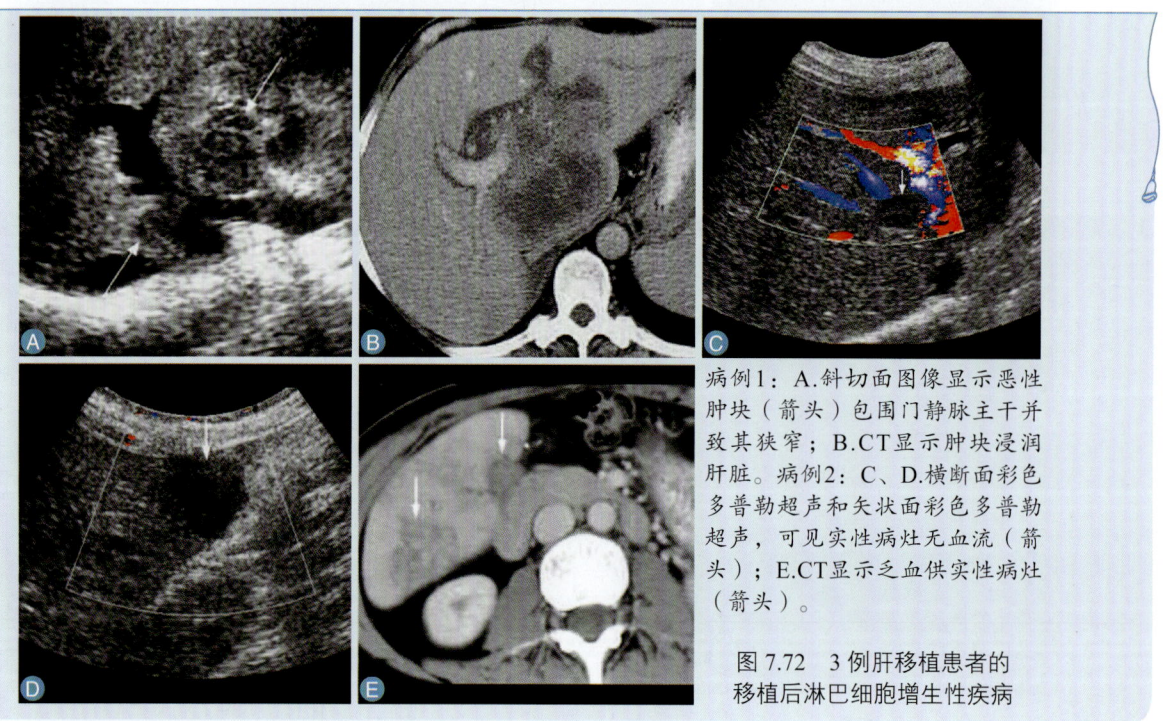

病例1：A.斜切面图像显示恶性肿块（箭头）包围门静脉主干并致其狭窄；B.CT显示肿块浸润肝脏。病例2：C、D.横断面彩色多普勒超声和矢状面彩色多普勒超声，可见实性病灶无血流（箭头）；E.CT显示乏血供实性病灶（箭头）。

图 7.72　3 例肝移植患者的移植后淋巴细胞增生性疾病

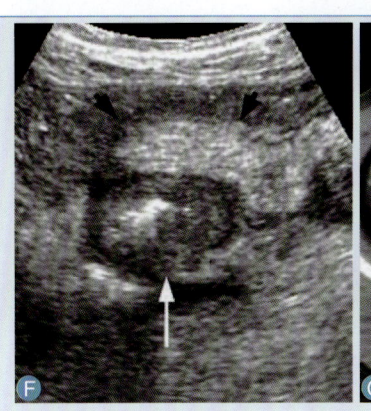
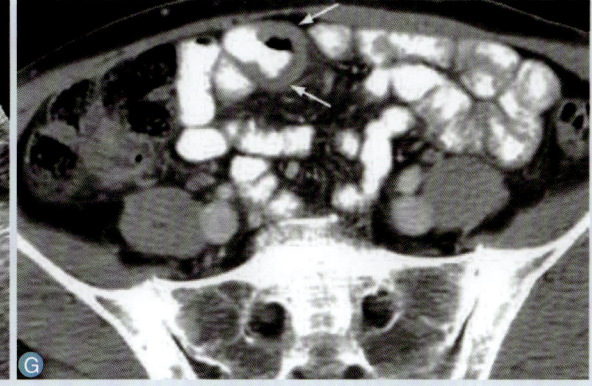

病例3：F.横断面显示肠壁增厚（白箭头），邻近炎性脂肪回声（黑箭头）；G.CT显示壁增厚的小肠袢（箭头）。

图7.72　3例肝移植患者的移植后淋巴细胞增生性疾病（续）

生性疾病累及胃肠道时常表现为胃肠道壁增厚、动脉瘤样扩张、溃疡、肠套叠和息肉样病变。穿孔是肠型移植后淋巴细胞增生性疾病罕见表现之一，移植后淋巴细胞增生性疾病诊断和治疗技术的提高使肠道穿孔率得以下降。与其他肠道淋巴瘤一样，其导致的肠梗阻罕见。

治疗选择

患者管理和分层取决于移植后淋巴细胞增生性疾病分型、受累部位和移植物类型。管理方案包括修改免疫抑制方案、化疗、放疗和利妥昔单抗疗法及孤立病灶手术切除。利妥昔单抗是一种针对B细胞受体的单克隆抗体，毒性低，应答率约为60%。

保留移植物功能是移植后淋巴细胞增生性疾病治疗的重要管理目标。PET-CT对监测治疗反应至关重要，特别是在存在持续性局灶性病变的患者中，脱氧葡萄糖摄取与否可区分残留肿瘤和纤维化。

（蒋天安，经翔，杨高怡，唐缨，李凯，何光彬，孙德胜，卜锐，张国英，任建丽，廖梅，杨蓉璐，成超，叶争渡，刘佳，丁建民，阚艳敏，周燕，赵琳译；蒋天安，经翔审校）

参考文献

扫码观看